自疗有方

中医艾灸轻图典

臧俊岐◎主编

黑龙江科学技术出版社
HEILONGJIANG SCIENCE AND TECHNOLOGY PRESS

图书在版编目（CIP）数据

中医艾灸轻图典/臧俊岐主编.--哈尔滨:黑龙江科学技术出版社，2018.4
（自疗有方）
ISBN 978-7-5388-9521-6

Ⅰ.①中… Ⅱ.①臧… Ⅲ.①艾灸－图解 Ⅳ.①R245.81-64

中国版本图书馆CIP数据核字(2018)第015767号

中医艾灸轻图典

ZHONGYI AIJIU QING TUDIAN

主　　编　臧俊岐
责任编辑　焦　琰
摄影摄像　深圳市金版文化发展股份有限公司
策划编辑　深圳市金版文化发展股份有限公司
封面设计　深圳市金版文化发展股份有限公司
出　　版　黑龙江科学技术出版社
　　　　　地址：哈尔滨市南岗区公安街70-2号　邮编：150007
　　　　　电话：（0451）53642106　传真：（0451）53642143
　　　　　网址：www.lkcbs.cn
发　　行　全国新华书店
印　　刷　深圳市雅佳图印刷有限公司
开　　本　685 mm×920 mm　1/16
印　　张　13
字　　数　120千字
版　　次　2018年4月第1版
印　　次　2018年4月第1次印刷
书　　号　ISBN 978-7-5388-9521-6
定　　价　39.80元

前言 PREFACE

俗话说：“家有三年艾，郎中不用来。”艾灸在我国古代是一种强身健体的保健方法，被那时的人称之为长寿健身术。这种养生方法也很简单，只要一团艾草、一个穴位，每天艾灸十几分钟。艾灸借助火的温和热力或药物的作用渗透肌肤，经过经络的传导作用，深入脏腑、温通经络、调和气血、扶正祛邪，达到防病治病和保健强身的目的。

现代科学认为，艾灸能够加强白细胞的吞噬能力，加速各种特异性和非特异性抗体的产生，增强人体的免疫力，同时改善人体各系统的功能，从而有利于多种疾病的康复。据统计，艾灸疗法适用于治疗300多种疾病。

本书根据疾病的不同详细分类，共分为12章，分别从认识艾灸、呼吸系统疾病、心脑血管系统疾病、神经系统疾病、消化系统疾病、泌尿生殖系统疾病、内分泌及循环系统疾病、妇产科疾病、骨伤科疾病、五官科疾病、皮肤科疾病和脏腑保健等方面进行阐述。

本书采用图文并茂的形式编写，易学、易懂、便于阅读，通过图文对照，让读者快速掌握艾灸治病保健的方法。

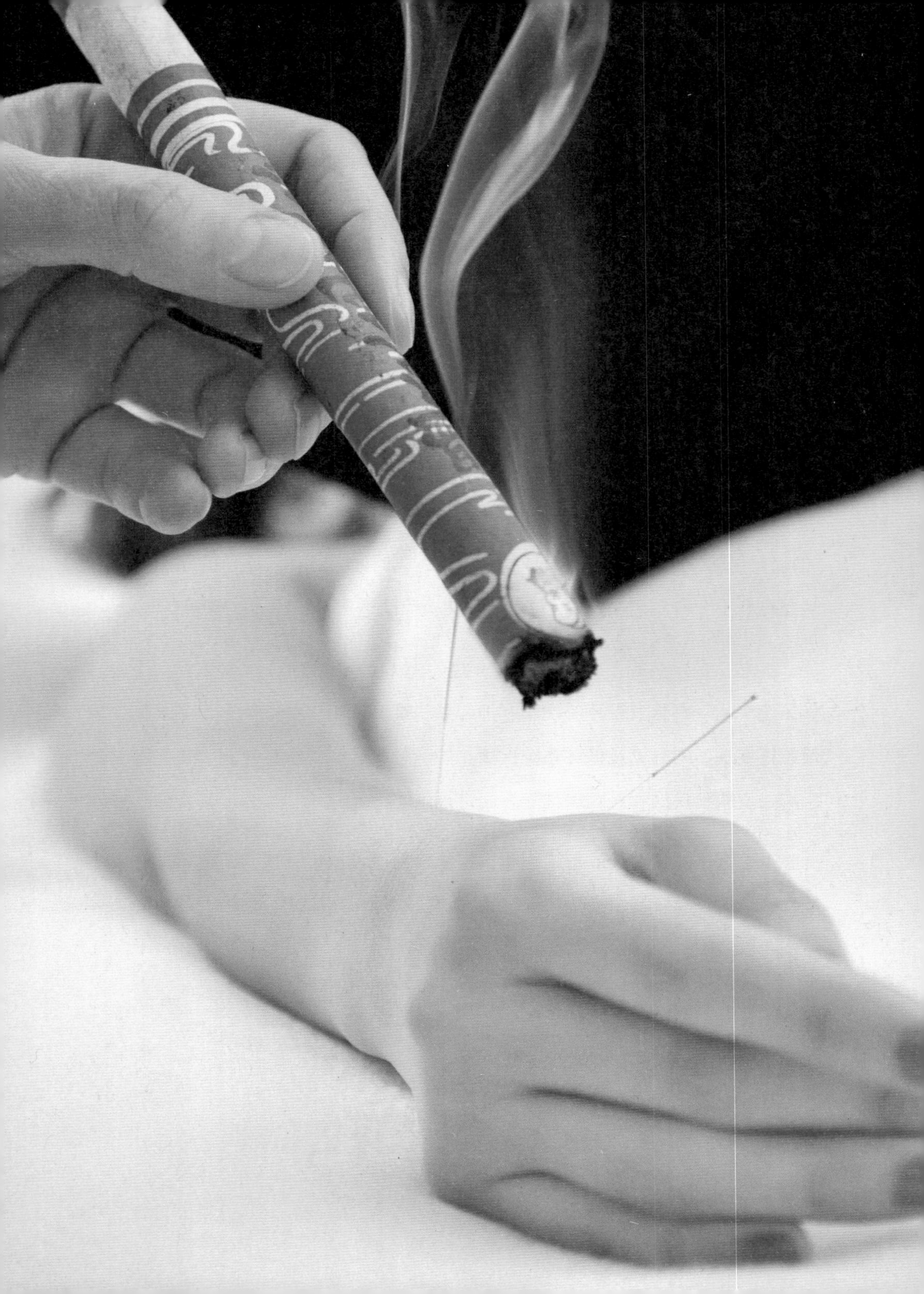

目录 CONTENTS

第1章 艾灸，中国传统医学的瑰宝

第2章 灸除呼吸系统疾病，艾灸显神通

第3章 艾灸调理心脑血管疾病，轻松显疗效

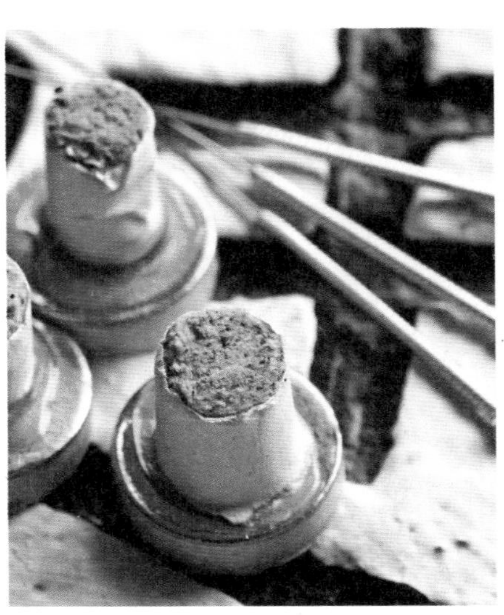

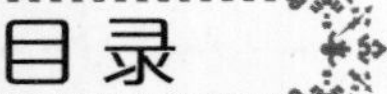

CONTENTS

第4章 神经系统疾病，内调外养是关键

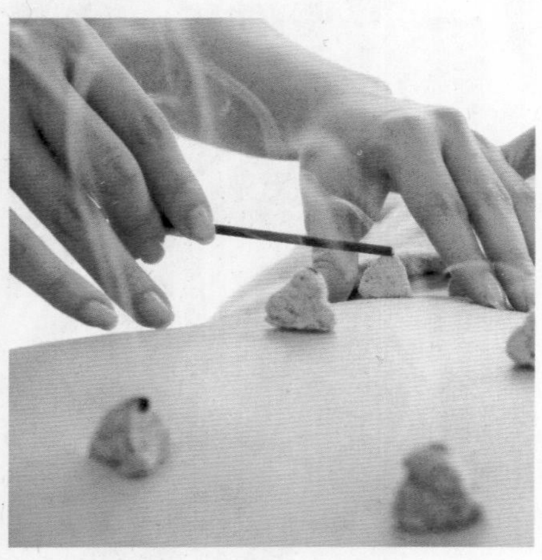

第5章 消化系统疾病，艾灸调理你的肠胃

第 6 章

男人得“艾”护，身体强健有活力

第 7 章

艾灸调节内分泌，让“火”力变“活”力

第 8 章

女人恋上“艾”，气血足、衰老慢

目录 CONTENTS

第9章

艾灸帮你舒筋活络，通筋骨

第10章

“灸”除五官疾病，轻松解决小烦恼

第11章

皮肤生病烦心事，艾灸治疗有奇效

第12章

未病先防，日常保健养生方

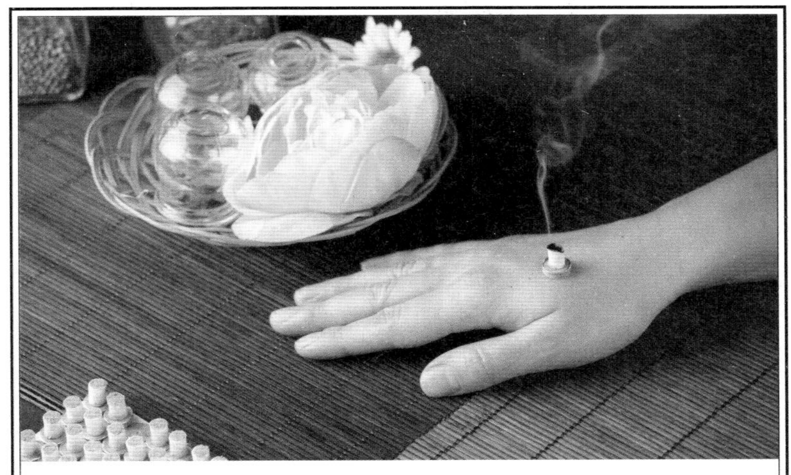

艾灸，中国传统医学的瑰宝

第1章

中医学里面有许多延年益寿的养生保健方法，艾灸就是其中一种重要的手段。“灸”字在《说文解字》一书解释为“灼”，意思是用火灼体，借热力给人体以温热刺激。通过经络的传导，达到温通经脉、调和气血、协调阴阳、扶正祛邪的功效。艾灸是一种操作简单、效果明显的保健治病养生法。

艾灸——古老的中医疗法

李时珍在《本草纲目》中记载："艾叶生则微苦太辛，熟则微辛太苦，生温熟热，纯阳也。可以取太阳真火，可以回垂绝元阳，服之则走三阴，而逐一切寒湿，转肃杀之气为融和。灸之则通诸经，而治百种病邪，起沉疴之人为康泰，其功亦大矣。"不计其数的临床实践和历史文献都证明了艾灸具有独特的治疗功效。

温经散寒

人体的正常生命活动有赖于气血的作用，气行则血行，气止则血止，气血在经脉中流行，完全是由于"气"的推送。灸法是应用其温热刺激，起到温经通痹的作用。通过热灸对经络穴位的温热性刺激，可以温经散寒，加强机体气血运行，达到临床治疗目的。所以灸法可用于血寒运行不畅，留滞凝涩引起的痹证、腹泻等疾病，效果甚为显著。

调和气血

正常的机体，气血在经络中周流不息，循序运行，如果由于外因的侵袭，人体或局部气血凝滞，经络受阻，即可出现肿胀疼痛等症状和一系列功能障碍，此时，灸治一定的穴位，可以起到调和气血、疏通经络、平衡功能的作用，临床上可用于疮疡疖肿、冻伤、癃闭、不孕症、扭挫伤等，尤以外科、骨伤科应用较多。

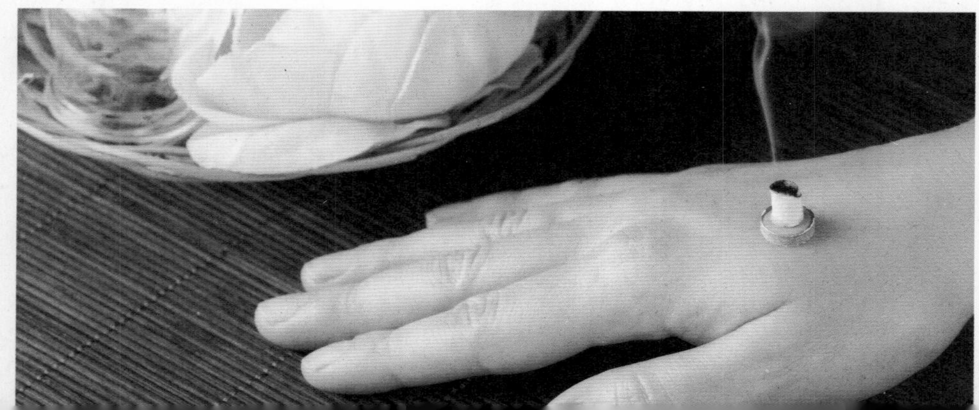

防病保健

我国古代医家中早就认识到预防疾病的重要性，并提出了“防病于未然”“治未病”的学术思想，而艾灸除了有治疗作用外，还有预防疾病和保健的作用，是防病保健的方法之一。艾灸穴位可使人胃气盛，阳气足，精血充，从而加强了身体抵抗力，病邪难犯，达到防病保健之功。

升阳举陷

由于阳气虚弱不固等原因可致上虚下实，气虚下陷，出现脱肛、阴挺、久泄久痢、崩漏、滑胎等，灸疗不仅可以起到益气温阳、升阳举陷、安胎固经等作用，对卫阳不固、腠理疏松者，亦有效果。如脱肛、阴挺、久泄等病，可用灸百会穴来升阳举陷。

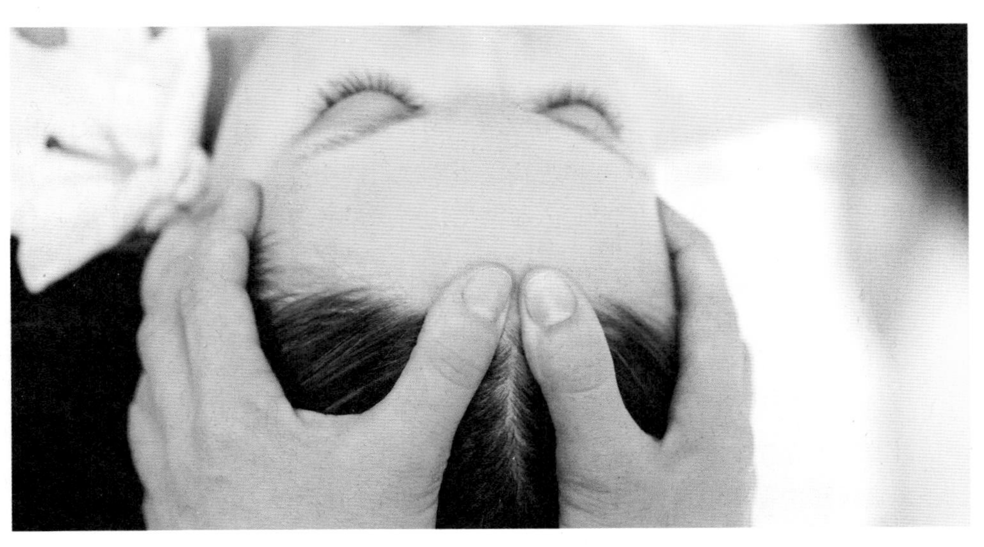

拔毒泄热

在古代文献中有“热可用灸”的记载，历代医籍均将灸法作为疮疡肿胀的一个重要治法。灸法能以热引热，使热外出。灸能散寒，又能清热，表明对机体原来的功能状态起双向调节作用。

扶阳固脱

凡出现呕吐、下痢、手足厥冷、脉弱等阳气虚脱的重危患者，用大艾炷重灸关元、神阙等穴，往往可以起到扶阳固脱、回阳救逆、挽救垂危之疾的作用，在临床上常用于中风脱证、急性腹痛吐泻、痢疾等急症的急救。

定位取穴，艾灸更显神奇

艾灸属于中医经络疗法的一部分，是集经络穴位、药物渗透、温热效应三位一体的综合疗法，要想达到满意的灸治效果，找对穴位很关键。如何才能正确地找准灸治的穴位呢，以下介绍四种常用的取穴法。

手指同身寸度量法

手指同身寸度量取穴法是指以患者本人的手指为标准度量取穴，是临床取穴定位常用的方法之一。这里所说的“寸”，与一般尺制度量单位的“寸”是有区别的，是用被取穴者的手指作尺子测量的。由于人有高矮胖瘦之分，不同的人用手指测量到的一寸也不等长。因此，测量穴位时要用被测量者的手指作为参照物，这样才能准确地找到穴位。

（1）拇指同身寸：拇指指间关节的横向宽度为 1 寸。

（2）中指同身寸：中指中节屈曲，内侧两端纹头之间作为 1 寸。

（3）横指同身寸：又称“一夫法”，指的是食指、中指、无名指、小指并拢，以中指近端指间关节横纹为准，四指横向宽度为 3 寸。

另外，食指和中指二指指腹横宽（又称“二横指”）为 1.5 寸。食指、中指和无名指三指指腹横宽（又称“三横指”）为 2 寸。

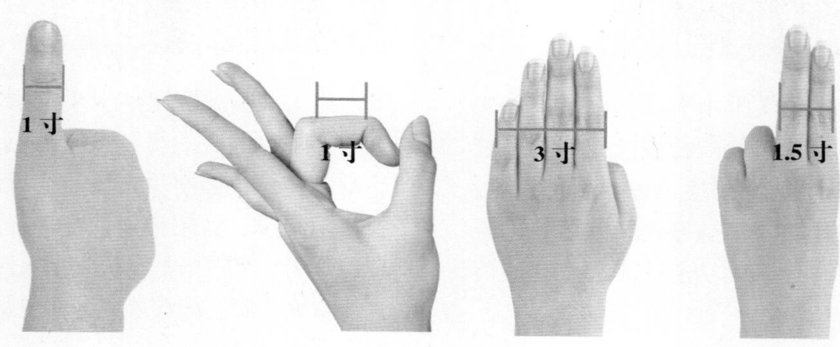

骨度分寸法

此法始见于《灵枢·骨度》篇。它是将人体的各个部位分别规定其折算长度，作为量取腧穴的标准。如眉间（印堂穴）到前发际正中为 3 寸；前后发际间为 12 寸；两乳间为 8 寸。

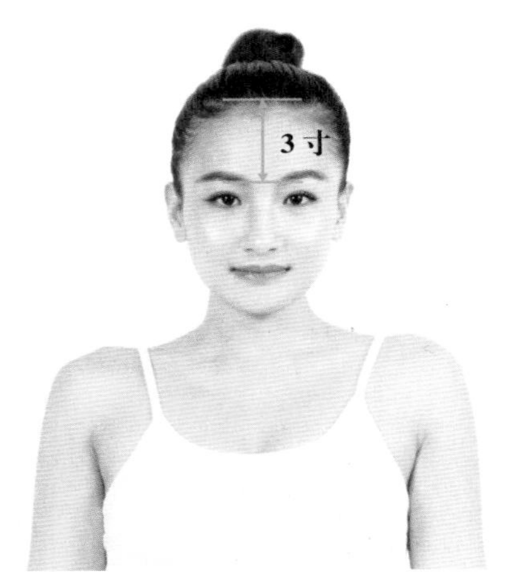

标志参照法

固定标志：常见判别穴位的标志有眉毛、乳头、指甲、趾甲、脚踝等。如：神阙位于腹部脐中央；膻中位于两乳头中间。动作标志：需要做出相应的动作姿势才能显现的标志。如张口取耳屏前凹陷处即为听宫穴。

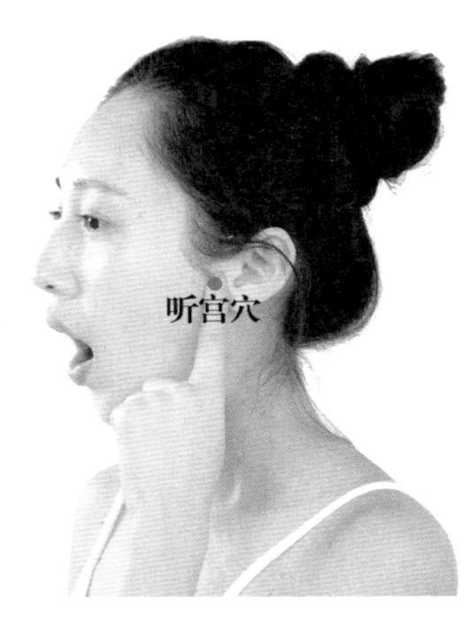

感知找穴法

感觉疼痛的部位，或者按压时有酸、麻、胀、痛等感觉的部位，可以作为阿是穴进行治疗。阿是穴一般在病变部位附近，也可在距离病变部位较远的地方。

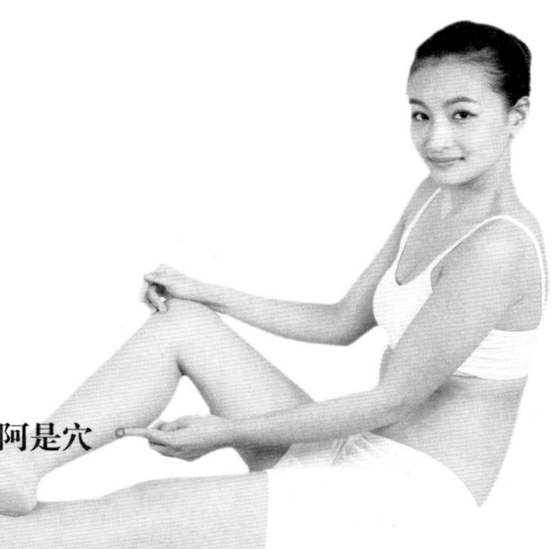

零基础学会艾灸疗法

艾灸疗法经过历代医家经验的积累，其种类和灸法有很大的变化。艾灸的操作一般都较为简单，与针灸相比，它不需要专业的行针手法，而且灸的范围较大，取穴也没有针灸严格。艾灸常用的方法有艾炷灸和艾条灸。掌握这些灸法的具体操作方法，可以有效地防病治病。患者可根据自身的具体情况选择最适合自己的方法。

艾炷灸

艾炷灸就是将艾炷直接或间接置于穴位上施灸的方法。艾炷就是把艾绒做成大小不等的圆锥形艾团。其制作方法也很简单：先将艾绒置于手心，用拇指搓紧，再放到平面桌上，以拇、食、中指捻转成上尖下圆底平的圆锥状。麦粒大者为小炷，黄豆大者为中炷，蚕豆大者为大炷。

在施灸时，每燃完一个艾炷，我们叫作一壮。施灸时的壮数多少、艾炷大小，可根据疾病的性质、病情的轻重、体质的强弱而定。根据不同的操作方式，艾炷灸可分为直接灸（着肤灸）和间接灸（隔物灸）两大类。一般而言，用于直接灸时，艾炷要小些；用于间接灸时，艾炷可大些。下面我们为大家分别详细介绍。

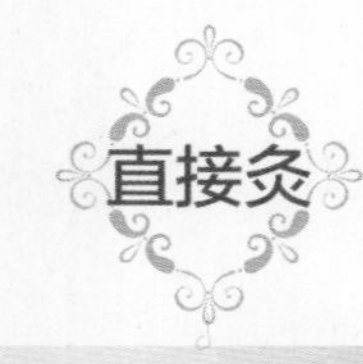

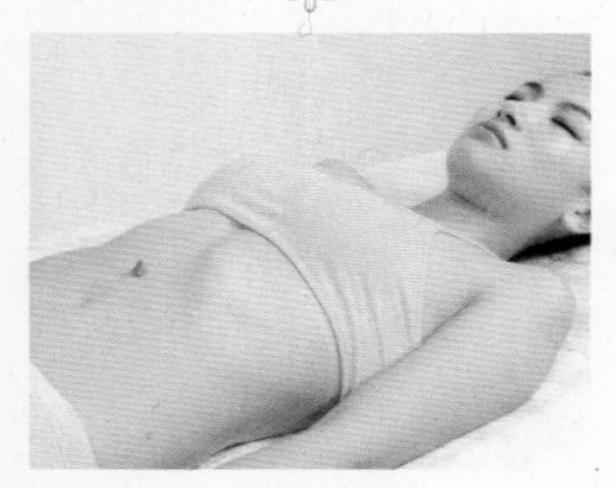

即把艾炷直接放在皮肤上施灸，以达到防治疾病的目的。这是灸法中最基本、最主要且常用的一种灸法。古代医家均以此法为主，现代临床上也常用。施灸时多用中、小艾炷。可在施灸穴位的皮肤上涂少许石蜡油或其他油剂，使艾炷易于固定，然后将艾炷直接放在穴位上，用火点燃尖端。当患者有灼热感时，用镊子将艾炷夹去，再更换新艾炷施灸。灸治完毕后，可用油剂涂抹，以保护皮肤。此法适用于一般虚寒证及眩晕、皮肤病等。

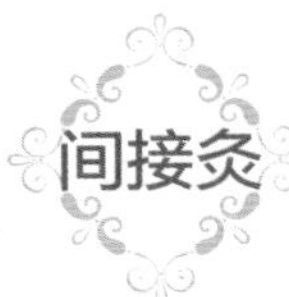

即在艾炷与皮肤之间垫上某种药物施灸，具有艾灸与药物的双重作用，加之本法火力温和，患者易于接受，故广泛应用于内、外、妇、儿、五官科疾病。间接灸根据其衬隔物品的不同，可分为多种灸法。

隔姜灸

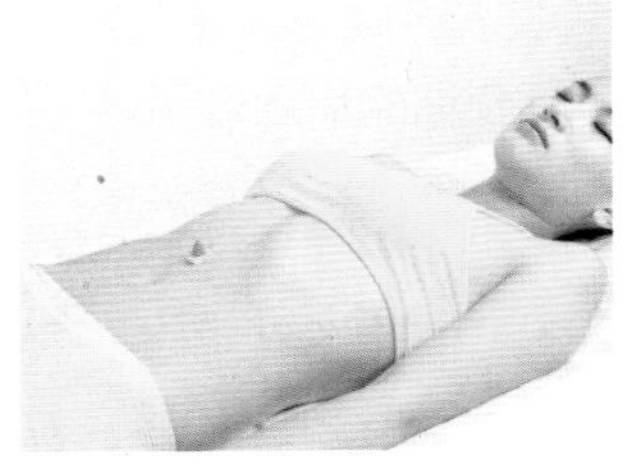

在姜片中心处用针穿刺数孔，上置艾炷放在穴位上施灸，直到局部皮肤潮红为止。

隔蒜灸

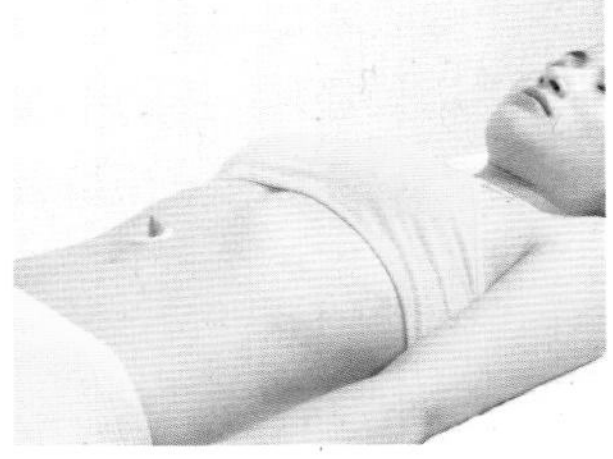

用细针于蒜片中间穿刺数孔，上置艾炷点燃施灸。艾炷如黄豆大，每灸 4 ~ 5 壮更换蒜片。

隔盐灸

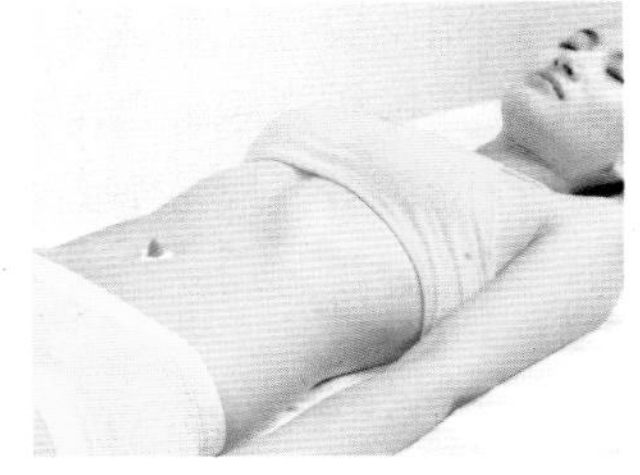

用于神阙穴。用食盐填平脐孔，再放上姜片和艾炷施灸。

艾条灸

艾条灸是目前人们最为常用的灸法，因其方便、安全、操作简单，最适于进行家庭自我保健和治疗。将艾条点燃后在穴位或病变部位进行熏灸的方法称艾条灸，又称艾卷灸法。根据艾条灸的操作方法，分温和灸、雀啄灸和回旋灸三种。下面我们就为大家分别介绍。

温和灸

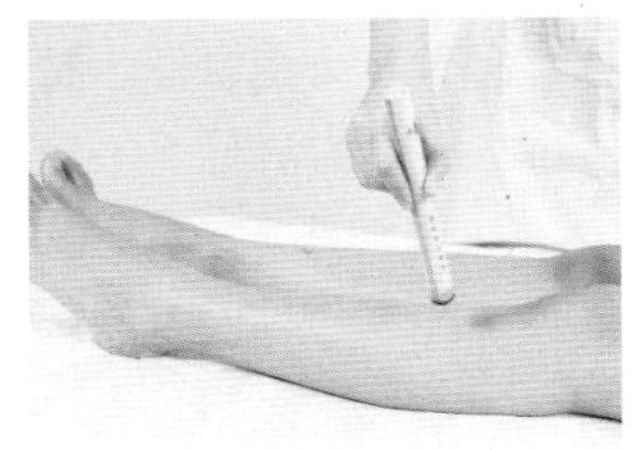

施灸者手持点燃的艾条，对准施灸部位，在距皮肤 3 厘米左右的高度进行固定熏灸，使施灸部位温热而无灼痛感。

雀啄灸

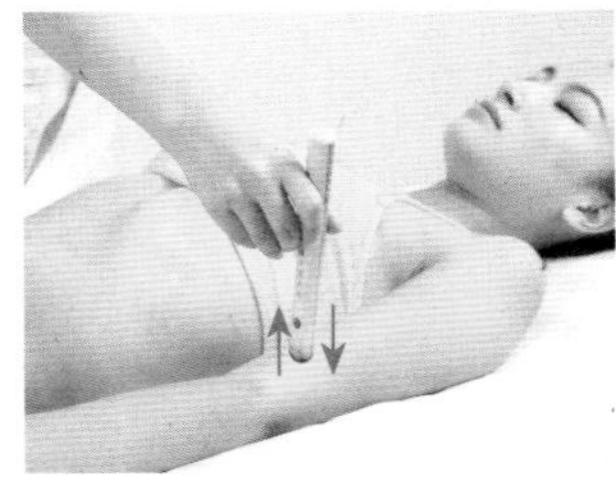

施灸者手持点燃的艾条，在施灸穴位皮肤的上方约 3 厘米处，如鸟雀啄食一样做一上一下的活动熏灸。

回旋灸

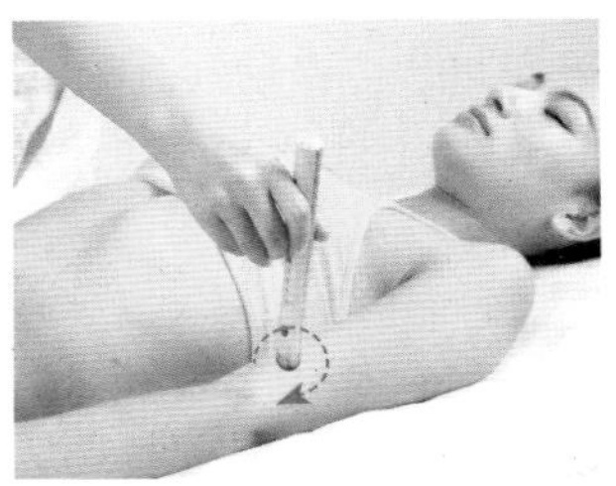

施灸者手持燃着的艾条，在施灸部位的上方约 3 厘米高度，根据病变部位的形状做速度适宜的上下、左右往复移动。

处处留心，认准适应证和禁忌证

艾灸疗法虽然有防病保健的功效，但也不是万能的。古往今来，虽然使用艾灸疗法的人多之又多，但应用时也要万分注意，艾灸疗法与其他疗法一样有适应证、禁忌证。切忌盲目应用，否则不仅达不到预期的治疗效果，反而适得其反。下面详细介绍艾灸的适应证和禁忌证。

艾灸的适应证

（1）内科：感冒、咳嗽、支气管哮喘、缺铁性贫血、糖尿病、结肠炎、低血压、高脂血症、便秘等。

（2）外科：痔疮、肠梗阻、脱肛、血栓闭塞性脉管炎、阑尾炎等。

（3）男科：阳痿、早泄、遗精、前列腺炎、前列腺增生症、不育症等。

（4）妇科：女性性冷淡、月经不调、痛经、闭经、带下病、外阴瘙痒、乳腺增生、产后缺乳等。

（5）儿科：百日咳、腹泻、便秘、遗尿、惊风、伤食、肺炎等。

（6）骨科：颈椎病、落枕、风湿性关节炎、类风湿关节炎、肩周炎、慢性腰肌劳损等。

（7）五官科：耳鸣、耳聋、过敏性鼻炎、牙痛、近视、远视、鼻出血等。

艾灸的禁忌证

（1）中医范畴内的实热证或阴虚发热病症，如高热、高血压危象、肺结核、咯血、严重贫血、急性传染性疾病，患病期间不宜进行艾灸。

（2）患有器质性心脏病伴有心功能不全、精神分裂症的病人不宜进行艾灸。

（3）颜面部、颈部以及大血管经过的体表区域、黏膜附近不宜进行艾灸。

（4）过饥、过饱、大量饮酒、精神情绪过于激动、过劳的情况下不宜进行艾灸。

（5）皮肤痈疽疖发作期间，局部红肿热痛者不宜进行艾灸。

（6）处于孕期或经期的女性，腰腹部位不宜进行艾灸。

严谨对待，使用艾灸注意事项

艾灸疗法的治疗范围非常广泛，不同的患者在艾灸时会产生不同的感觉，疗效也不尽相同。这主要是因为个体是有差异性的，艾灸只是一种治疗手段，需要人体内在的反应起作用，因此在进行艾灸疗法时要根据患者的具体情况灵活应用。在艾灸疗法的具体操作中，应注意以下事项：

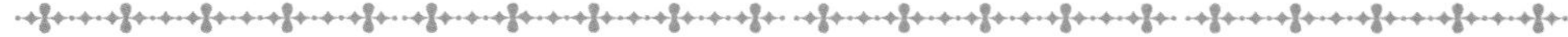

（1）术者在施灸时要聚精会神，以免烧烫伤患者的皮肤或损坏病人的衣物。

（2）对昏迷的病人、肢体麻木及感觉迟钝的患者和小儿，在施灸过程中灸量不宜过大。

（3）如果患者的情绪不稳，或在过饥、过饱、醉酒、劳累、阴虚内热等状态下，要尽量避免使用艾灸疗法。

（4）患者在艾灸前最好喝一杯温水，水的温度以略高于体温为宜，在每次灸治结束后还要再补充一杯 60℃左右（水稍稍有点烫嘴）的热水。

（5）施灸的过程中如果出现发热、口渴、红疹、皮肤瘙痒等异常症状时，不要惊慌，继续采用艾灸疗法灸治下去，这些症状就会消失。

（6）施灸的时间长短应该是循序渐进的，施灸的穴位也应该由少至多，热度也是逐渐增加的。

（7）患者在采用艾灸疗法治疗疾病的过程中，尽量不要食生冷的食物（如喝冷水、吃凉饭等），否则会不利于疾病的治疗。

（8）患者的心脏附近和大血管及黏膜附近要少灸或不灸，身体发炎部位禁止采用艾灸的方法进行治疗，孕妇的腹部及腰骶部也属于禁灸部位。

（9）施用瘢痕灸前，要征求患者的意见并询问患者有无晕针史。施灸的时间一般以饭后 1 小时为宜。患者的颜面、大血管、关节处、眼周附近的某些穴位（如睛明、丝竹空、瞳子髎等）不宜用瘢痕灸。

灸感判断病症的痊愈程度

艾灸后，多数人往往会出现一些反应，体质不同，反应自然也不同。灸感的强弱一般代表了经络的阻塞程度。有灸感、灸感强，说明自身的经络通畅，作用立竿见影；没有灸感也不是没有效果，而是表示经络中邪气瘀积严重，需要一点时间开瘀散阻，作用慢一些。那么哪些是艾灸显效的现象呢？如下列举。

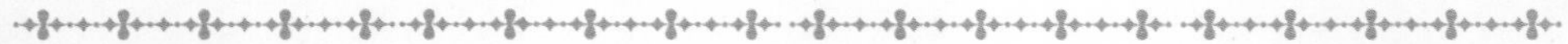

（1）灸时全身或半身出汗，此多虚多寒，属邪毒外排的现象，2 ～ 5 次施灸后可缓解。

（2）灸时痒，多为风、虚、湿。

（3）灸时身体抖动，多为肝经问题，属经络不畅达。

（4）灸时腿、肩颈、脚等冒风或冒凉气，多为寒气或风气外排的原因。

（5）灸时热量可达腹内或下肢，多为虚寒体质，为好转的表现。

（6）灸后有水泡，古称灸花，为湿气或其他毒素外排的表现。小的无需处理，大的需在严格无菌操作下将脓液引流减压，注意引流之后的包扎及避免感染。

（7）灸后局部起红疹，多在灸完 2 ～ 3 天后出现，多数属湿气外排的好转表现。

（8）灸后伤口处发痒、发红、发肿、化脓，属伤口处有湿热（或寒湿）外排现象，属好转表现。

（9）灸后膝盖处有向外冒风感或发麻感，属风邪外排（或湿气外排）现象。

（10）灸后不热，没有感觉，多为身体非常好或身体经络瘀阻不通的表现。

（11）灸后腹泻，并无气虚的表现，属于排毒的表现。

（12）灸后便秘，多为气血虚或体内有热而产生，灸后可适量饮水以助缓解。

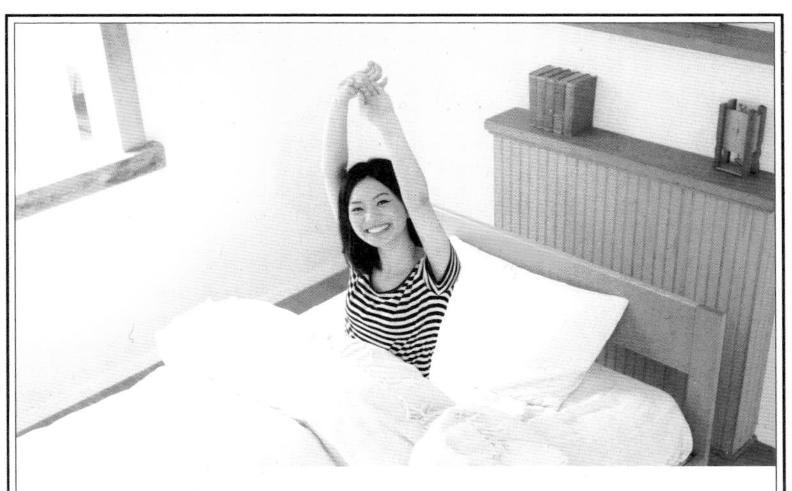

第2章 灸除呼吸系统疾病，艾灸显神通

呼吸系统疾病是常见病、多发病，主要病变在气管、支气管、肺部及胸腔，病变轻者多咳嗽、胸痛、呼吸受影响，重者呼吸困难、缺氧，甚至因呼吸衰竭而致死。随着空气污染日益严重和全球老龄化程度加深，呼吸系统疾病已在我国占据相当大的比例。日常生活中呼吸系统疾病的护理和治疗就显得尤为重要。冬春季节是呼吸道感染疾病的多发季节。在这样的季节里，要注意提高自身抗病能力，注意生活规律，根据天气变化，注意防寒保暖，进行适当的体育锻炼。

感冒

呼吸科

艾灸方法

临床症状：感冒，中医称『伤风』，是一种由多种病毒引起的呼吸道常见病。感冒一般分为风寒感冒和风热感冒。风寒感冒起病急、发热轻、恶寒重、周身酸痛、无汗、流清涕等。风热感冒主要症状为发热重、恶寒轻、流黄涕、口渴等。

基础治疗：风府、风池、合谷、列缺、足三里。

随症加穴：风热感冒，加灸曲池；鼻塞，加灸迎香；头痛，加灸印堂。

风府「泻热安神、祛风解表」

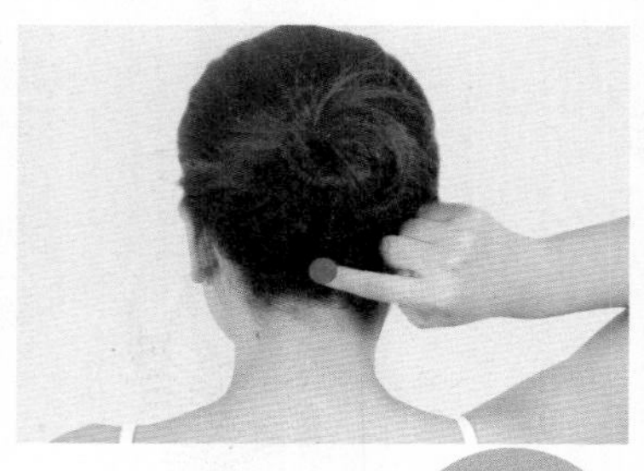

定位

位于项部，当后发际正中直上 1 寸，枕外隆凸直下，两侧斜方肌之间凹陷中。

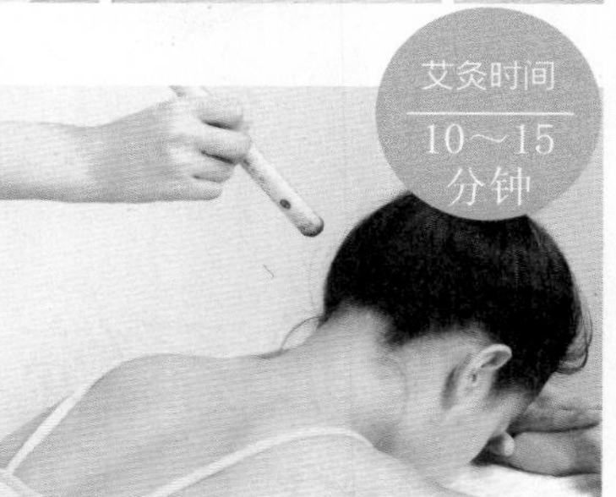

艾灸方法

用艾条回旋灸法来回灸治风府穴，以患者感觉温热舒适为宜。

风池「提神醒脑」

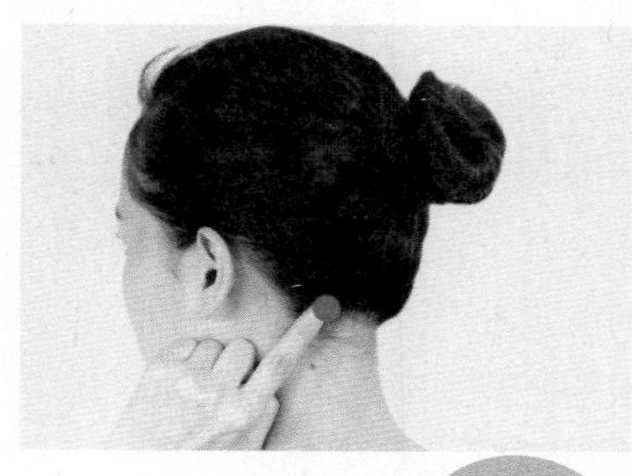

定位

位于项部，当枕骨之下，与风府相平，胸锁乳突肌与斜方肌上端之间的凹陷处。

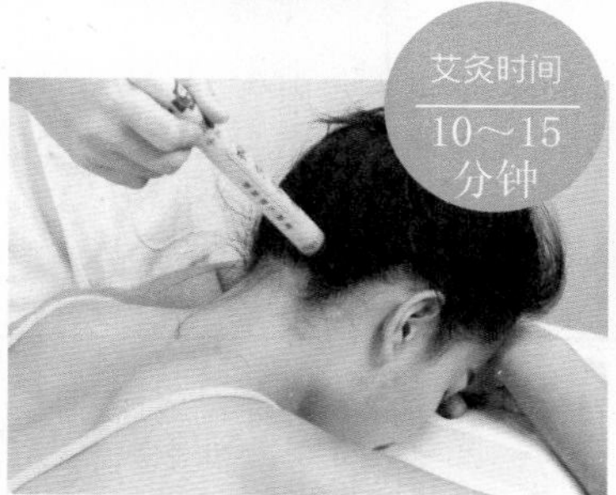

艾灸方法

用艾条回旋灸法来回灸治风池穴，以患者感觉温热舒适为宜。

合谷「镇静止痛、通经活络」

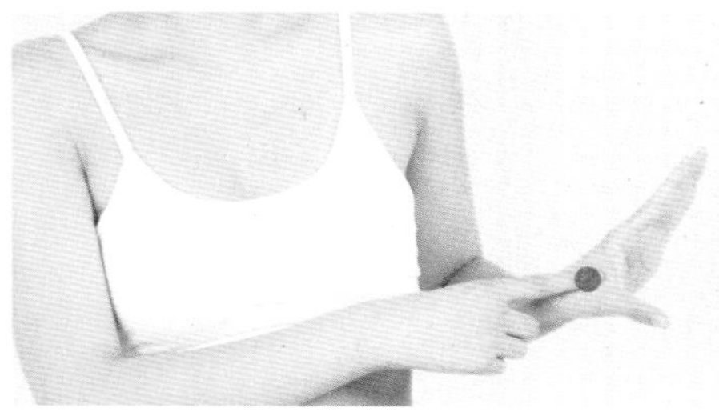

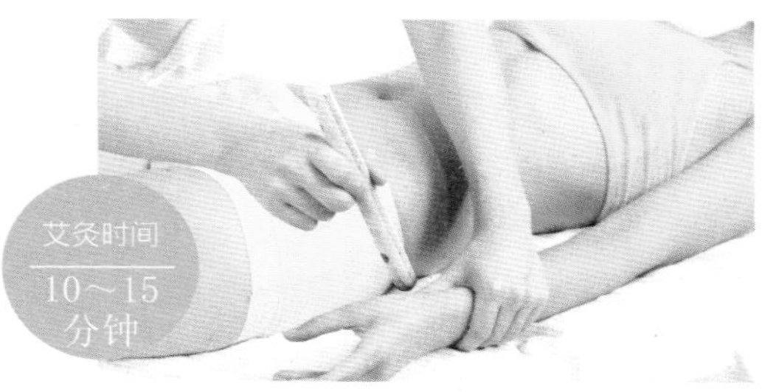

定位 | 位于手背，第一、二掌骨间，当第二掌骨桡侧的中点处。

艾灸方法 | 用艾条温和灸法灸治合谷穴。对侧以同样的方法操作。

列缺「宣肺理气、利咽宽胸」

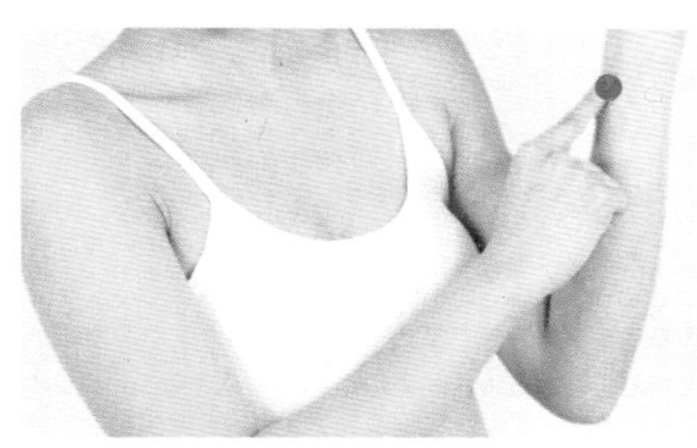

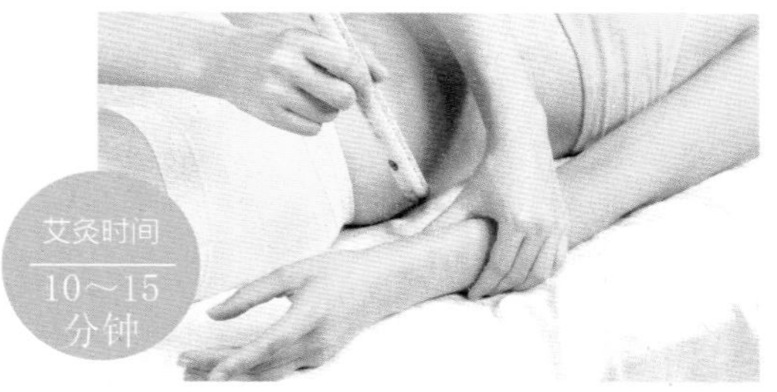

定位 | 位于前臂桡侧缘，桡骨茎突上方，腕横纹上 1.5 寸。

艾灸方法 | 用艾条温和灸法灸治列缺穴。对侧以同样的方法操作。

足三里「调理脾胃、补中益气」

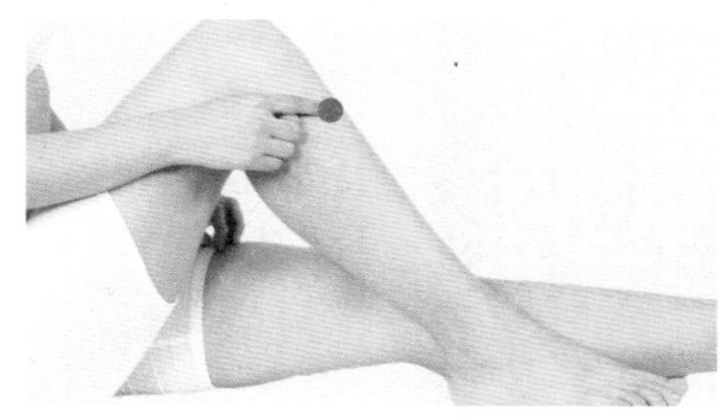

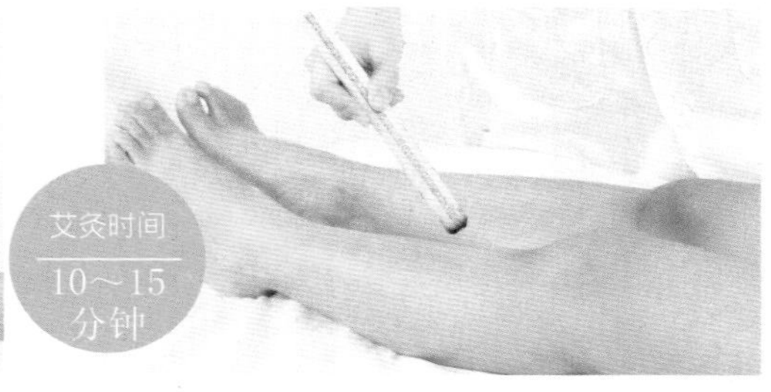

定位 | 位于小腿前外侧，当犊鼻下 3 寸，距胫骨前缘一横指（中指）。

艾灸方法 | 用艾条温和灸法灸治足三里穴。对侧以同样的方法操作。

发热

呼吸科

艾灸方法

临床症状：发热分外感发热和内伤发热。外感发热见于感冒、伤寒、瘟疫等病症。内伤发热有阴虚发热、阳虚发热、血虚发热、气虚发热等。

基础治疗：曲池、足三里、大椎、风门、肾俞。

随症加穴：内伤发热，加灸肺俞；外感发热，加灸大椎；头晕头痛，加灸百会。

曲池「清热和营、降逆活络」

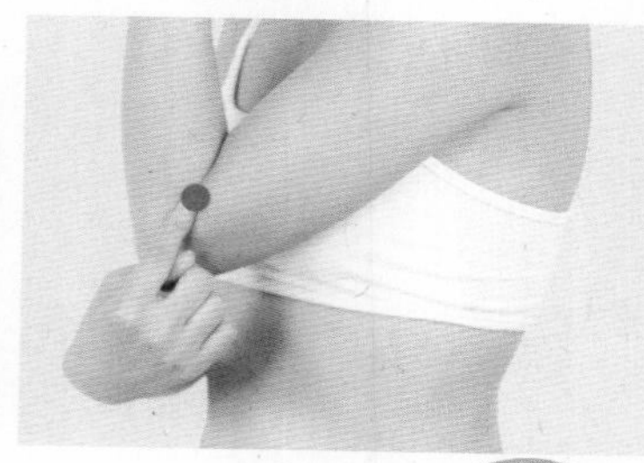

定位

屈肘成直角，位于肘横纹外侧端与肱骨外上髁连线中点。

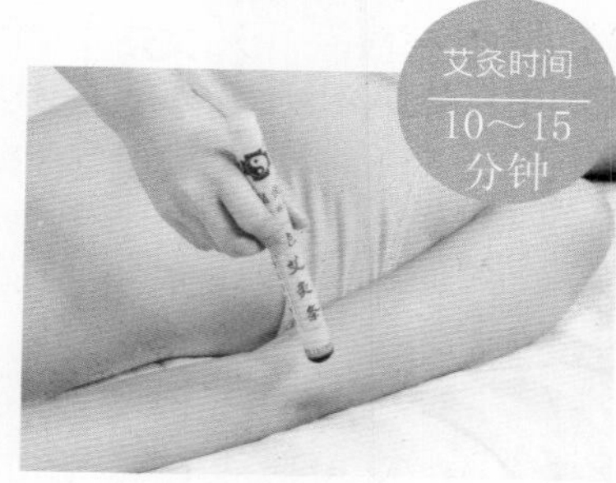

艾灸方法

用打火机将艾条一端点燃，找到一侧曲池穴，用艾条温和灸法灸治。

足三里「调理脾胃、补中益气」

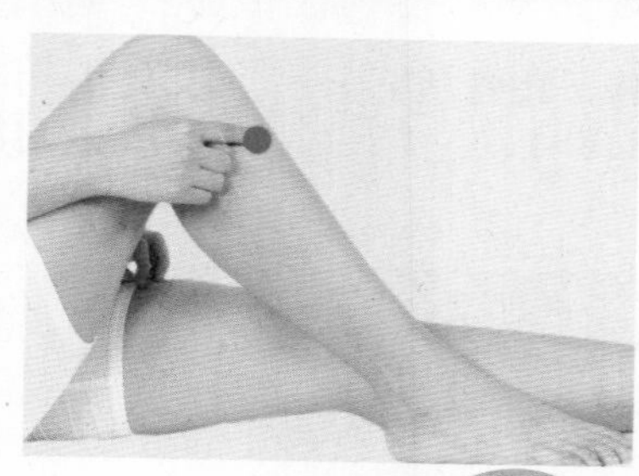

定位

位于小腿前外侧，当犊鼻下 3 寸，距胫骨前缘一横指。

艾灸时间

10～15

分钟

艾灸方法

用艾条温和灸法灸治足三里穴。对侧以同样的方法操作。

大椎「祛风散寒、清脑宁神」

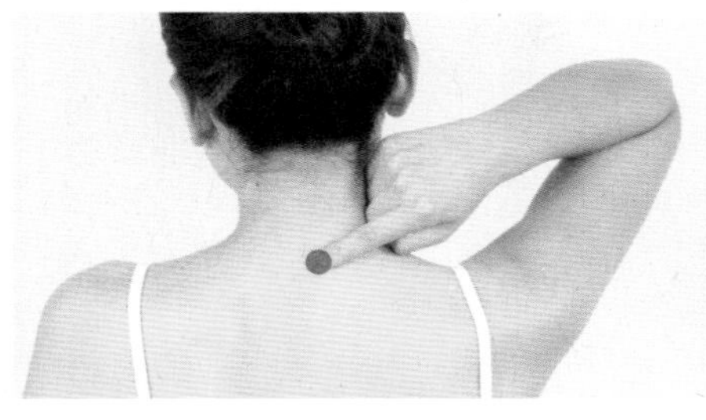

艾灸时间
10～15
分钟

定位 | 位于后正中线上，第七颈椎棘突下凹陷中。

艾灸方法 | 用艾条温和灸法灸治大椎穴，至皮肤潮红发热为宜。

风门「宣通肺气、调理气机」

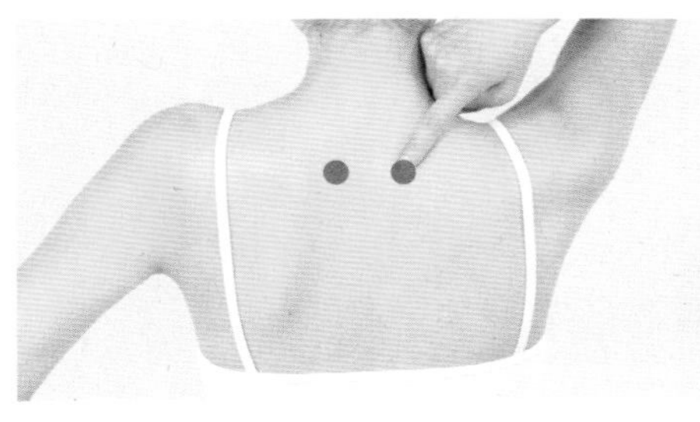

艾灸时间
10～15
分钟

定位 | 位于背部，当第二胸椎棘突下，旁开 1.5 寸。

艾灸方法 | 将燃着的艾灸盒放于风门穴上灸治，至局部皮肤潮红为止。

肾俞「调肾气、聪耳目」

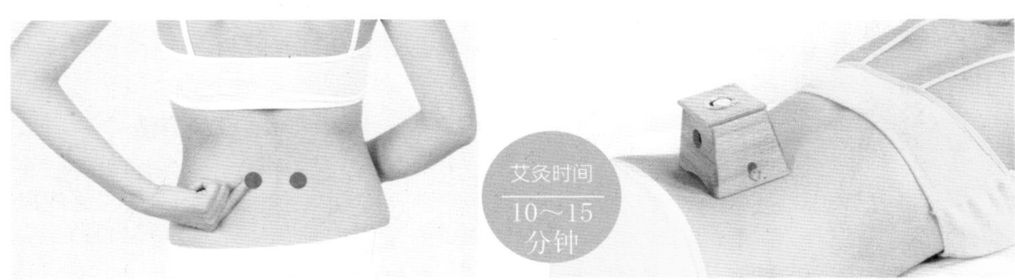

定位 | 位于腰部，当第二腰椎棘突下，旁开 1.5 寸。

艾灸方法 | 将燃着的艾灸盒放于肾俞穴上灸治，至局部皮肤潮红为止。

咳嗽

呼吸科

艾灸方法

临床症状：咳嗽是呼吸系统疾病的主要症状，是人体清除呼吸道内的分泌物或异物的保护性呼吸反射动作。咳嗽的主要症状为痰多、色稀白或痰色黄稠、量少、易咳出，喉间有痰声似水笛哮鸣声音，喉痒欲咳等。

基础治疗：肺俞、天突、神门、列缺、丰隆。

随症加穴：胸痛，加灸膻中；咽喉干痒，加灸太溪；汗多，加灸三阴交。

肺俞「调补肺气、补虚清热」

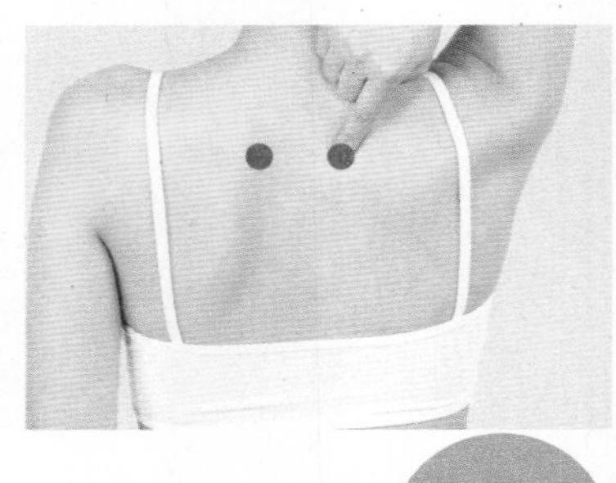

定位

位于背部，当第三胸椎棘突下，旁开1.5寸。

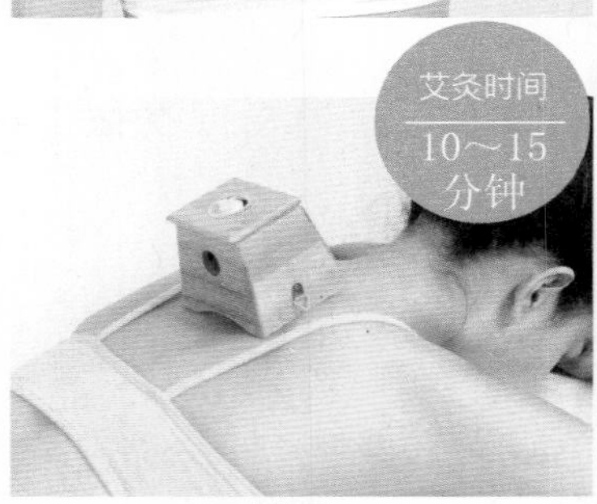

艾灸方法

将燃着的艾灸盒放于肺俞穴上灸治，至局部皮肤潮红为止。

天突「宣通肺气、化痰止咳」

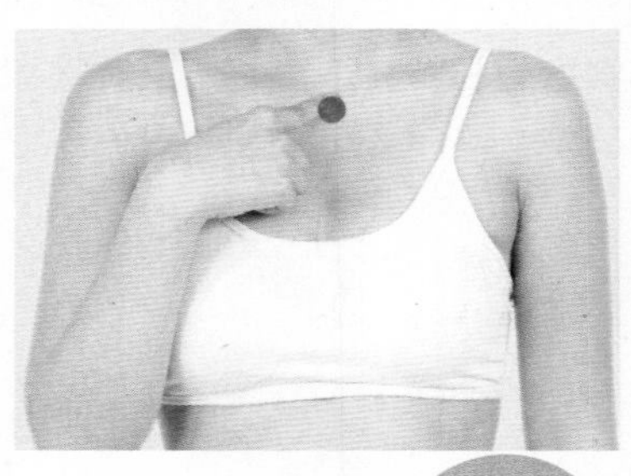

定位

位于颈部，当前正中线上，两锁骨中间，胸骨上窝中央。

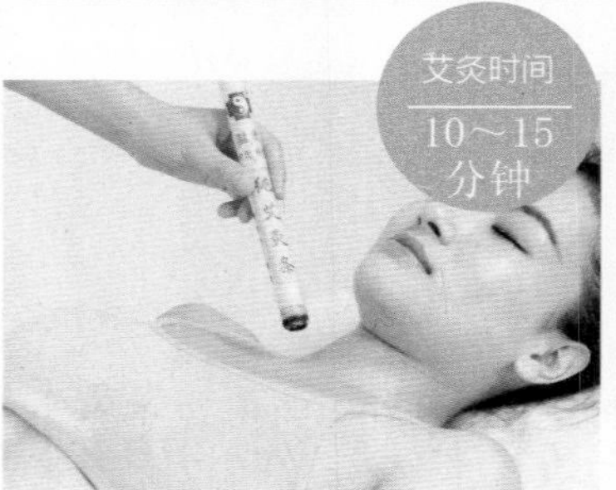

艾灸方法

用艾条温和灸法灸治天突穴，至皮肤潮红发热为宜。

神门「安神通络」

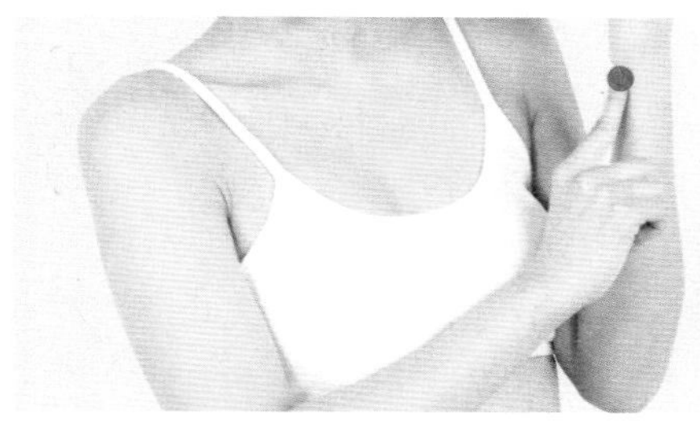

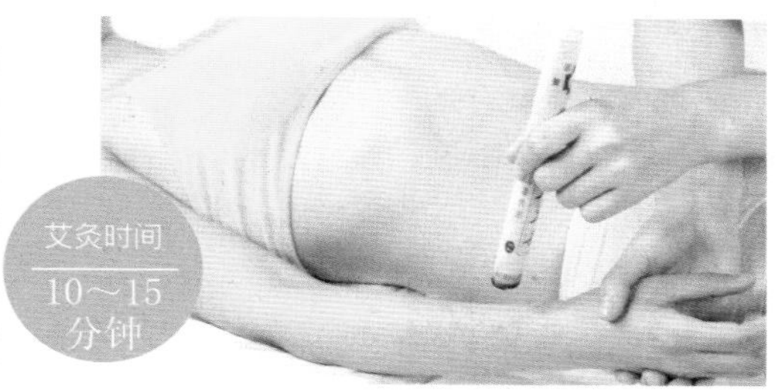

定位 位于腕部，腕掌侧横纹尺侧端，尺侧腕屈肌腱的桡侧凹陷处。

艾灸方法 用艾条温和灸法灸治神门穴。对侧以同样的方法操作。

列缺「利咽宽胸、通经活络」

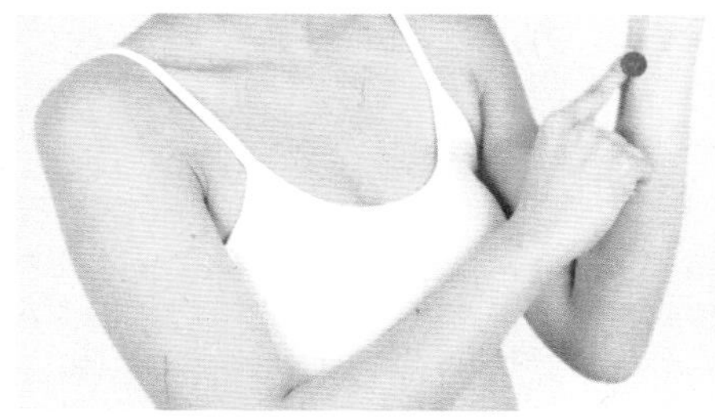

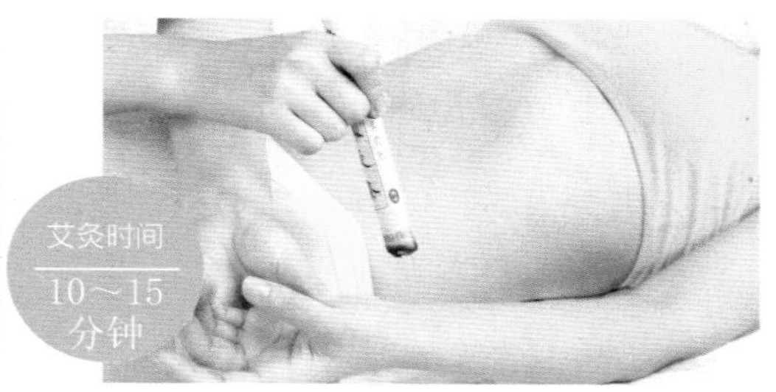

定位 位于前臂桡侧缘，桡骨茎突上方，腕横纹上 1.5 寸。

艾灸方法 用艾条温和灸法灸治列缺穴。对侧以同样的方法操作。

丰隆「健脾祛湿」

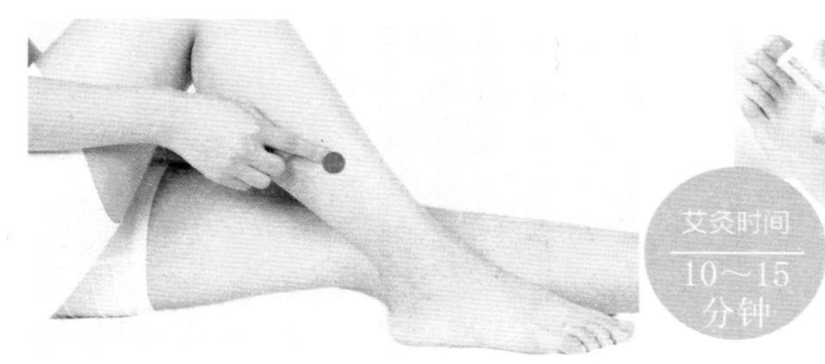

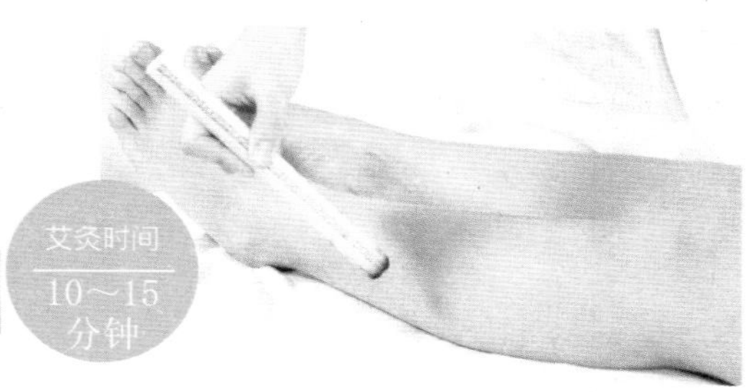

定位 位于小腿前外侧，当外踝尖上 8 寸，条口外，距胫骨前缘二横指。

艾灸方法 用艾条温和灸法灸治丰隆穴，以皮肤潮红发热为度。

肺炎

呼吸科

艾灸方法

临床症状：肺炎是指终末气道、肺泡和肺间质等组织病变所发生的炎症。寒战、高热、咳嗽、咳痰，部分患者可伴胸痛或呼吸困难，病情严重者可并发肺水肿、败血症等疾病。

基础治疗：风门、肺俞、中府、尺泽、列缺。

随症加穴：咳嗽声重，加灸风池；胸闷气短，加灸曲池；痰多黏稠，加灸丰隆。

风门「宣通肺气、调理气机」

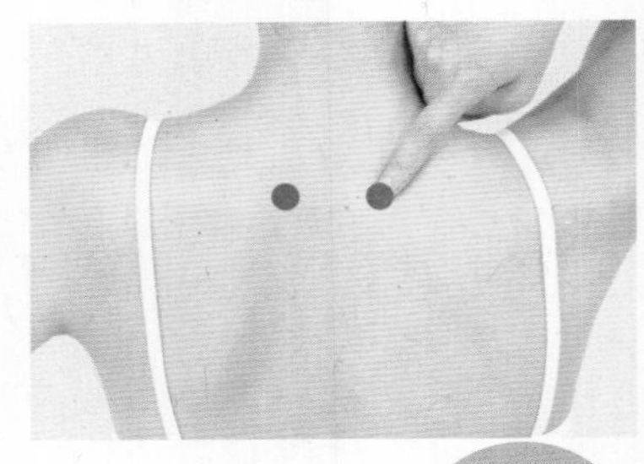

定位

位于背部，当第二胸椎棘突下，旁开1.5寸。

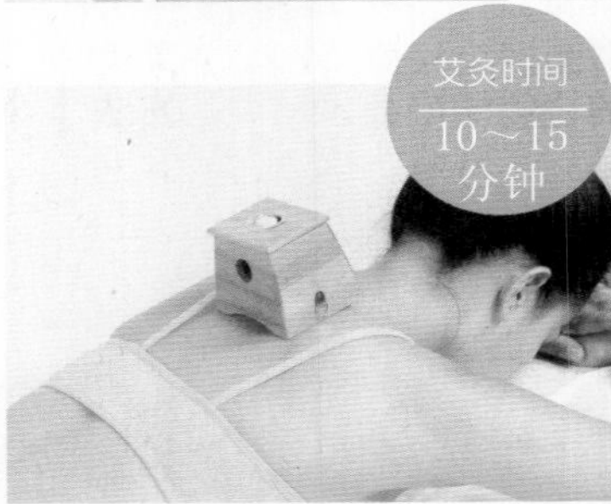

艾灸方法

点燃艾灸盒灸治风门穴，至局部皮肤潮红为止。

肺俞「调补肺气、补虚清热」

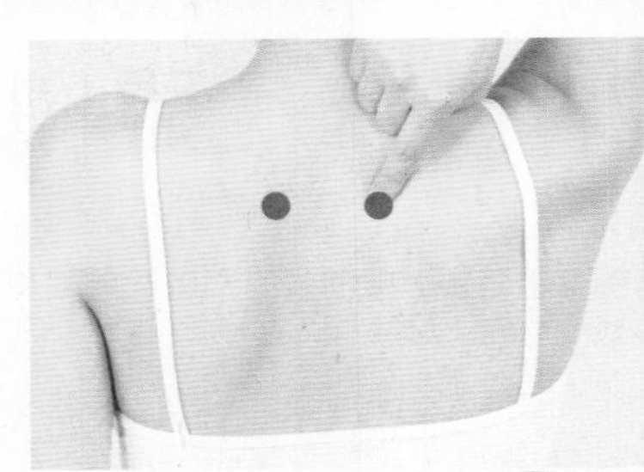

定位

位于背部，当第三胸椎棘突下，旁开1.5寸。

艾灸时间

10～15分钟

艾灸方法

点燃艾灸盒灸治肺俞穴，至局部皮肤潮红为止。

中府「清泻肺热、止咳平喘」

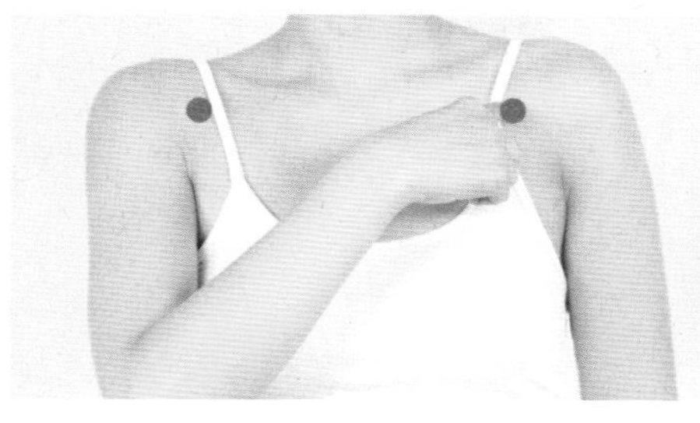

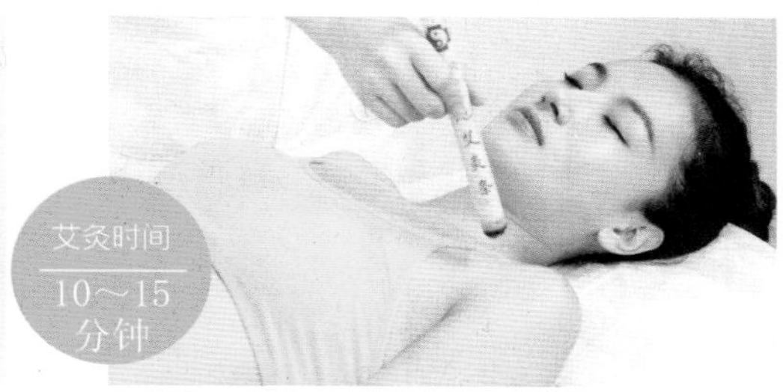

定位 位于胸前壁的外上方，云门下1寸，平第一肋间隙，距前正中线6寸。

艾灸方法 用艾条温和灸法灸治中府穴。对侧以同样的方法操作。

尺泽「清热和胃、通络止痛」

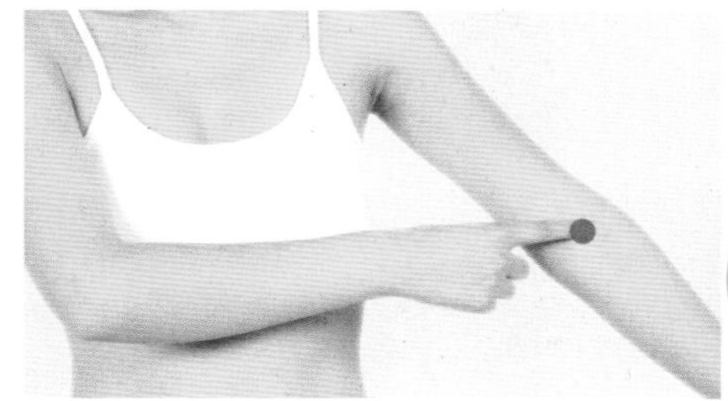

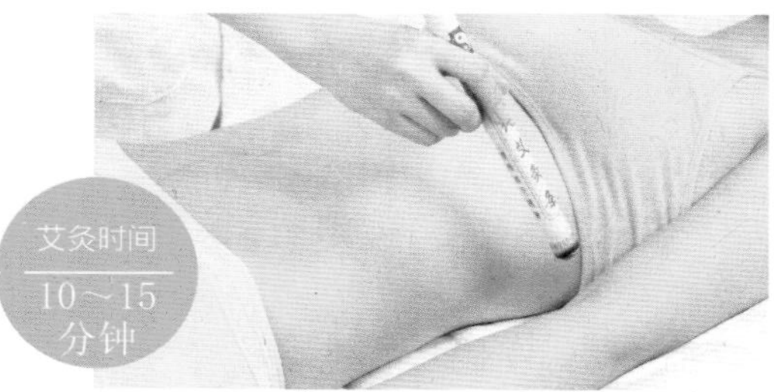

定位 位于肘横纹中，肱二头肌腱桡侧凹陷处。

艾灸方法 用艾条温和灸法灸治尺泽穴。对侧以同样的方法操作。

列缺「宣肺理气、利咽宽胸」

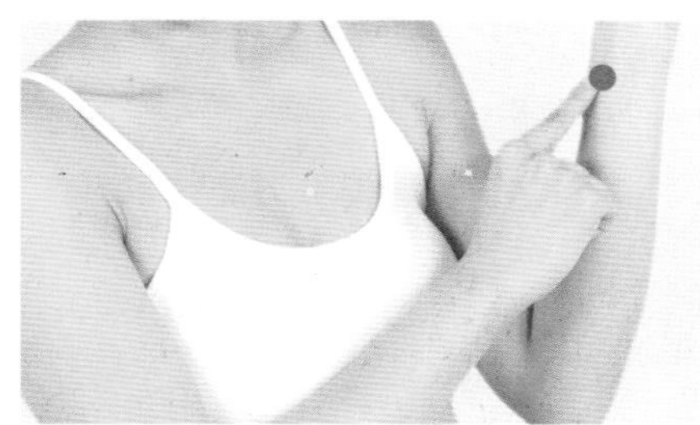

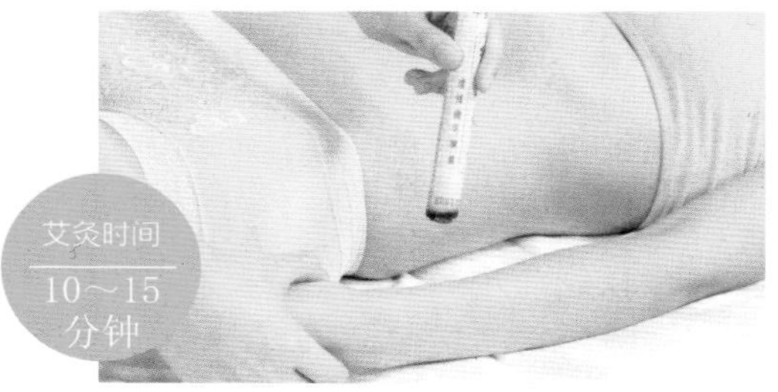

定位 位于前臂桡侧缘，桡骨茎突上方，腕横纹上1.5寸。

艾灸方法 用艾条温和灸法灸治列缺穴。对侧以同样的方法操作。

肺结核

呼吸科

艾灸方法

临床症状： 结核病是由结核分枝杆菌引起的肺部慢性感染性疾病，以肺部结核感染最为常见。其主要临床特征为低热、咳嗽、咳痰、胸痛、咯血、消瘦、盗汗、四肢乏力及不同程度胸闷或呼吸困难、女性月经失调等症状。

基础治疗： 身柱、肺俞、命门、肾俞、关元。

随症加穴： 咳嗽声重，加灸风池；咳嗽痰多，加灸丰隆；胸闷气短，加灸气海。

身柱「补气壮阳、防病强身」

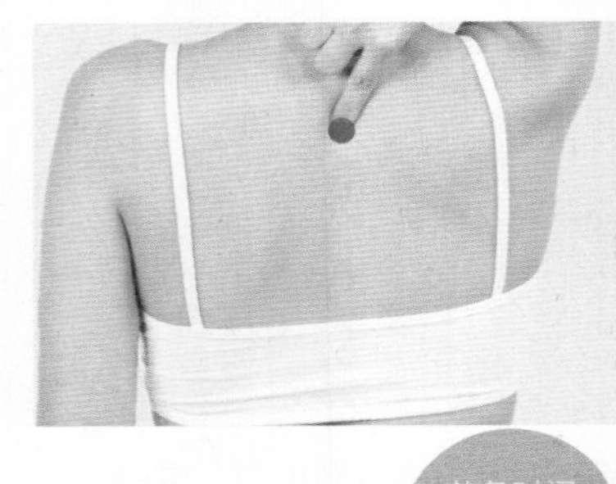

定位

位于背部，当后正中线上，第三胸椎棘突下凹陷中。

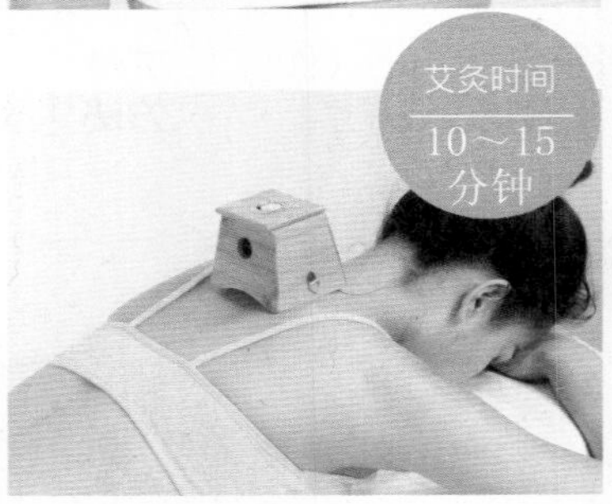

艾灸方法

将燃着的艾灸盒放于身柱穴上灸治，至局部皮肤潮红发热为止。

肺俞「调补肺气、补虚清热」

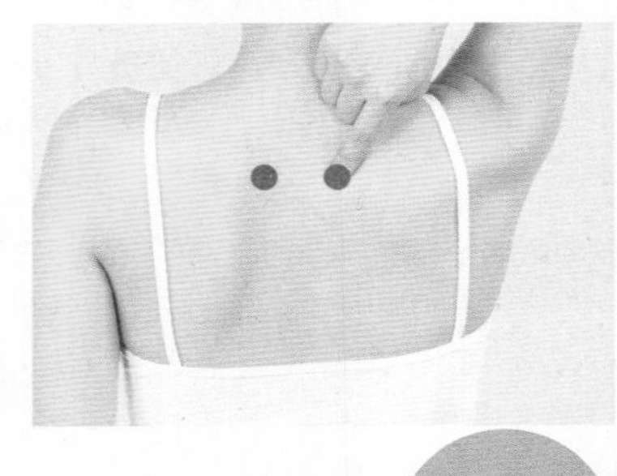

定位

位于背部，当第三胸椎棘突下，旁开1.5寸。

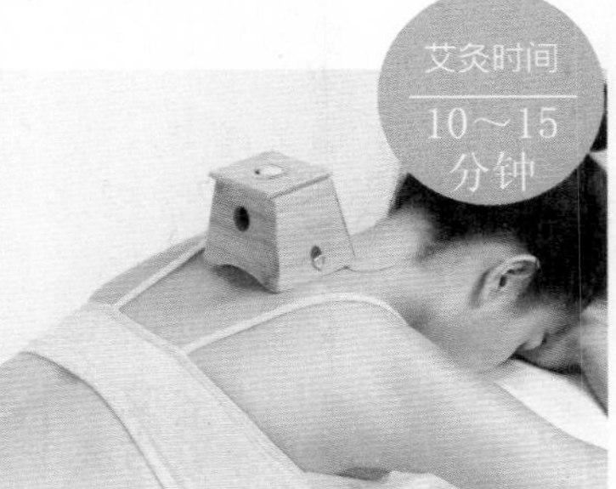

艾灸方法

将燃着的艾灸盒放于肺俞穴上灸治，至局部皮肤潮红为止。

命门「温和肾阳、健腰益肾」

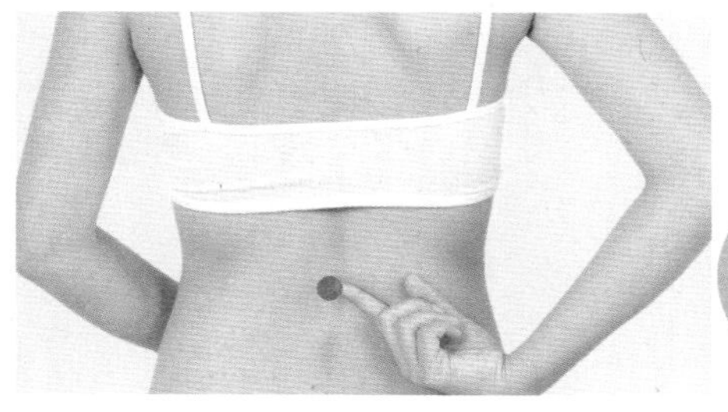

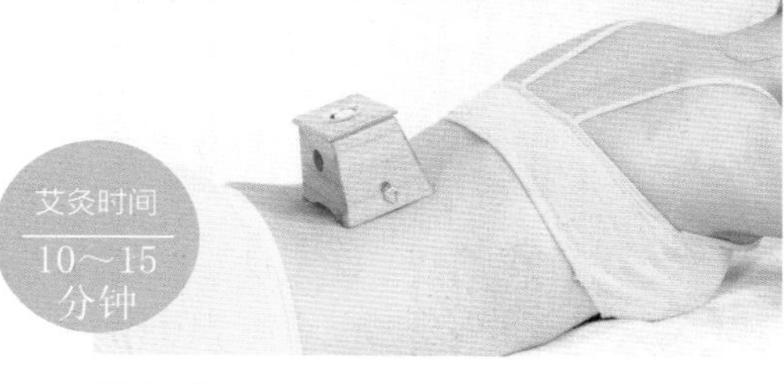

定位 | 位于腰部，当后正中线上，第二腰椎棘突下凹陷中。

艾灸方法 | 将燃着的艾灸盒放于命门穴上灸治，至局部皮肤潮红为止。

肾俞「调肾气、益肾阳」

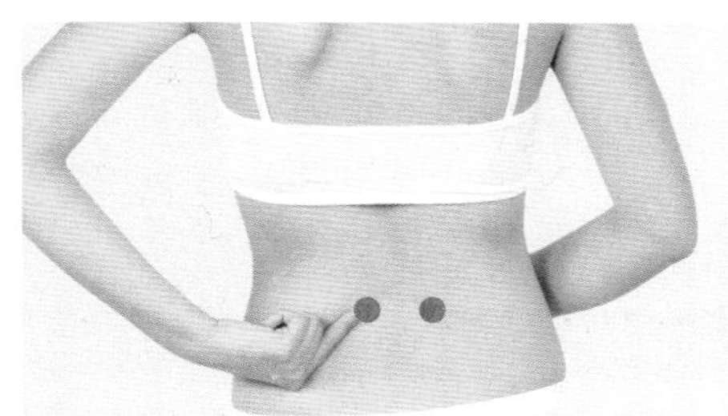

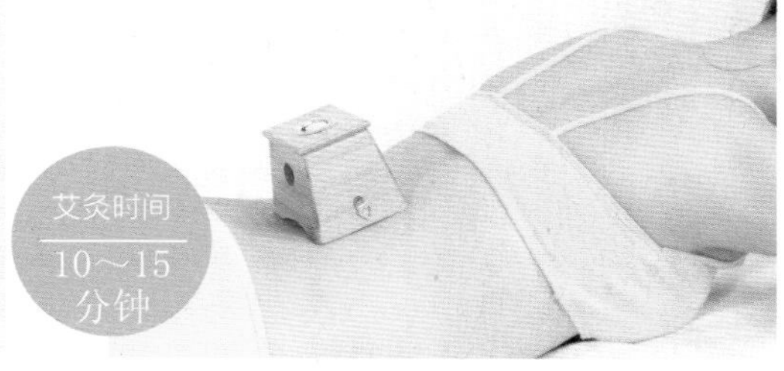

定位 | 位于腰部，当第二腰椎棘突下，旁开 1.5 寸。

艾灸方法 | 将燃着的艾灸盒放于肾俞穴上灸治，至局部皮肤潮红为止。

关元「培元固本、降浊升清」

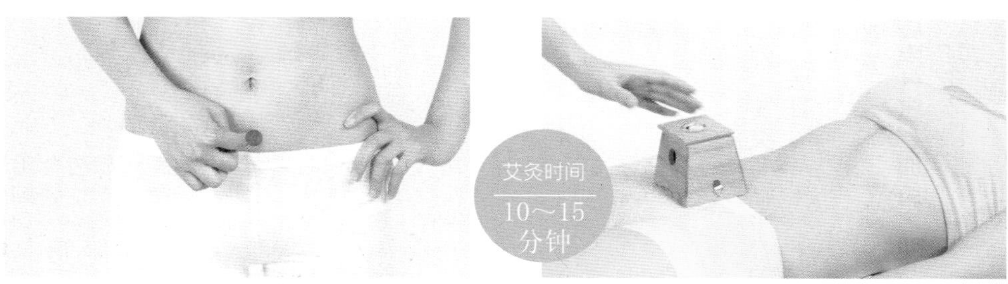

定位 | 位于下腹部，前正中线上，当脐中下 3 寸。

艾灸方法 | 将燃着的艾灸盒放于关元穴上灸治，至局部皮肤潮红为止。

支气管炎

呼吸科

艾灸方法

临床症状： 支气管炎是指气管、支气管黏膜及其周围组织的慢性非特异性炎症，临床上以长期咳嗽、咳痰、喘息以及反复呼吸道感染为特征。部分患者起病之前先有急性上呼吸道感染，如急性咽喉炎、感冒等。

基础治疗： 天突、膻中、关元、足三里、肺俞。

随症加穴： 咳嗽声重，加灸风池；胸满气胀，加灸太冲；痰多黏稠，加灸丰隆。

天突「宣通肺气、化痰止咳」

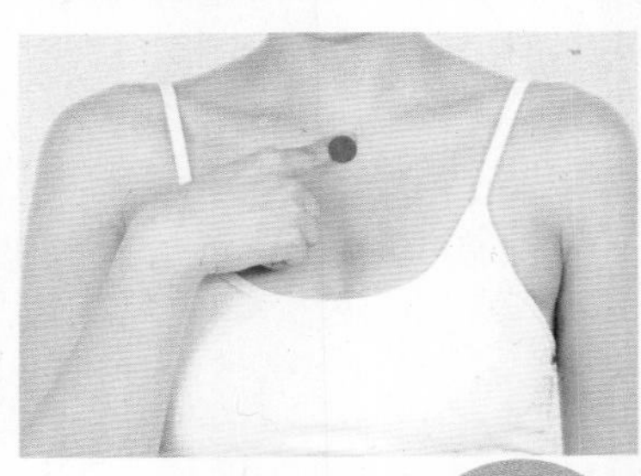

定位

位于颈部，当前正中线上，胸骨上窝中央。

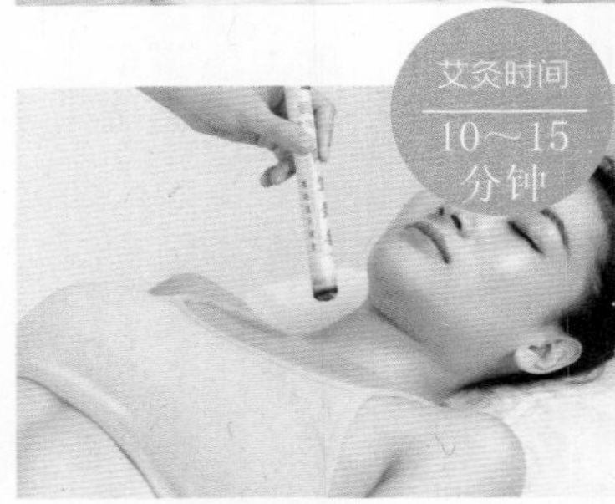

艾灸方法

用艾条悬灸法灸治天突穴，至皮肤潮红发热为宜。

膻中「活血通络、清肺止喘」

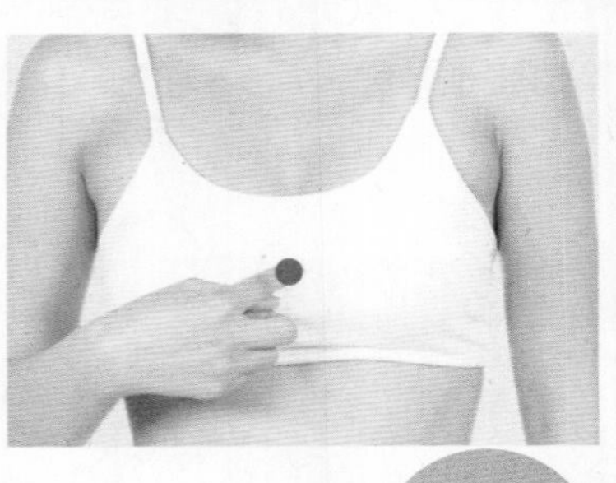

定位

位于胸部，当前正中线上，平第四肋间，两乳头连线的中点。

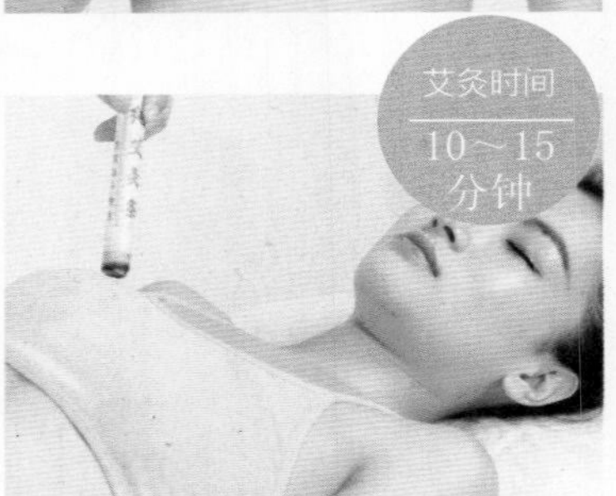

艾灸方法

用艾条悬灸法灸治膻中穴，至皮肤潮红发热为宜。

关元「培元固本、降浊升清」

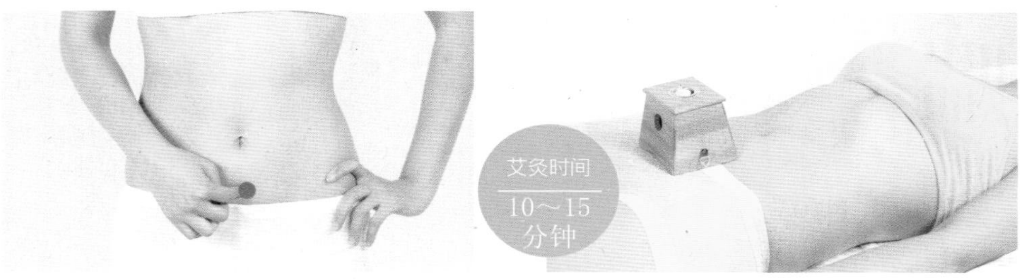

定位 | 位于下腹部，前正中线上，当脐中下 3 寸。

艾灸方法 | 点燃艾灸盒灸治关元穴，至局部皮肤潮红为止。

足三里「调理脾胃、补中益气」

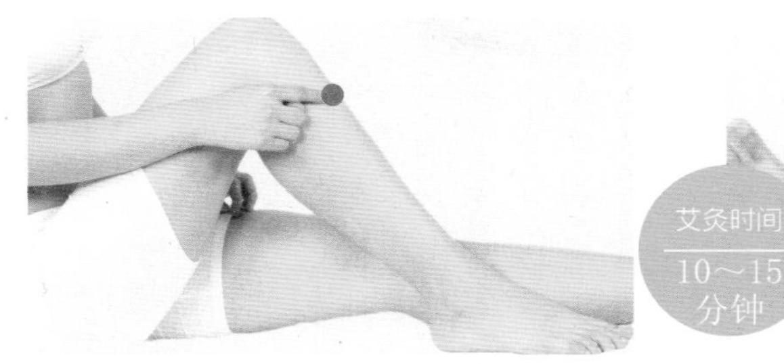

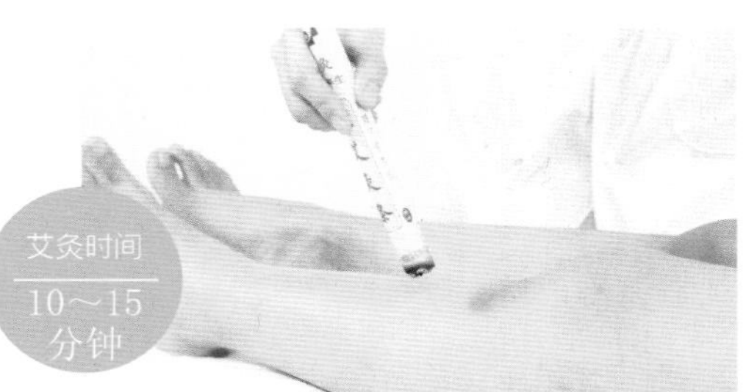

定位 | 位于小腿前外侧，当犊鼻下 3 寸，距胫骨前缘一横指（中指）。

艾灸方法 | 用艾条温和灸法灸治足三里穴。对侧以同样的方法操作。

肺俞「调补肺气、补虚清热」

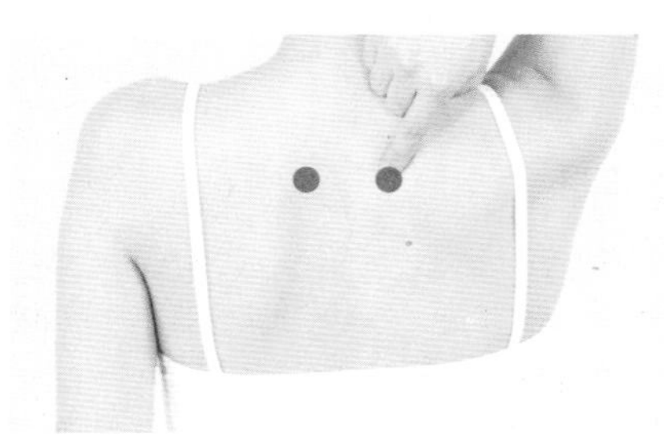

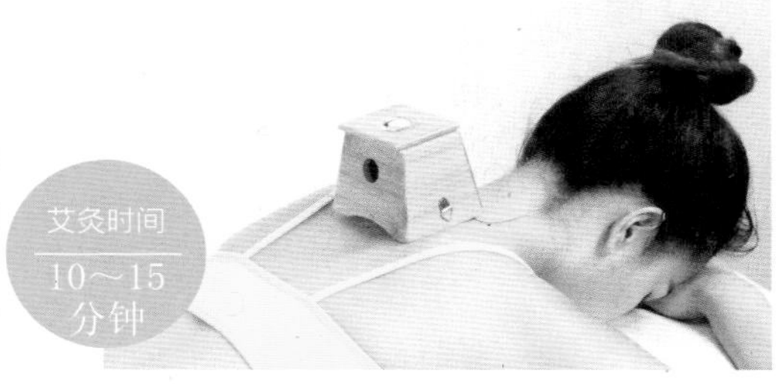

定位 | 位于背部，当第三胸椎棘突下，旁开 1.5 寸。

艾灸方法 | 点燃艾灸盒灸治肺俞穴，至局部皮肤潮红为止。

哮喘

呼吸科

艾灸方法

临床症状：哮喘是指喘息、咳嗽、胸闷等症状突然发生，或原有症状急剧加重，常有呼吸困难，以呼气量降低为其发病特征，这些症状经常在患者接触烟雾、香水、灰尘、宠物、花粉等刺激性气体或变应原之后发作。

基础治疗：中府、膻中、神阙、关元、定喘。

随症加穴：恶寒发热，加灸风府；喘急胸闷，加灸大椎；咳喘气短，加灸脾俞。

中府「清泻肺热、止咳平喘」

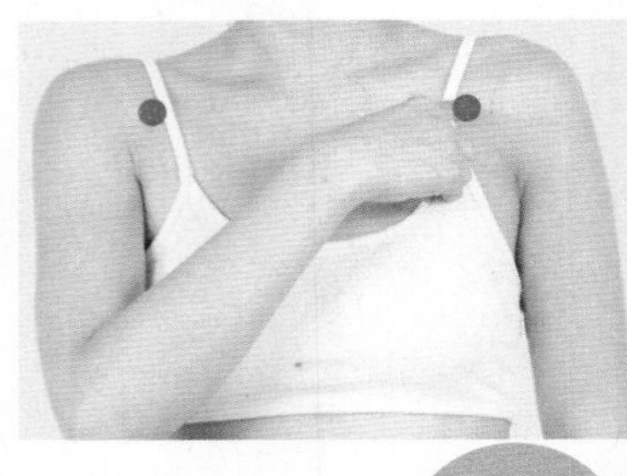

定位

位于胸前壁的外上方，云门下1寸，平第一肋间隙，距前正中线6寸。

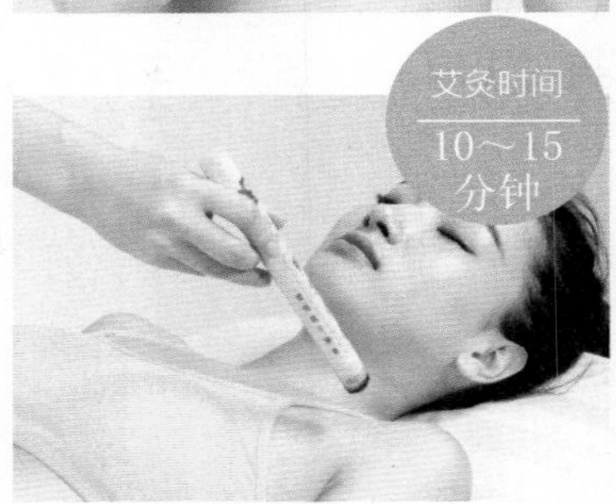

艾灸方法

用艾条温和灸法灸治中府穴。对侧以同样的方法操作。

膻中「活血通络、清肺止喘」

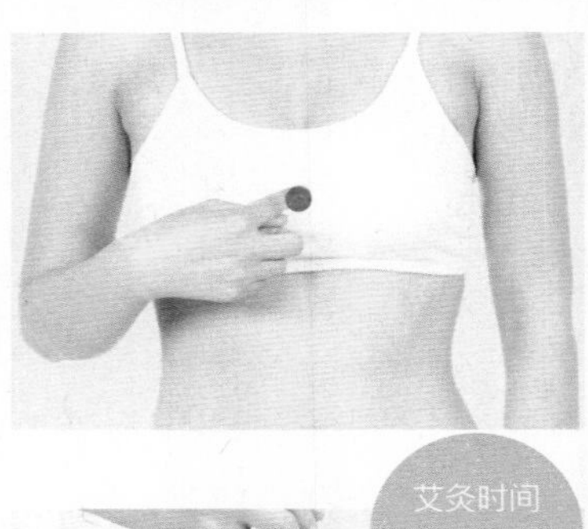

定位

位于胸部，当前正中线上，平第四肋间，两乳头连线的中点。

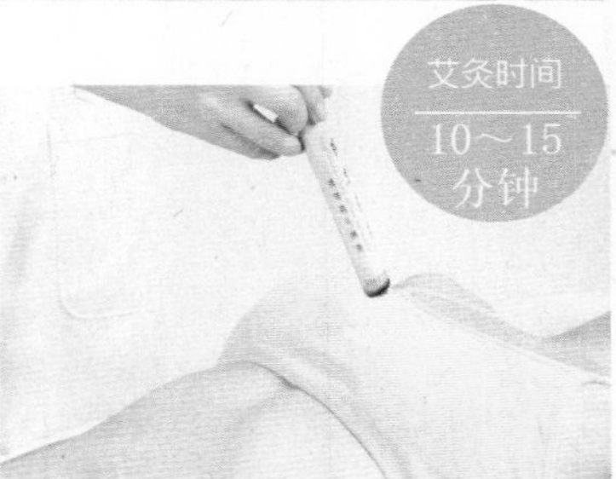

艾灸方法

用艾条温和灸法灸治膻中穴，至皮肤潮红发热为宜。

神阙「温阳救逆、通经行气」

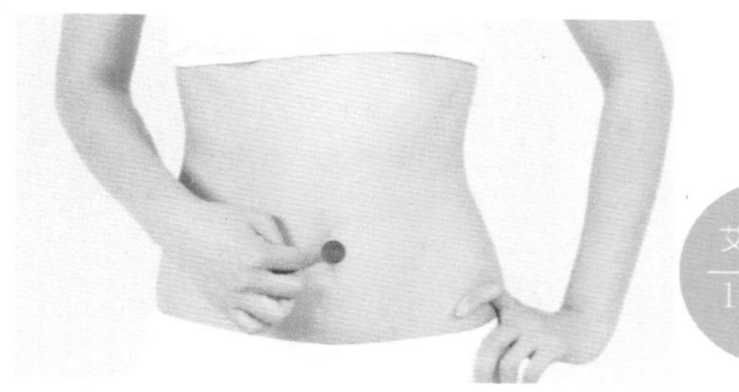

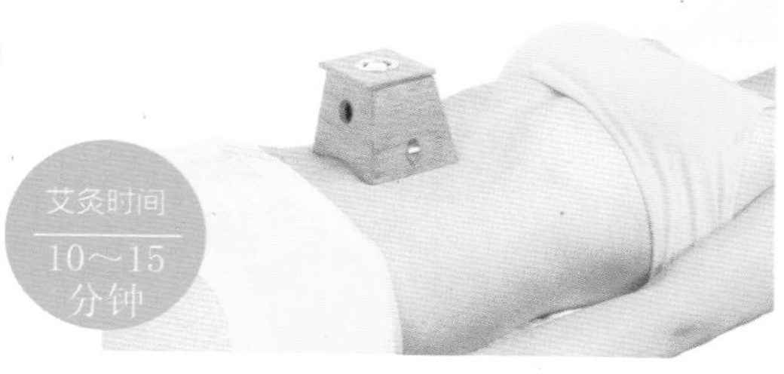

定位 | 位于腹中部，脐中央。

艾灸方法 | 点燃艾灸盒放于神阙穴上灸治，至局部皮肤潮红为止。

关元「培元固本、降浊升清」

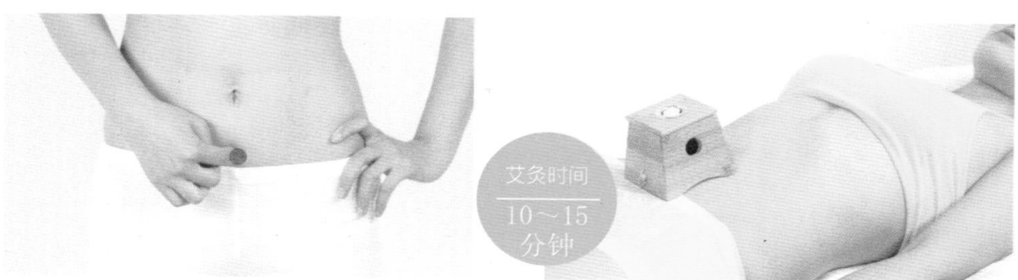

定位 | 位于下腹部，前正中线上，当脐中下 3 寸。

艾灸方法 | 点燃艾灸盒放于关元穴上灸治，至局部皮肤潮红为止。

定喘「调补肺气、补虚清热」

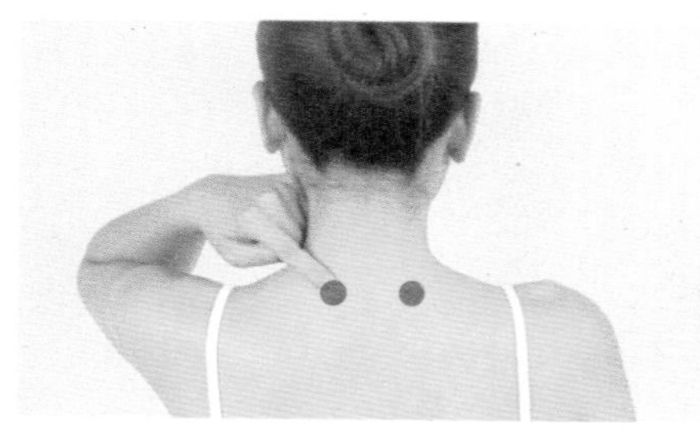

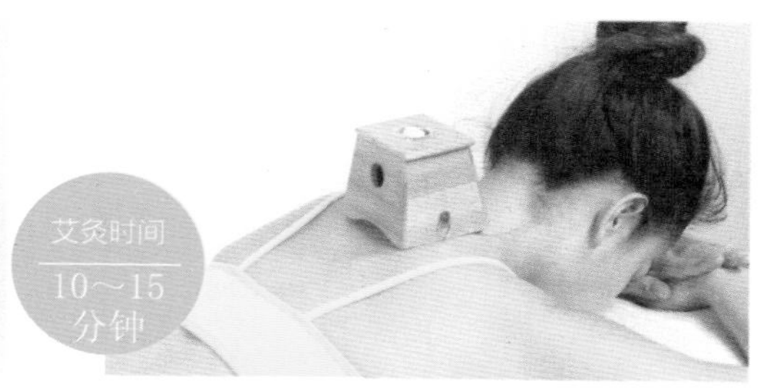

定位 | 位于背部，当第七颈椎棘突下，旁开 0.5 寸。

艾灸方法 | 点燃艾灸盒放于定喘穴上灸治，至局部皮肤潮红为止。

胸闷

呼吸科

艾灸方法

临床症状：胸闷是一种自觉胸部闷胀及呼吸不畅的感觉。轻者可能是神经官能性的，即心脏、肺的功能失去调节引起的，经西医诊断无明显的器质性病变。

基础治疗：神门、大陵、内关、中脘、足三里。

随症加穴：身倦乏力，加灸百会；胸痛，加灸膻中；头晕头痛，加灸印堂。

神门「安神通络」

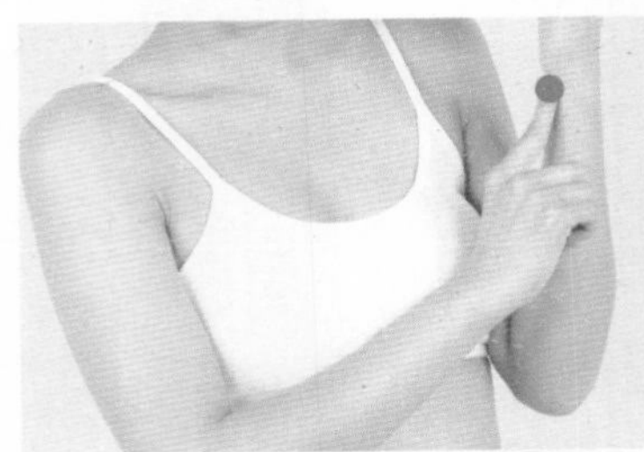

定位

位于腕部，腕掌侧横纹尺侧端，尺侧腕屈肌腱的桡侧凹陷处。

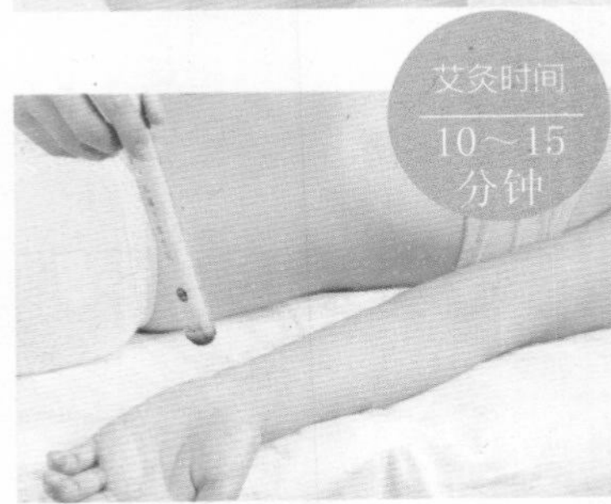

艾灸方法

用艾条回旋灸法灸治神门穴。对侧以同样的方法操作。

大陵「宁心安神、和胃通络」

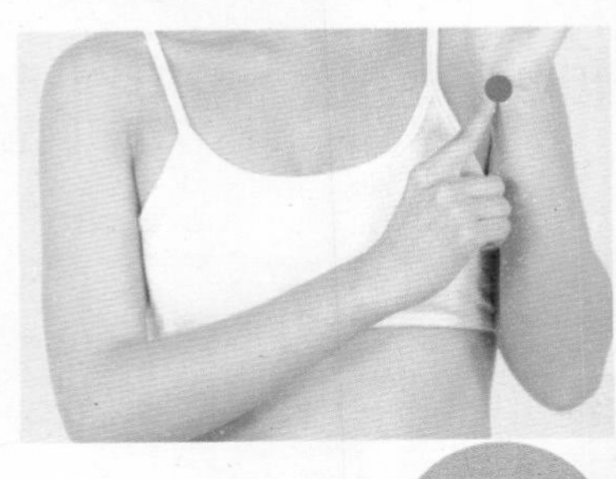

定位

位于腕掌横纹的中点处，当掌长肌腱与桡侧腕屈肌腱之间。

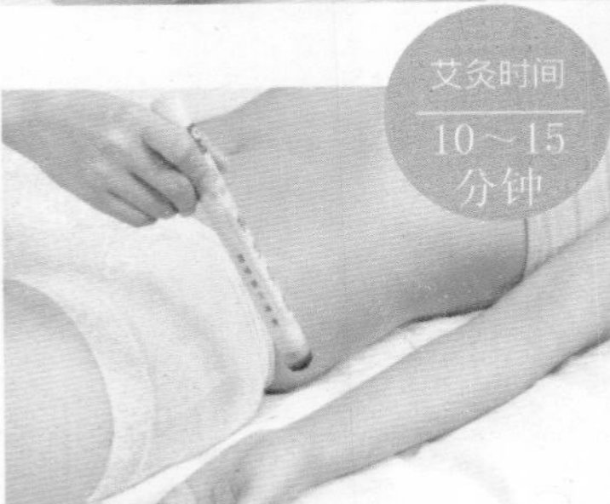

艾灸方法

用艾条回旋灸法灸治大陵穴。对侧以同样的方法操作。

内关「宁心安神、和胃理气」

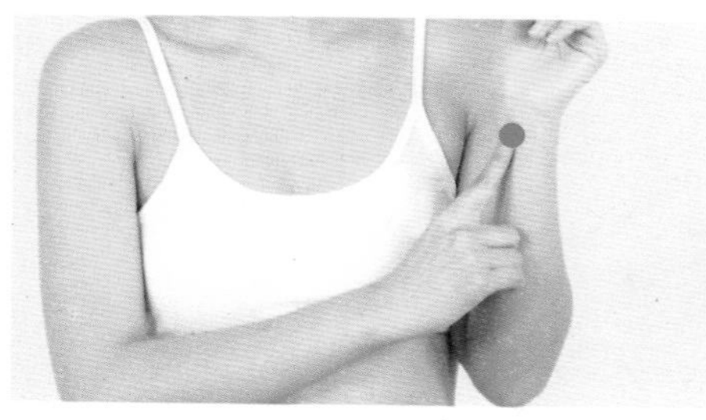

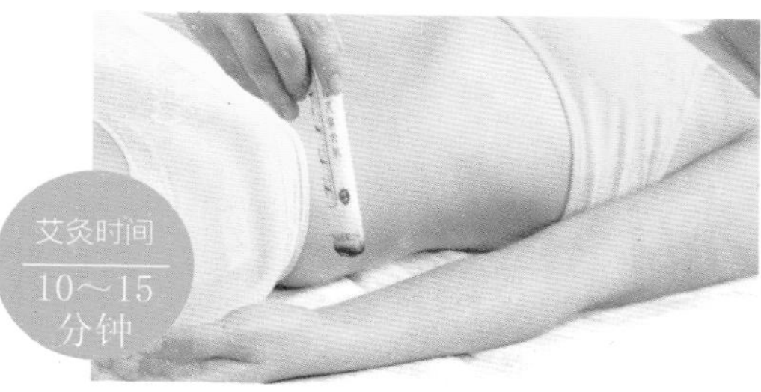

定位 位于前臂掌侧，当曲泽与大陵的连线上，腕横纹上 2 寸。

艾灸方法 用艾条回旋灸法灸治内关穴。对侧以同样的方法操作。

中脘「健脾化湿、促进消化」

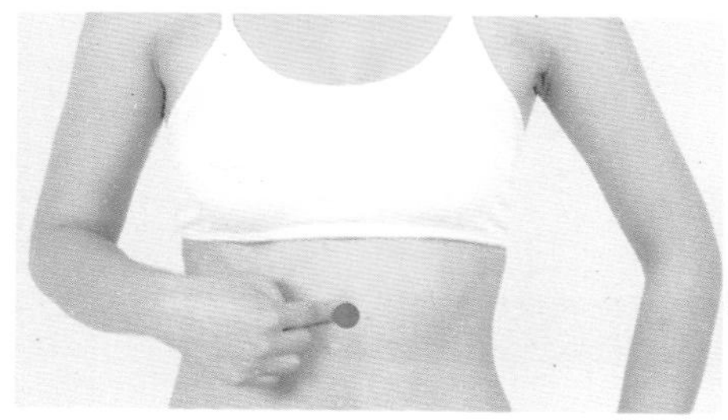

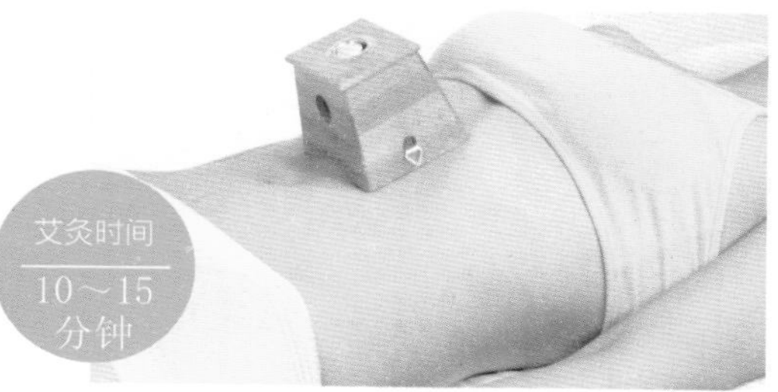

定位 位于上腹部，前正中线上，当脐中上 4 寸。

艾灸方法 点燃艾灸盒灸治中脘穴，至局部皮肤潮红为止。

足三里「调理脾胃、补中益气」

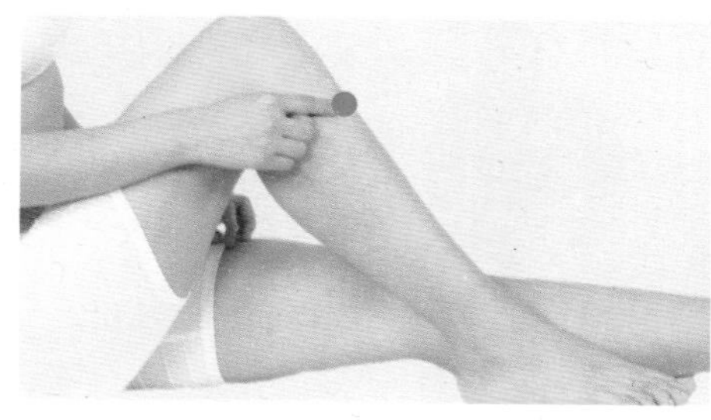

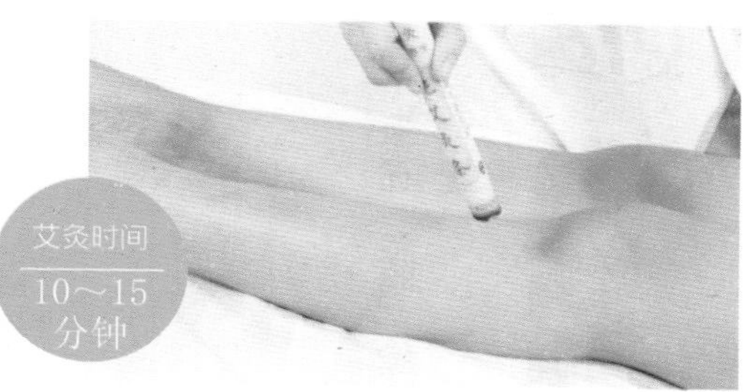

定位 位于小腿前外侧，当犊鼻下 3 寸，距胫骨前缘一横指（中指）。

艾灸方法 用艾条温和灸法灸治足三里穴。对侧以同样的方法操作。

空调病

呼吸科

艾灸方法

临床症状：空调病是指长时间在空调环境下工作学习的人，因空气不流通，环境不佳，出现鼻塞、头昏、打喷嚏、乏力、记忆力减退等症状，一般表现为疲乏无力、四肢肌肉关节酸痛、头痛、腰痛，严重者可引起口眼㖞斜。

基础治疗：梁丘、膝眼、膝阳关、阳陵泉、足三里。

随症加穴：头晕头痛，加灸太阳；恶心呕吐，加灸中脘；潮热盗汗，加灸劳宫。

梁丘「调理脾胃」

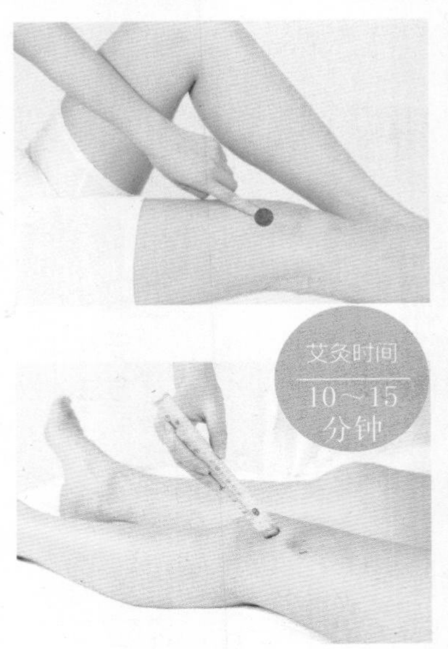

定位

屈膝，位于大腿前面，当髂前上棘与髌底外侧端的连线上，髌底上2寸。

艾灸方法

用艾条回旋灸法灸治梁丘穴。对侧以同样的方法操作。

膝眼「通经活络、消肿止痛」

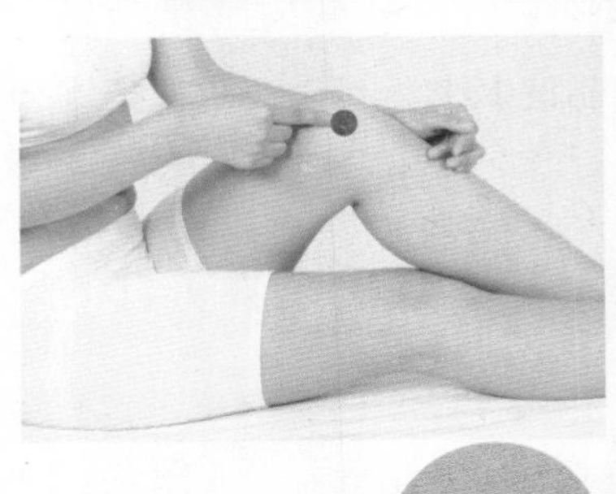

定位

屈膝，位于髌韧带两侧凹陷处，内侧的称内膝眼，外侧的称外膝眼。

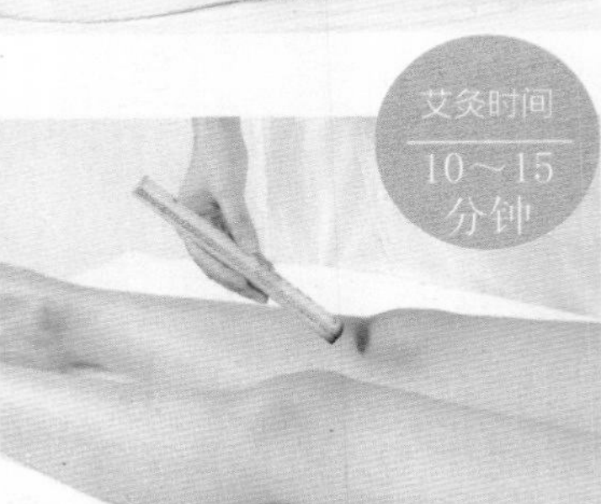

艾灸方法

用艾条回旋灸法灸治膝眼穴。对侧以同样的方法操作。

膝阳关「利节通络、祛风化湿」

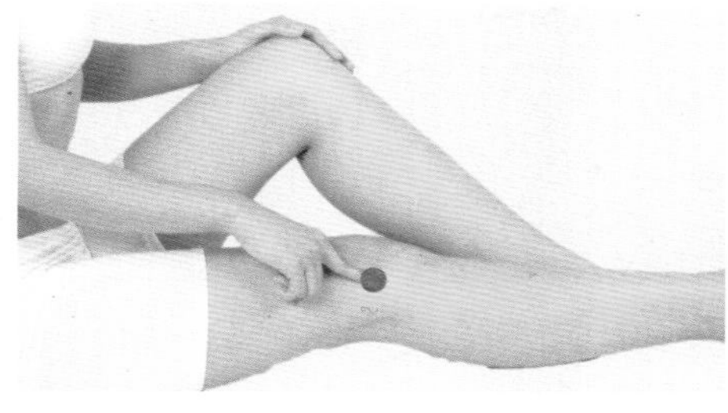

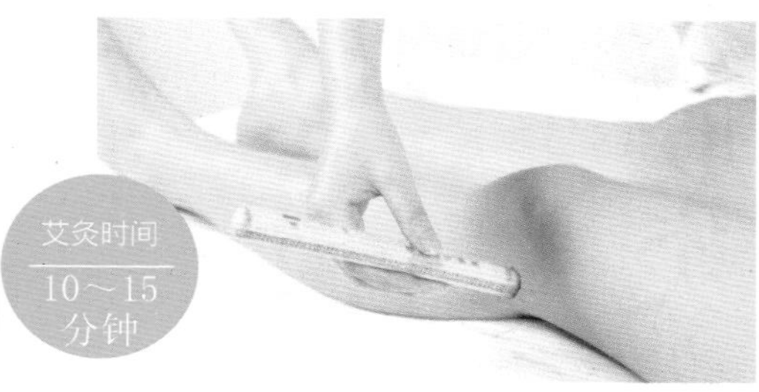

艾灸时间 10～15分钟

定位 位于膝外侧，当阳陵泉上3寸，股骨外上髁上方的凹陷处。

艾灸方法 用艾条回旋灸法灸治膝阳关穴。对侧以同样的方法操作。

阳陵泉「清热化湿、行血祛瘀」

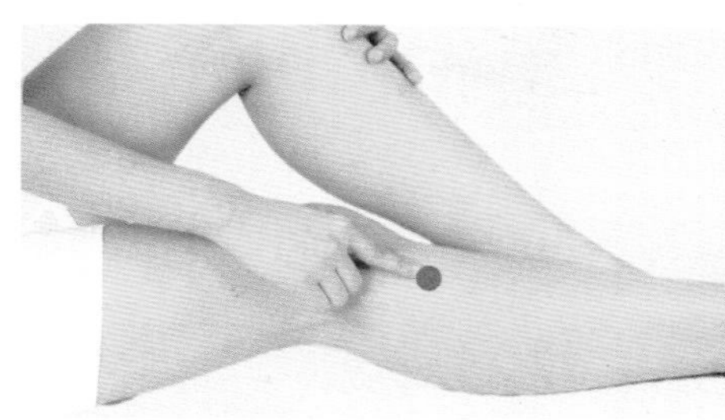

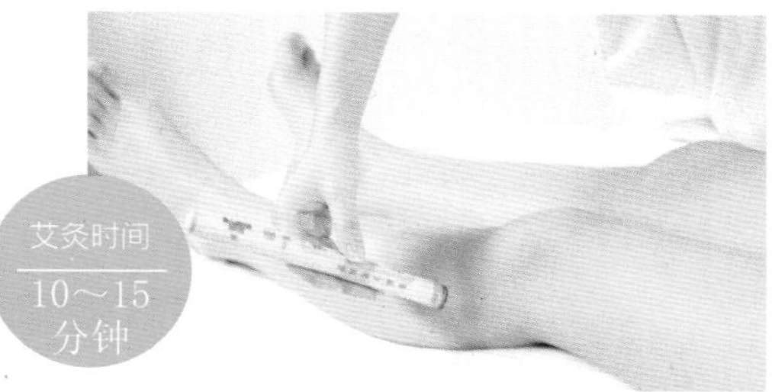

艾灸时间 10～15分钟

定位 位于小腿外侧，当腓骨头前下方凹陷处。

艾灸方法 用艾条回旋灸法灸治阳陵泉穴。对侧以同样的方法操作。

足三里「调理脾胃、补中益气」

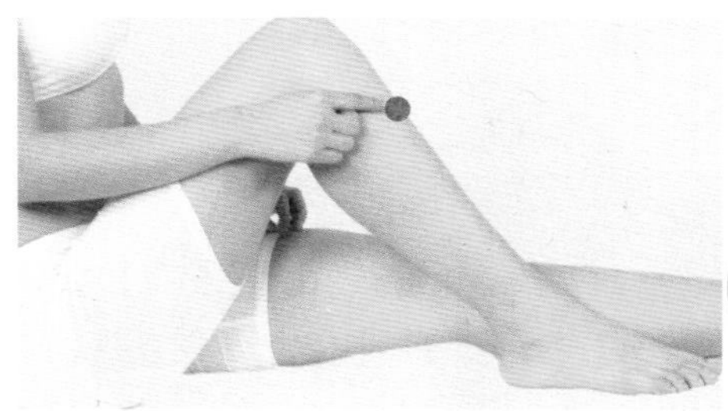

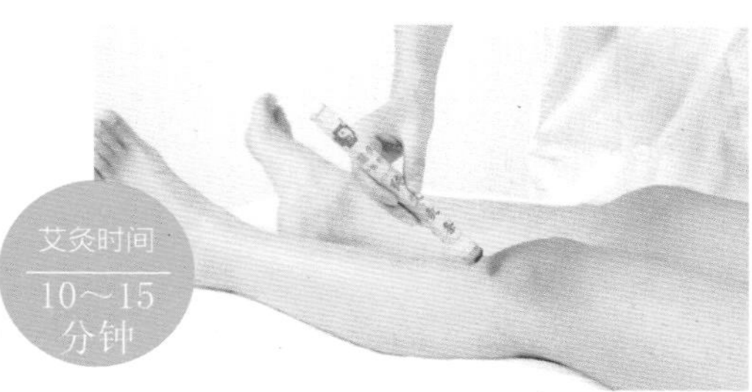

艾灸时间 10～15分钟

定位 位于小腿前外侧，当犊鼻下3寸，距胫骨前缘一横指(中指)。

艾灸方法 用艾条温和灸法灸治足三里穴。对侧以同样的方法操作。

胸膜炎

呼吸科

艾灸方法

临床症状：胸膜炎是指由致病因素刺激胸膜所致的胸膜炎症，又称『肋膜炎』，主要临床表现为胸痛、咳嗽、胸闷、气急，甚则呼吸困难，感染性胸膜炎或胸腔积液继发感染时，可有恶寒、发热。

基础治疗：膻中、侠溪。

随症加穴：头晕，加灸百会；心悸，加灸内关；食欲不振，加灸中脘。

膻中「活血通络、清肺宽胸」

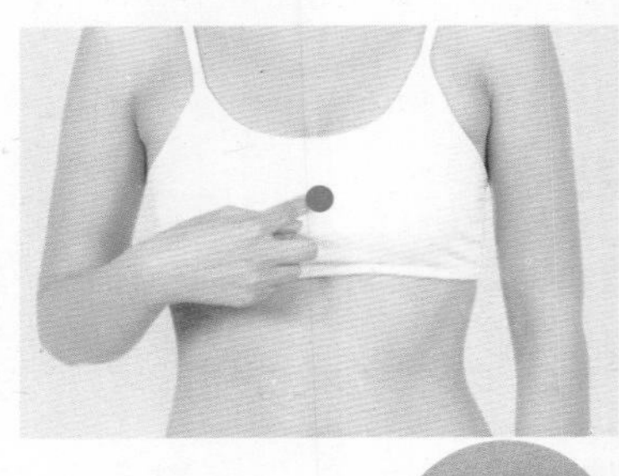

定位

位于胸部，当前正中线上，平第四肋间，两乳头连线的中点。

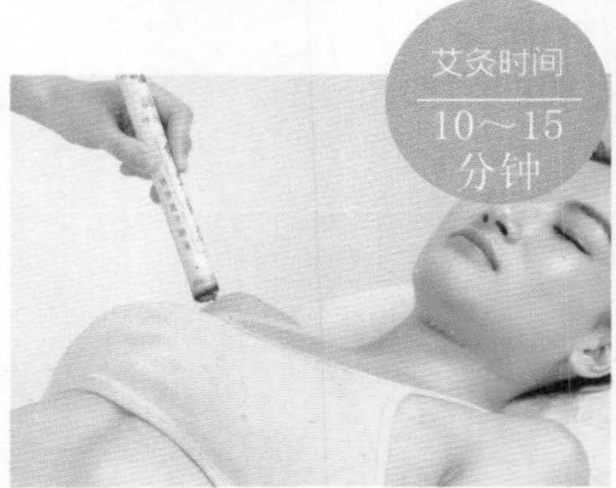

艾灸方法

用艾条温和灸法灸治膻中穴，至皮肤潮红发热为宜。

侠溪「疏调肝胆、消肿止痛」

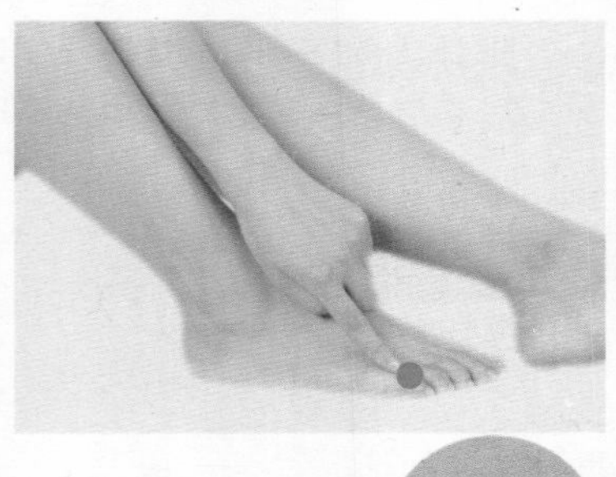

定位

位于足背外侧，当第四、五趾间，趾蹼缘后方赤白肉际处。

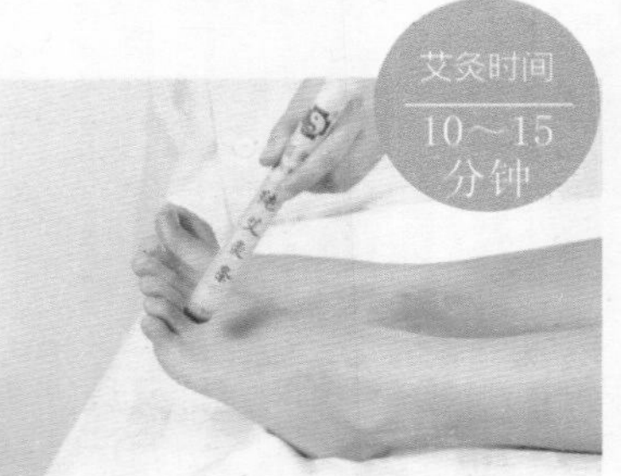

艾灸方法

用艾条温和灸法灸治侠溪穴。对侧以同样的方法操作。

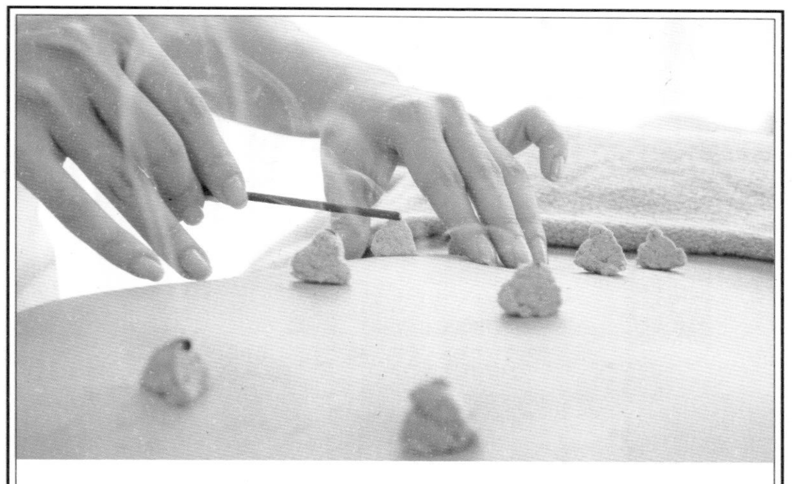

第3章 艾灸调理心脑血管疾病，轻松显疗效

心脑血管系统疾病就是心脏血管和脑血管的疾病统称，泛指由于高脂血症、血液黏稠、动脉粥样硬化、高血压等所导致的心脏、大脑及全身组织发生缺血性或出血性疾病。心脑血管系统疾病是 50 岁以上中老年人的常见病。心脑血管发生病变，则会表现出胸闷、心慌气短、胸痛、偏瘫、失语、肢体不灵活、头痛、头晕、恶心、呕吐等。日常生活中可以通过适度锻炼、平稳血压、科学饮食等方法来减少疾病的发生和控制疾病的发展。

头痛

内科

艾灸方法

临床症状：头痛是临床常见的病症。痛感有轻有重，疼痛时间有长有短，形式也多种多样。常见的症状有胀痛、闷痛、撕裂样痛、针刺样痛，部分伴有血管搏动感及头部紧箍感，以及发热、恶心、呕吐、头晕、纳呆、肢体困重等症状。

基础治疗：太阳、率谷、风池、天柱、大椎。

随症加穴：前额痛，加灸合谷；偏头痛，加灸外关。

太阳「清肝明目、通络止痛」

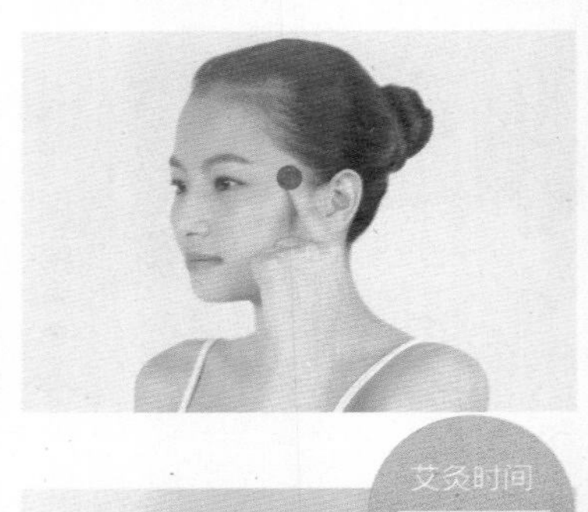

定位

位于颞部，当眉梢与目外眦之间，向后约一横指的凹陷处。

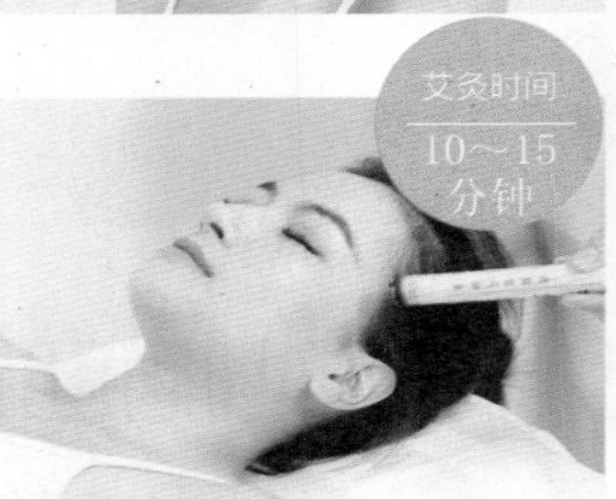

艾灸方法

用艾条回旋灸法灸治太阳穴。对侧以同样的方法操作。

率谷「通络止痛」

定位

位于头部，当耳尖直上入发际 1.5 寸，角孙直上方。

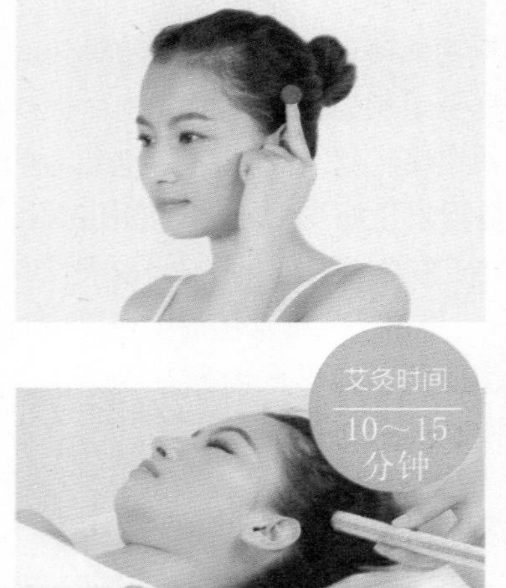

艾灸方法

用艾条回旋灸法灸治率谷穴。对侧以同样的方法操作。

风池 「疏风清热、开窍镇痛」

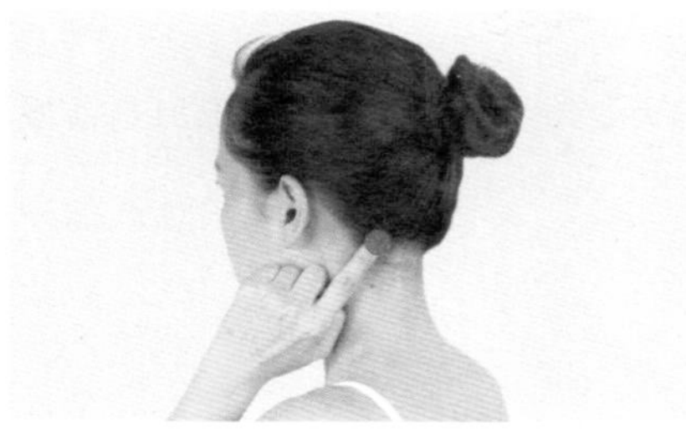

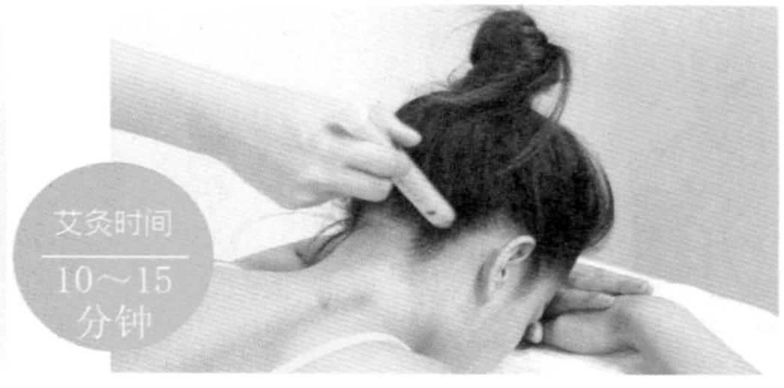

定位 位于项部，当枕骨之下，胸锁乳突肌与斜方肌上端之间的凹陷处

艾灸方法 用艾条回旋灸法灸治风池穴。对侧以同样的方法操作。

天柱 「化气壮阳」

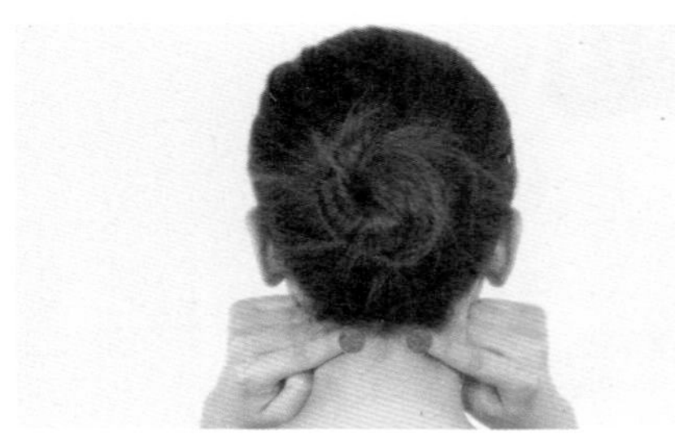

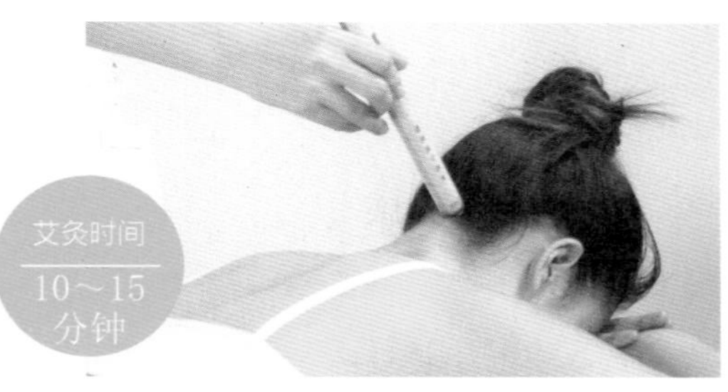

定位 位于项部大筋外缘之后发际凹陷中，约当后发际正中旁开1.3寸。

艾灸方法 用艾条回旋灸法灸治天柱穴。对侧以同样的方法操作。

大椎 「祛风散寒、清脑宁神」

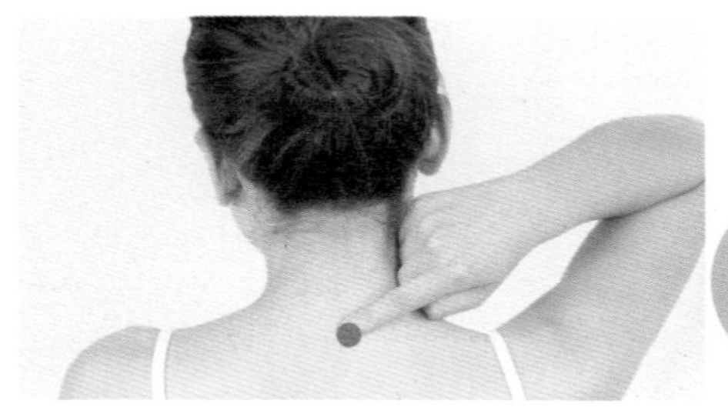

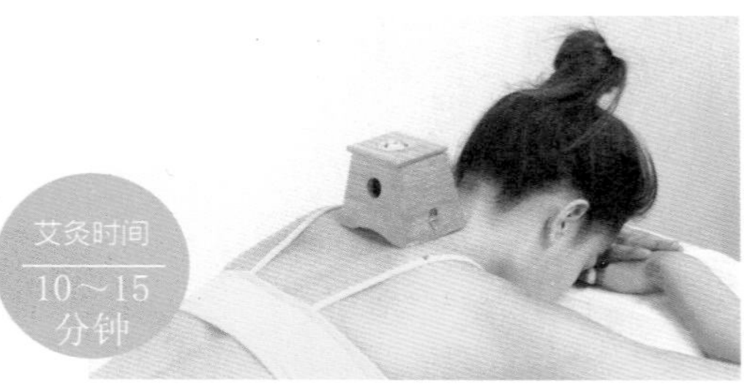

定位 位于后正中线上，第七颈椎棘突下凹陷中。

艾灸方法 点燃艾灸盒放于大椎穴上灸治，至局部皮肤潮红发热为宜。

偏头痛

内科

艾灸方法

临床症状： 偏头痛是临床最常见的原发性头痛类型，是一种常见的慢性神经血管性疾患，临床以发作性中重度搏动样头痛为主要表现，头痛多为偏侧，可伴有恶心、呕吐等症状。

基础治疗： 百会、头维、率谷、风池、至阳。

随症加穴： 恶心呕吐，加灸中脘；头痛剧烈，加灸内关；情绪激动，加灸太冲。

百会「安神定志、益寿延年」

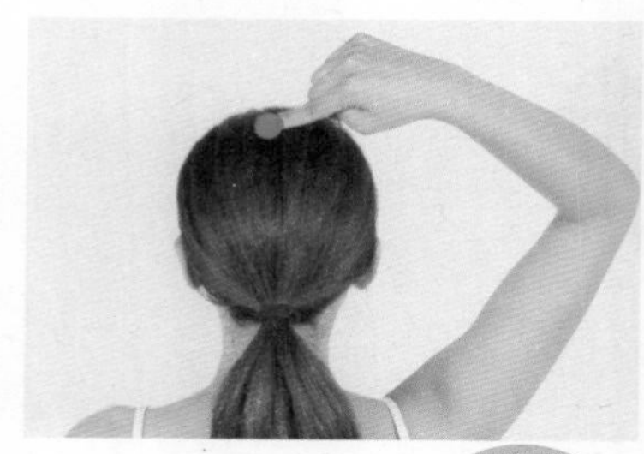

定位

位于头部，当前发际正中直上5寸，或两耳尖连线的中点处。

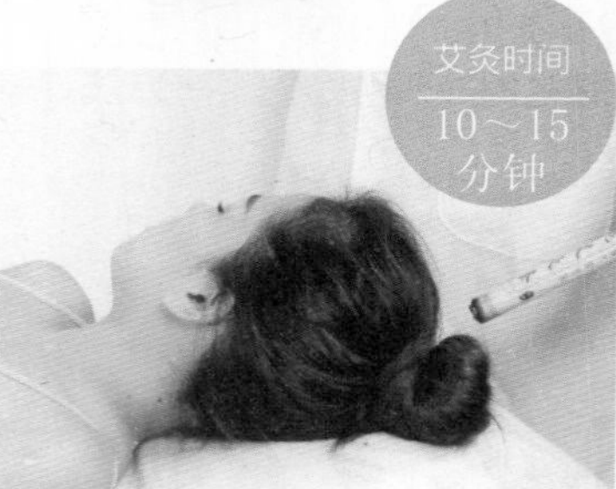

艾灸方法

用艾条回旋灸法来回灸治百会穴，至局部感到温热为宜。

头维「止痛明目、祛风泄火」

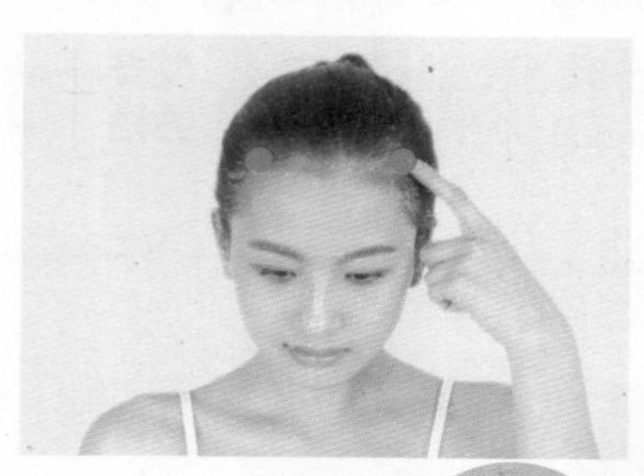

定位

位于头侧部，当额角发际上0.5寸，头正中线旁4.5寸。

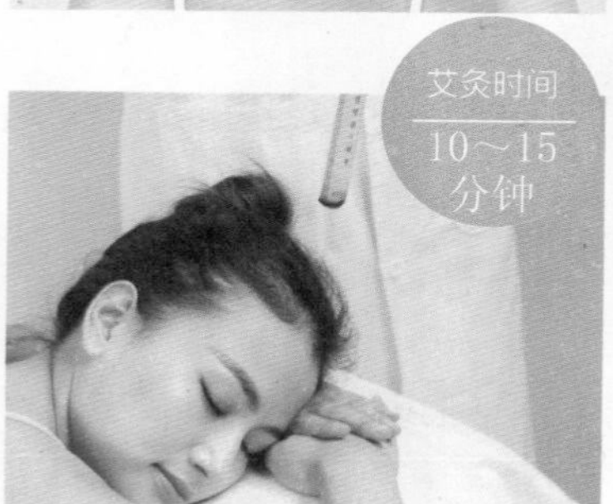

艾灸方法

用艾条回旋灸法来回灸治头维穴。对侧以同样的方法操作。

率谷「通络止痛」

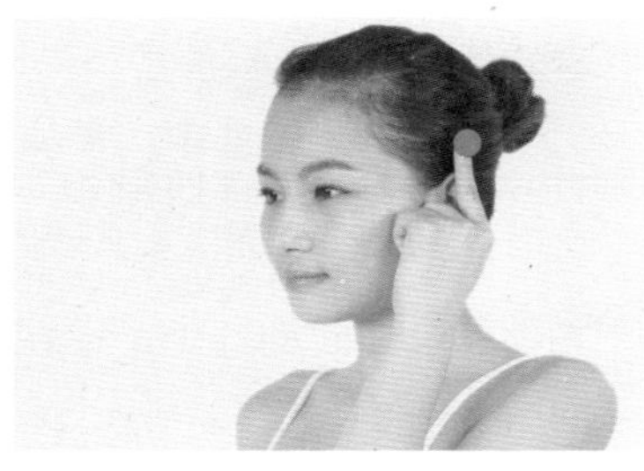

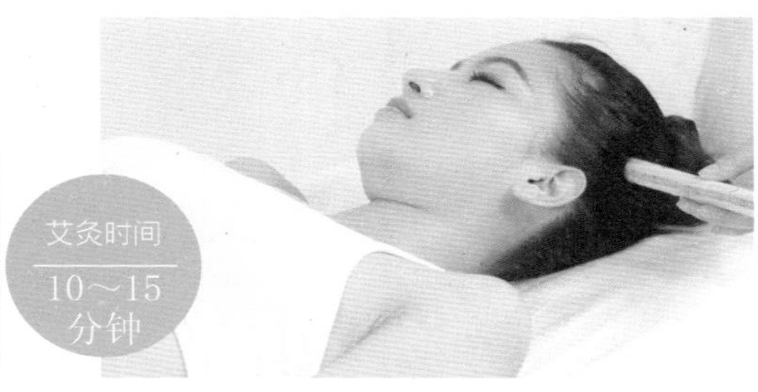

定位 位于头部，当耳尖直上入发际1.5寸，角孙直上方。

艾灸方法 用艾条回旋灸法来回灸治率谷穴。对侧以同样的方法操作。

风池「疏风清热、开窍镇痛」

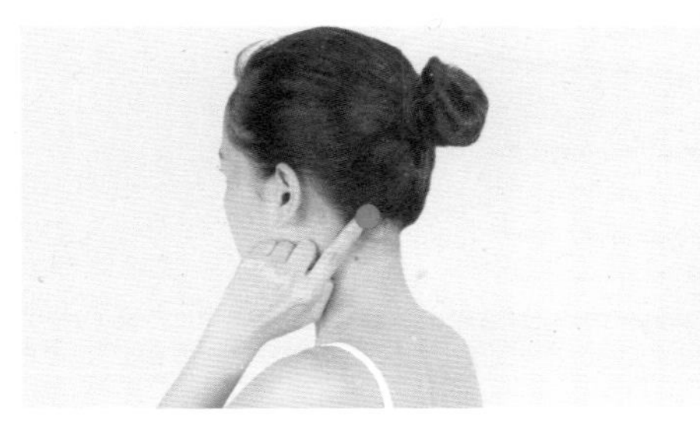

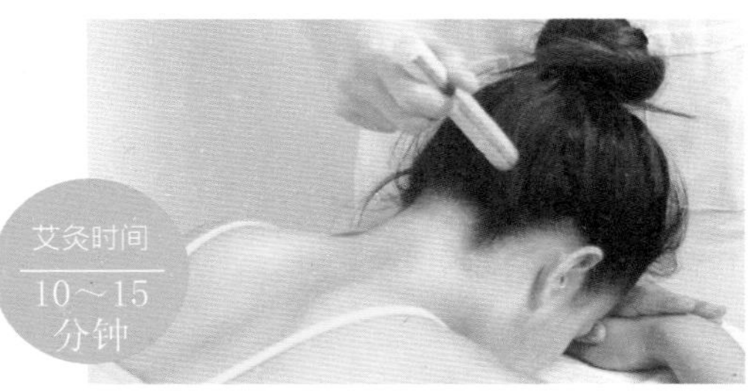

定位 位于项部，当枕骨之下，胸锁乳突肌与斜方肌上端之间的凹陷处。

艾灸方法 用艾条回旋灸法来回灸治风池穴。对侧以同样的方法操作。

至阳「壮阳益气、安和五脏」

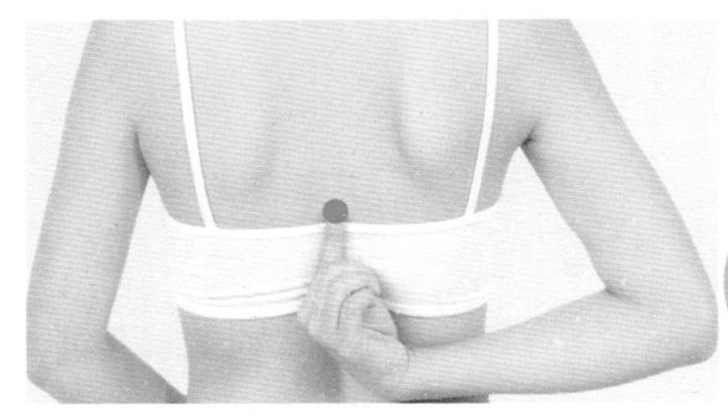

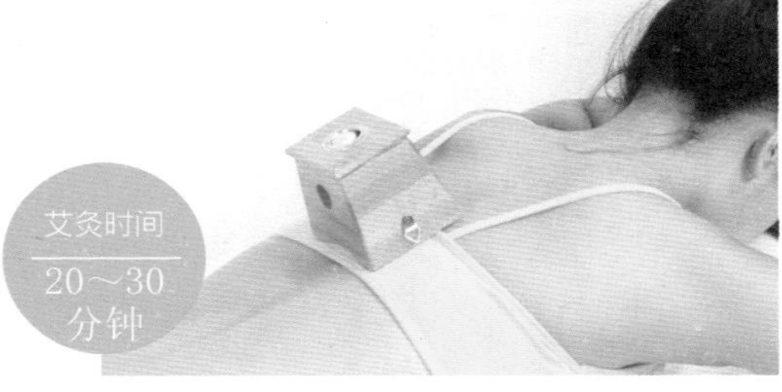

定位 位于背部，当后正中线上，第七胸椎棘突下凹陷中。

艾灸方法 点燃艾灸盒放于至阳穴上灸治，至局部皮肤潮红发热为宜。

高血压

内科

艾灸方法

临床症状：高血压病是以动脉血压升高为主要临床表现的慢性全身性血管性疾病，血压高于19/12千帕即可诊断为高血压。本病早期无明显症状，部分患者会出现头晕、头痛、心悸、失眠、耳鸣、乏力、颜面潮红等表现。

基础治疗：涌泉、太冲、足三里、神阙、内关。

随症加穴：烦躁不安，加灸风池；心悸怔忡，加灸丰隆；头晕头重，加灸印堂。

涌泉「平肝熄风、滋阴益肾」

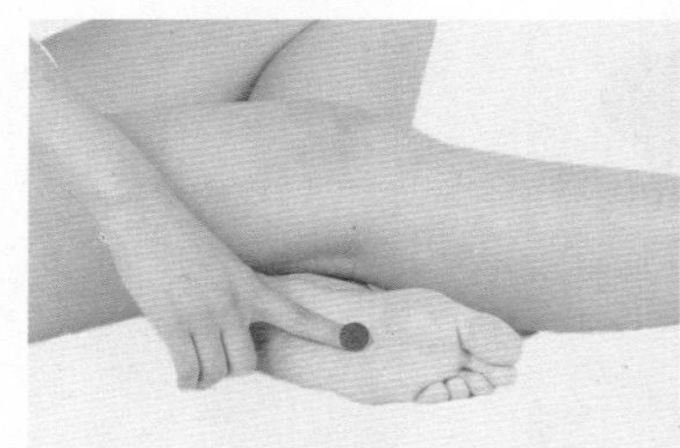

定位

位于足底部，蜷足时足前部凹陷处，约当足底二、三趾趾缝纹头端与足跟连线的前1/3与后2/3交点上。

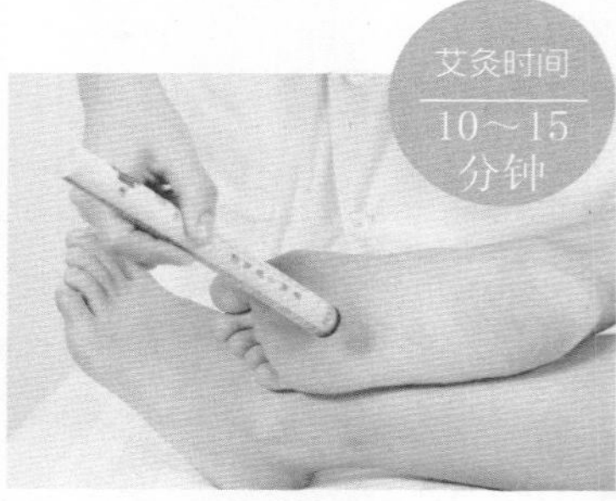

艾灸方法

用艾条温和灸法灸治涌泉穴。对侧以同样的方法操作。

太冲「平肝理血、清利下焦」

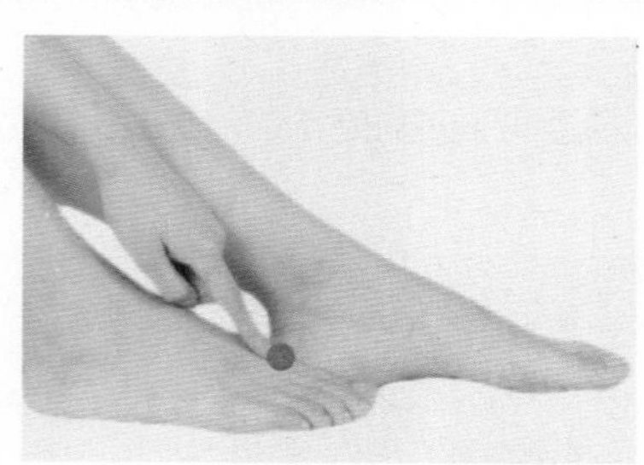

定位

位于足背侧，当第一跖骨间隙的后方凹陷处。

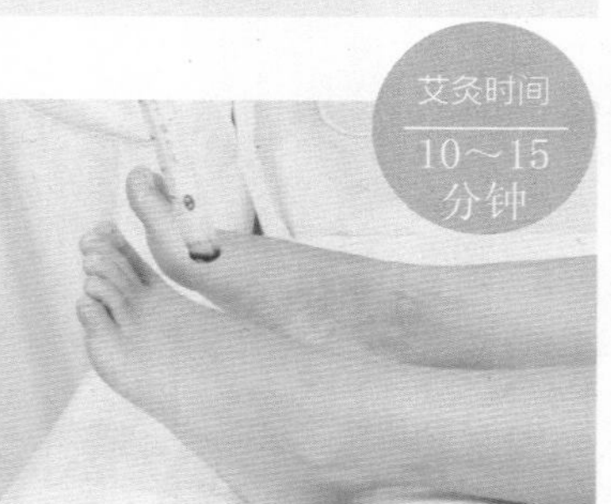

艾灸方法

用艾条温和灸法灸治太冲穴。对侧以同样的方法操作。

足三里 「调理脾胃」

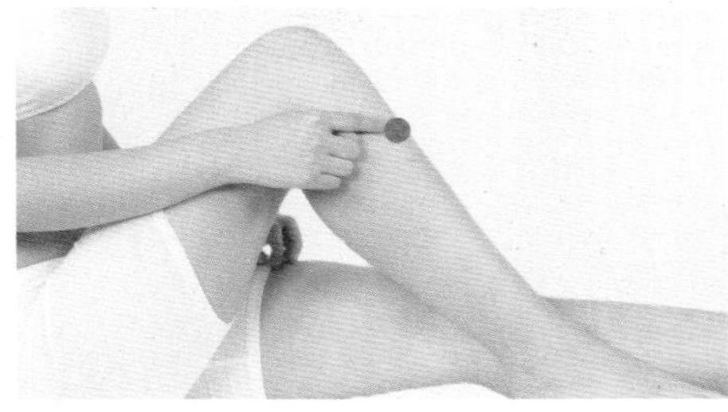

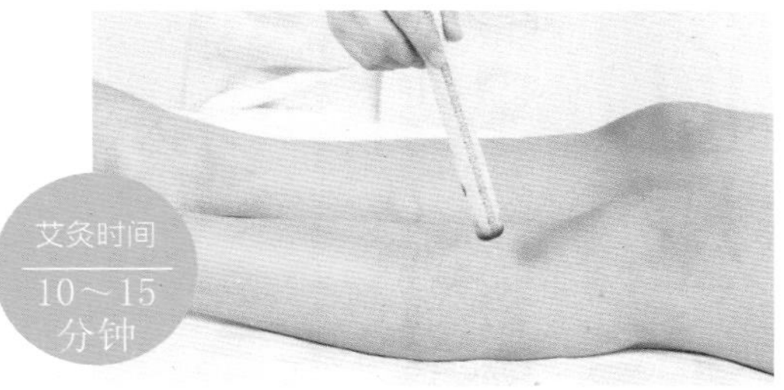

定位 | 位于小腿前外侧，当犊鼻下3寸，距胫骨前缘一横指（中指）。

艾灸方法 | 用艾条悬灸法灸治足三里穴。对侧以同样的方法操作。

神阙 「健运脾胃、温阳固脱」

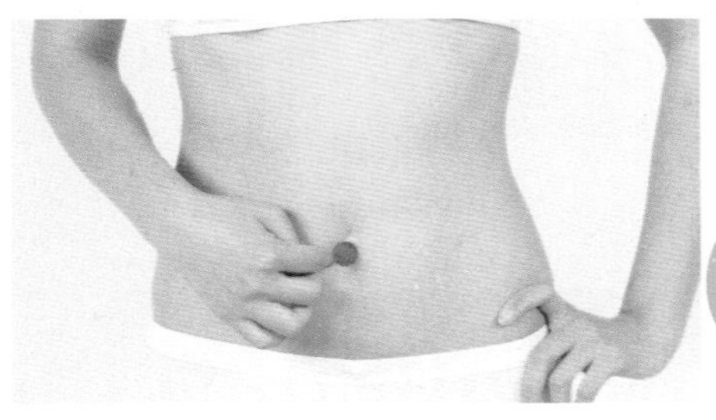

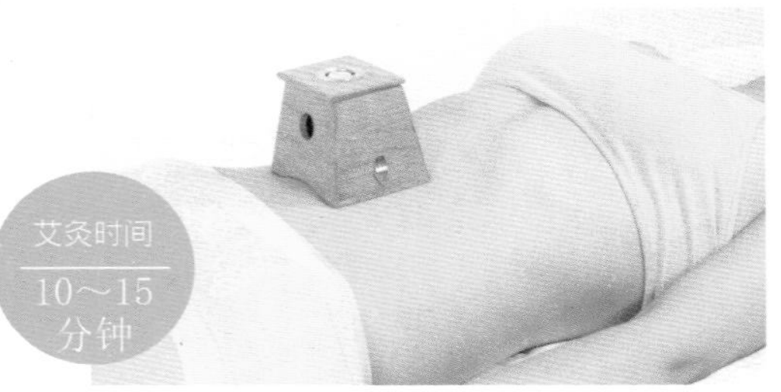

定位 | 位于腹中部，脐中央。

艾灸方法 | 点燃艾灸盒放于神阙穴上灸治，至局部皮肤潮红发热为宜。

内关 「宁心安神、和胃理气」

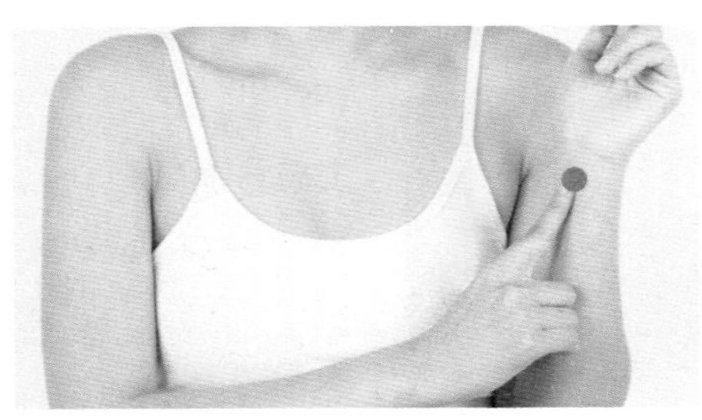

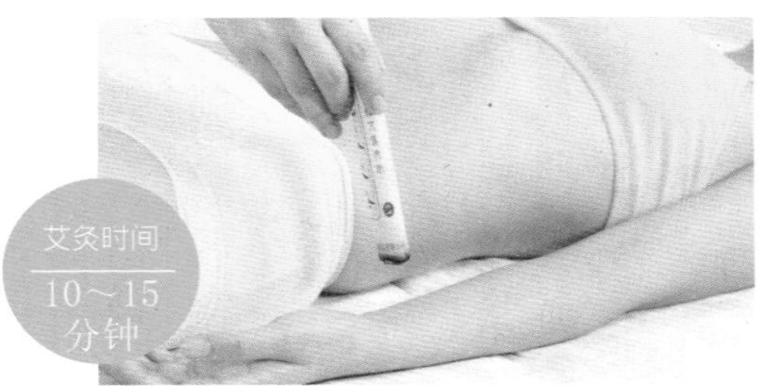

定位 | 位于前臂掌侧，当曲泽与大陵的连线上，腕横纹上2寸。

艾灸方法 | 用艾条悬灸法灸治内关穴。对侧以同样的方法操作。

低血压

内科

艾灸方法

临床症状：低血压指血压降低引起的一系列症状，部分人群无明显症状，病情轻微者可有头晕、头痛、食欲不振、疲劳、脸色苍白等，严重者会出现直立性眩晕、四肢冰凉、心律失常等症状。

基础治疗：气海、膈俞。

随症加穴：自汗，加灸中脘；失眠健忘，加灸四神聪；四肢不温，加灸大椎。

气海「益气助阳、调经固经」

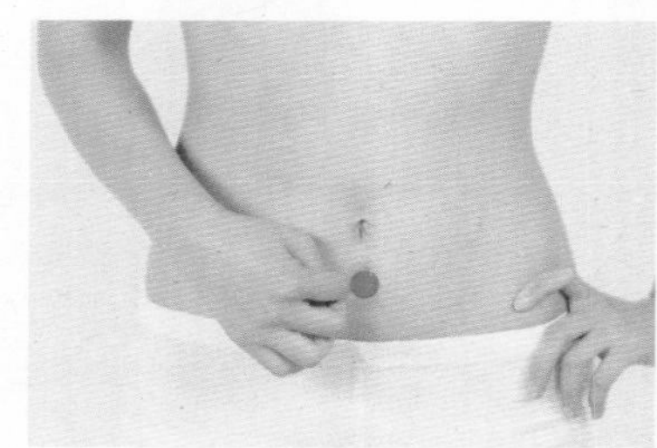

定位

位于下腹部，前正中线上，当脐中下1.5寸。

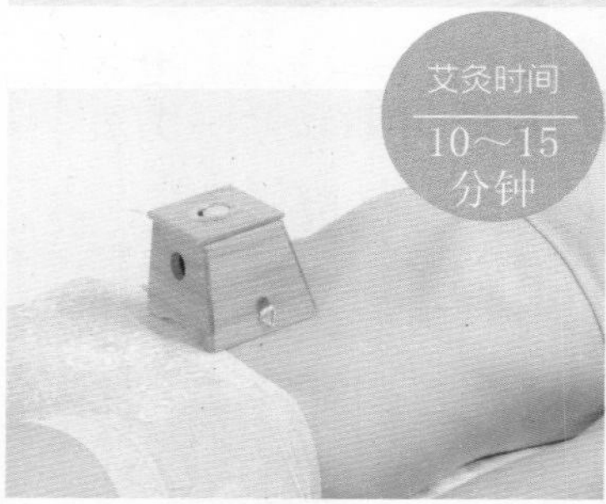

艾灸方法

点燃艾灸盒放于气海穴上灸治，至局部皮肤潮红发热为宜。

膈俞「养血和营」

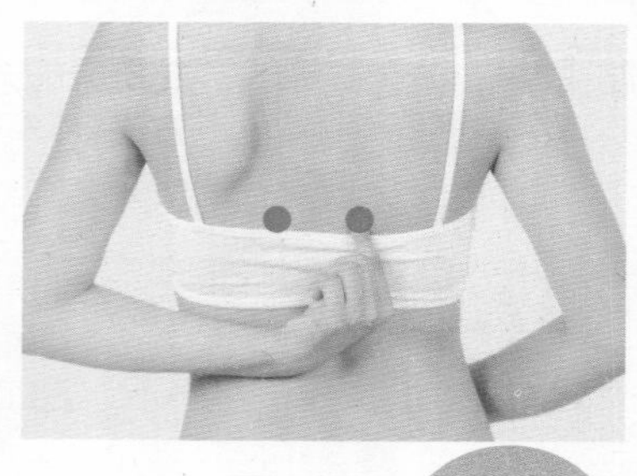

定位

位于背部，当第七胸椎棘突下，旁开1.5寸。

艾灸时间
10～15分钟

艾灸方法

点燃艾灸盒放于膈俞穴上灸治，至局部皮肤潮红发热为宜。

内科

艾灸方法

贫血

临床症状：贫血是指人体外周血红细胞容量减少，低于正常范围下限的一种常见的临床症状。主要症状为头昏、耳鸣、失眠、记忆减退、注意力不集中等，乃是贫血导致神经组织损害的常见症状。

基础治疗：气海、血海。

随症加穴：头晕，加灸百会；心悸，加灸内关；食欲不振，加灸中脘。

气海「益气助阳、调经固经」

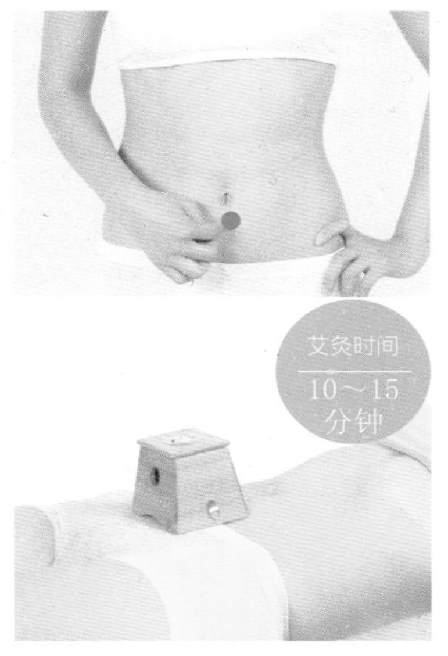

定位

位于下腹部，前正中线上，当脐中下1.5寸。

艾灸方法

点燃艾灸盒放于气海穴上灸治，至局部皮肤潮红发热为宜。

血海「健脾化湿、调经统血」

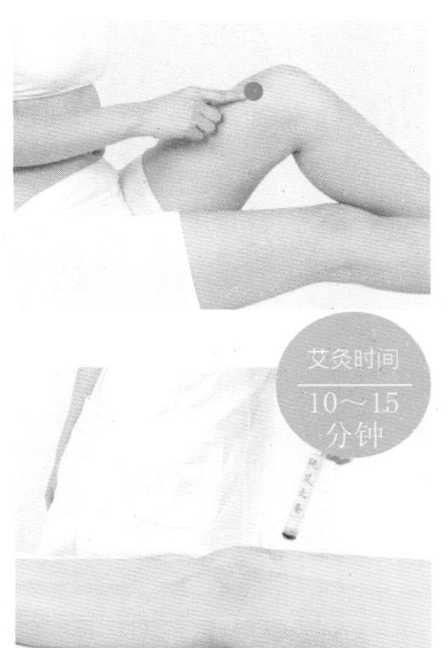

定位

屈膝，位于大腿内侧，髌底内侧端上2寸，当股四头肌内侧头的隆起处。

艾灸方法

用艾条悬灸法灸治血海穴。对侧以同样的方法操作。

冠心病

内科

艾灸方法

临床症状：冠心病是由冠状动脉发生粥样硬化，导致心肌缺血的疾病，是中老年人心血管疾病中最常见的一种。在临床上冠心病主要特征为心绞痛、心律不齐、心肌梗死及心力衰竭等。

基础治疗：通里、内关、膻中、丰隆、太溪。

随症加穴：手足不温，加灸关元；心悸而痛，加灸心俞。

通里「清热安神、通经活络」

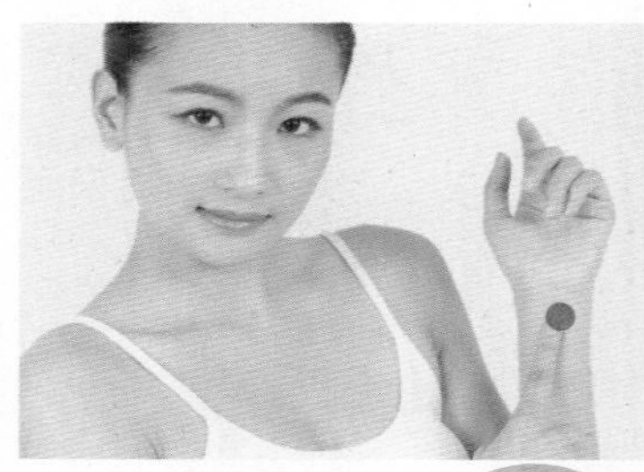

定位

位于前臂掌侧，当尺侧腕屈肌腱的桡侧缘，腕横纹上1寸。

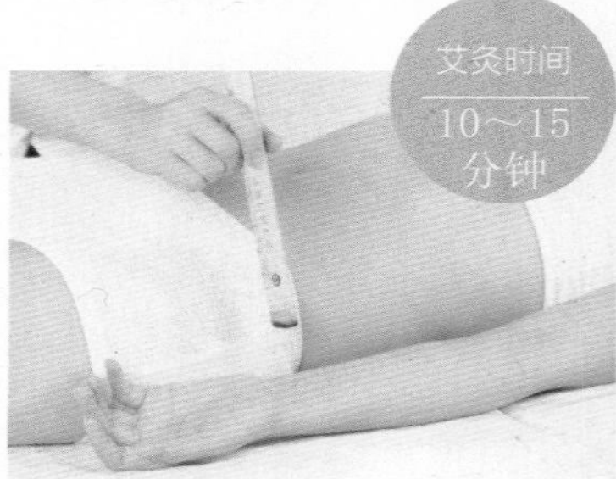

艾灸方法

用艾条回旋灸法灸治通里穴。对侧以同样的方法操作。

内关「宁心安神、理气止痛」

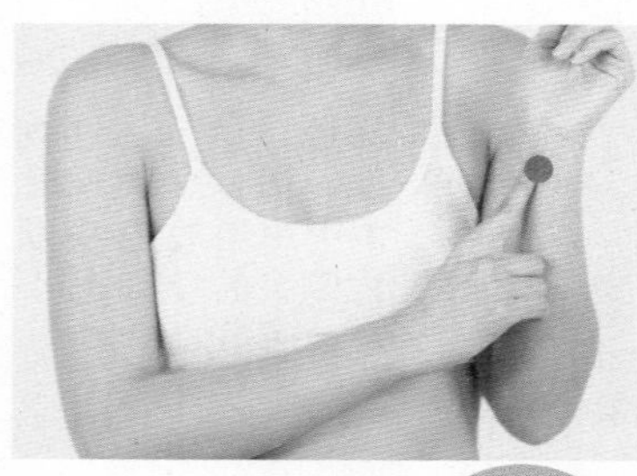

定位

位于前臂掌侧，当曲泽与大陵的连线上，腕横纹上2寸，掌长肌腱与桡侧腕屈肌腱之间。

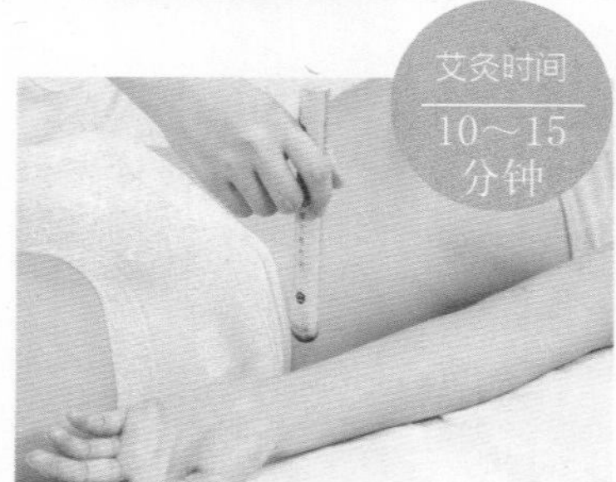

艾灸方法

用艾条悬灸法灸治内关穴，至皮肤潮红发热为宜。

膻中 「活血通络、清肺宽胸」

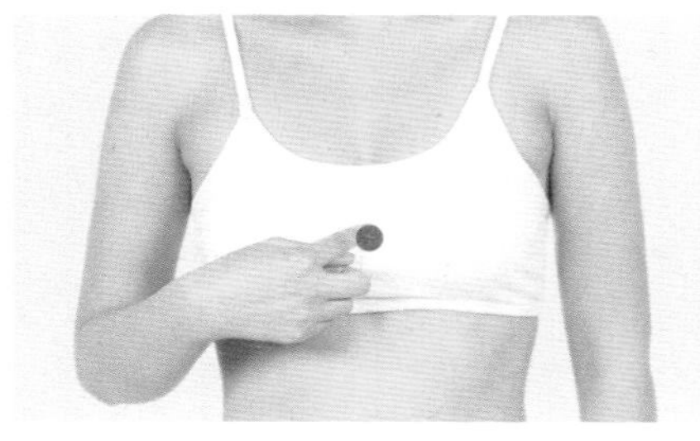

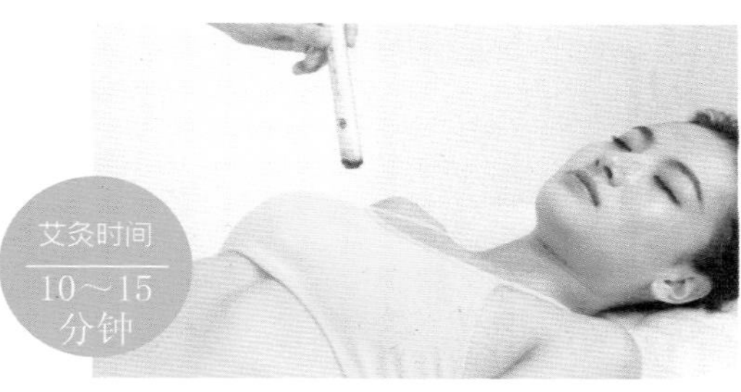

定位 位于胸部，当前正中线上，平第四肋间，两乳头连线的中点。

艾灸方法 用艾条悬灸法灸治膻中穴，至皮肤潮红发热为宜。

丰隆 「健脾祛湿、化痰」

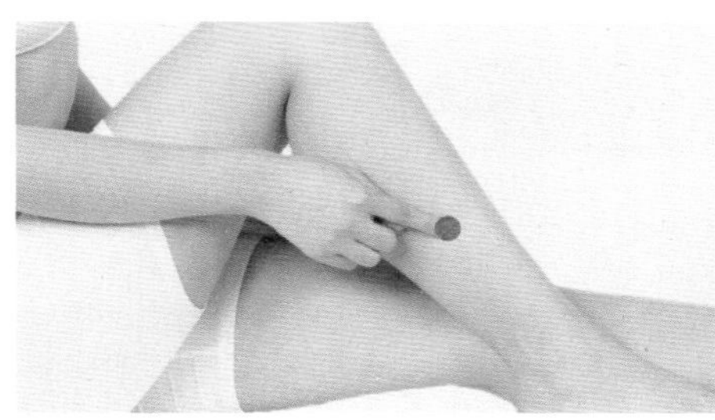

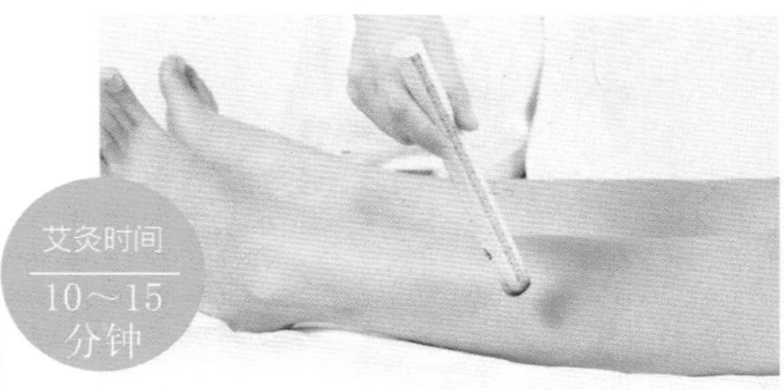

定位 位于小腿前外侧，当外踝尖上8寸，条口外，距胫骨前缘二横指。

艾灸方法 用艾条温和灸法灸治丰隆穴。对侧以同样的方法操作。

太溪 「补益肾气」

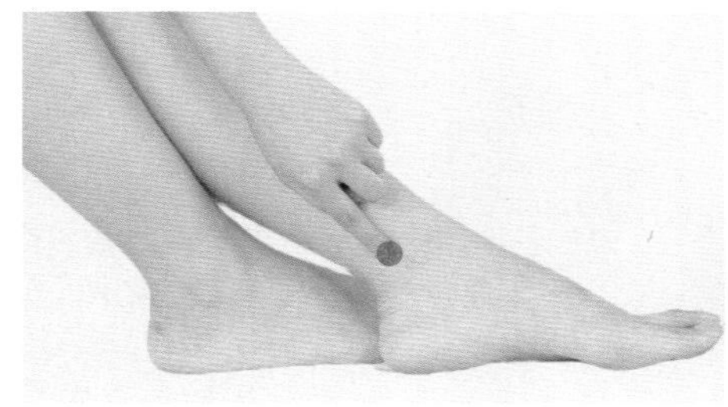

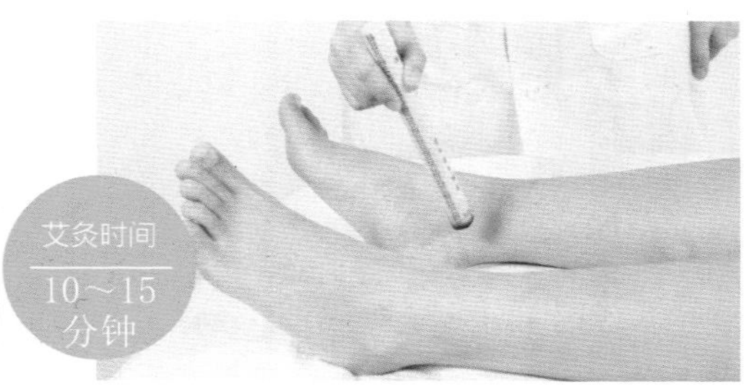

定位 位于足内侧，内踝后方，当内踝尖与跟腱之间的凹陷处。

艾灸方法 用艾条温和灸法灸治太溪穴。对侧以同样的方法操作。

中风后遗症

内科

艾灸方法

临床症状：中风主要分为出血性脑中风和缺血性脑中风两大类。前者多数留有不同程度的运动障碍、认知障碍、言语吞咽障碍等后遗症；后者临床上以偏瘫为主要后遗症。

基础治疗：神阙、关元、足三里、风池、风门。

随症加穴：肢体麻木，加灸合谷；口黏痰多，加灸丰隆；心悸自汗，加灸气海。

神阙「健运脾胃、温阳固脱」

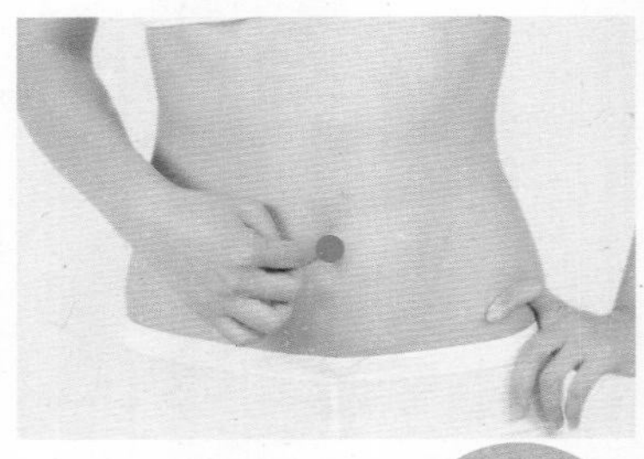

定位

位于腹中部，脐中央。

艾灸时间

10～15分钟

艾灸方法

点燃艾灸盒放于神阙穴上灸治，至局部皮肤潮红发热为宜。

关元「培元固本、降浊升清」

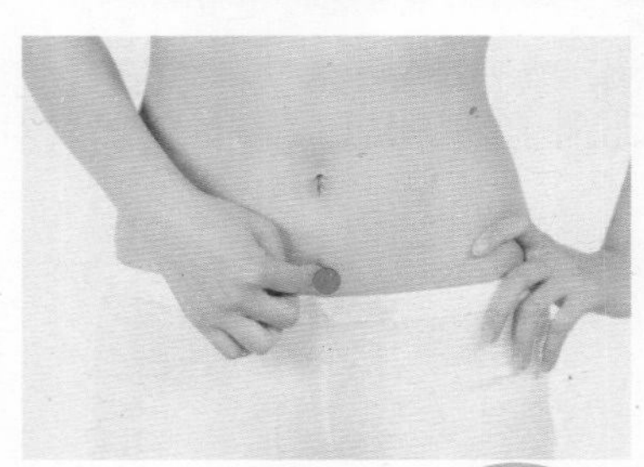

定位

位于下腹部，前正中线上，当脐中下3寸。

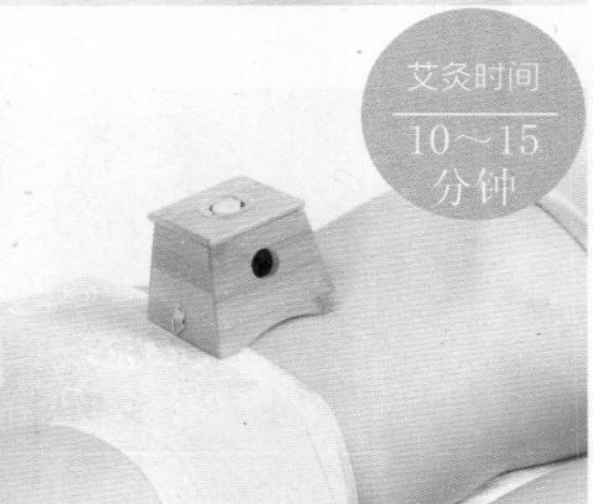

艾灸方法

点燃艾灸盒放于关元穴上灸治，至局部皮肤潮红发热为宜。

足三里「调理脾胃、补中益气」

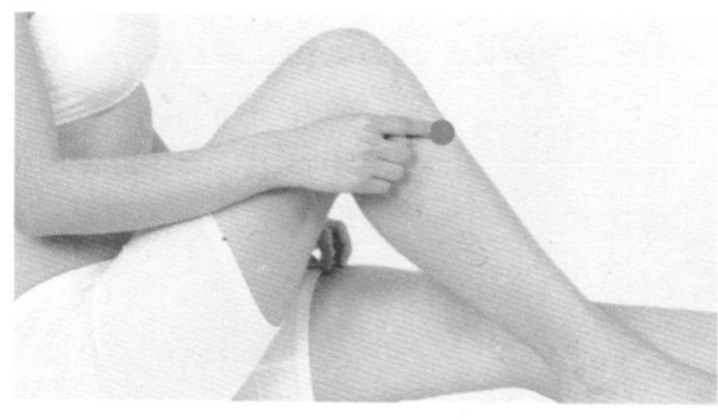

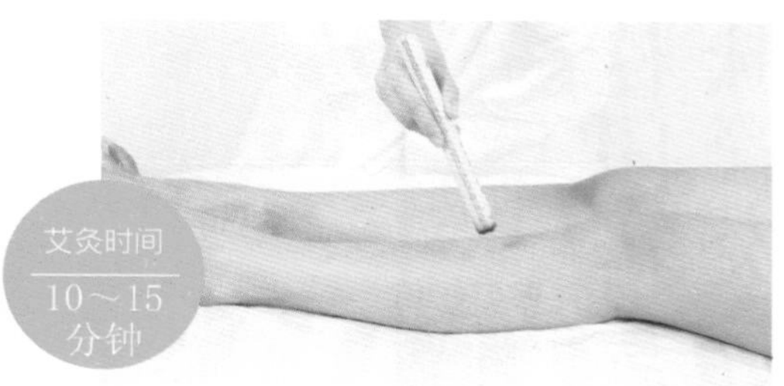

定位 位于小腿前外侧，当犊鼻下3寸，距胫骨前缘一横指（中指）。

艾灸方法 用艾条悬灸法灸治足三里穴。对侧以同样的方法操作。

风池「疏风清热、开窍镇痛」

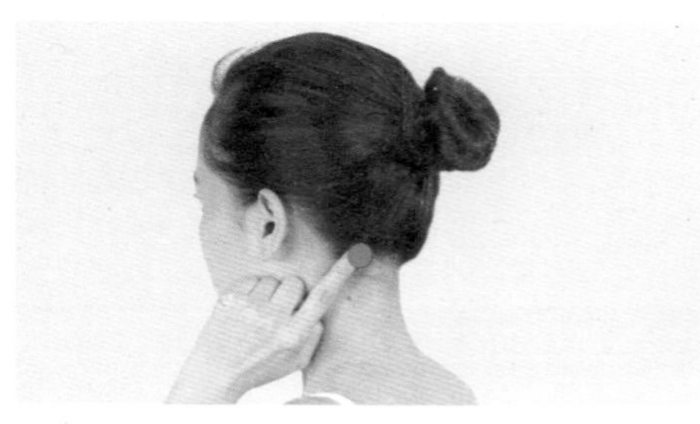

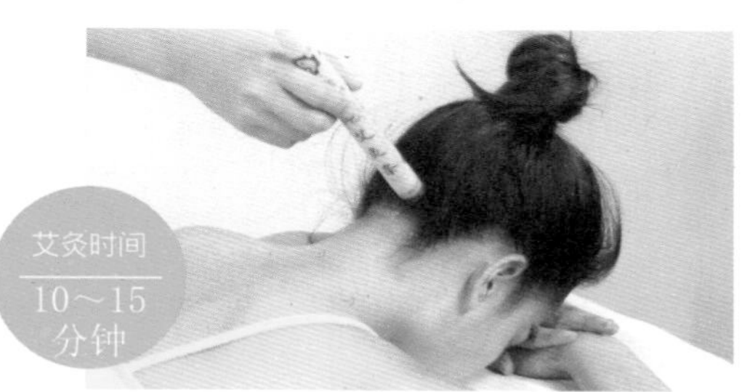

定位 位于项部，当枕骨之下，胸锁乳突肌与斜方肌上端之间的凹陷处。

艾灸方法 用艾条悬灸法分别灸治双侧风池穴，至局部皮肤潮红发热为宜。

风门「宣通肺气、调理气机」

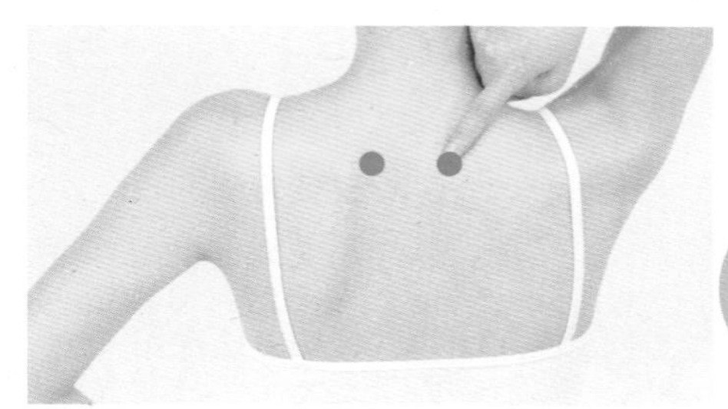

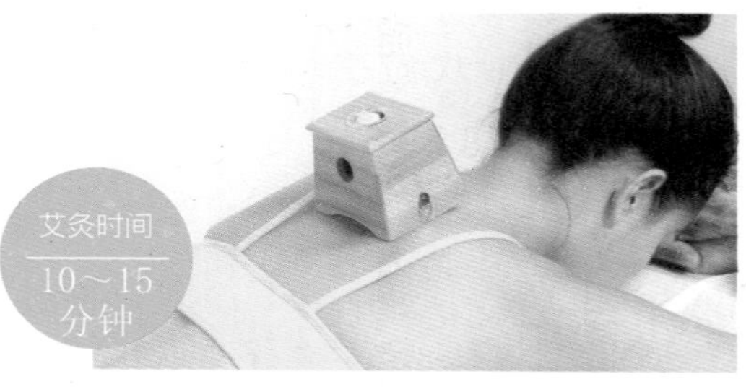

定位 位于背部，当第二胸椎棘突下，旁开1.5寸。

艾灸方法 点燃艾灸盒放于风门穴上灸治，至局部皮肤潮红发热为宜。

血栓闭塞性脉管炎

内科

艾灸方法

临床症状：血栓闭塞性脉管炎是一种慢性持续性、进行性的血管节段性炎症，是指血管炎症病变处形成血栓，导致血管腔闭塞的病症。表现为患肢缺血、皮肤点片状、足趾麻木、有灼热及针刺样疼痛、小腿肌肉疼痛。

基础治疗：关元、太渊、足三里、冲阳、八风。

随症加穴：痛有定处，加灸阿是穴；肢体麻木，加灸阳陵泉；肌肉疼痛，加灸内关。

关元「培元固本、降浊升清」

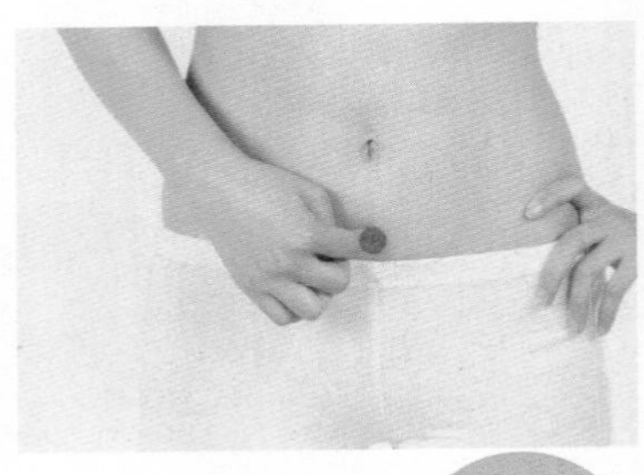

定位

位于下腹部，前正中线上，当脐中下3寸。

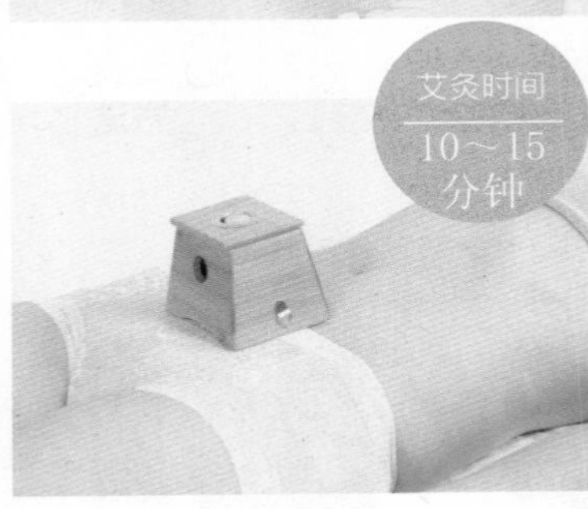

艾灸方法

将艾灸盒放于关元穴位上灸治，至局部皮肤潮红发热为宜。

太渊「止咳化痰、通调血脉」

定位

位于腕掌侧横纹桡侧，桡动脉搏动处。

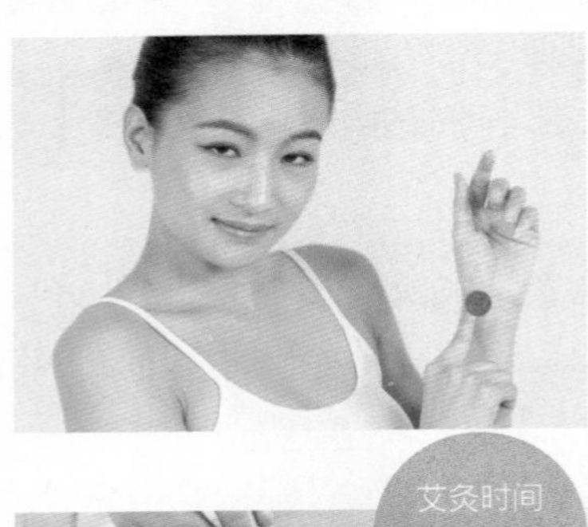

艾灸方法

用艾条悬灸法灸治太渊穴。对侧以同样的方法操作。

足三里「调理脾胃、补中益气」

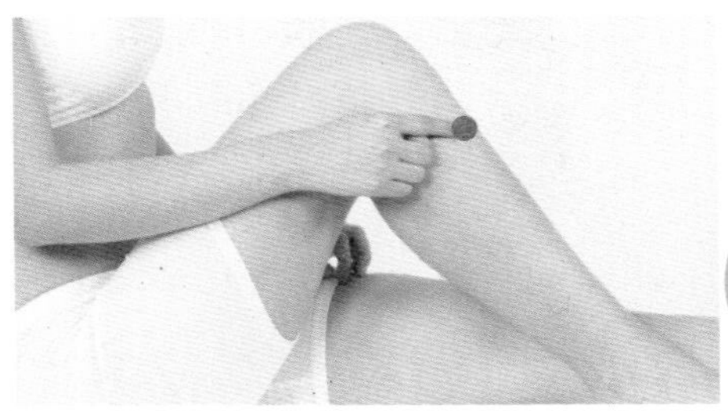

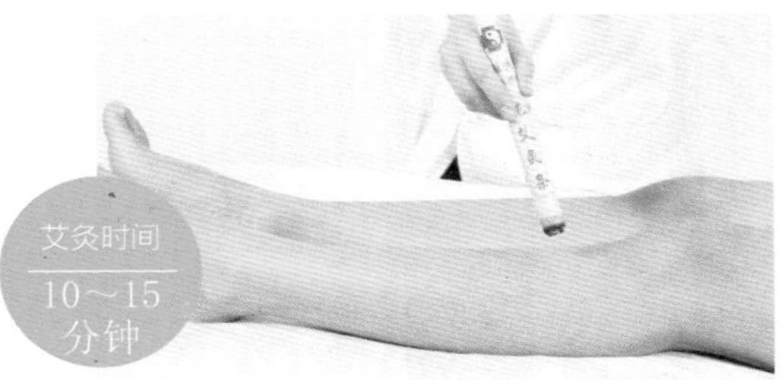

定位 | 位于小腿前外侧，当犊鼻穴下3寸，距胫骨前缘一横指。

艾灸方法 | 用艾条悬灸法灸治足三里穴。对侧以同样的方法操作。

冲阳「和胃化痰、通络宁神」

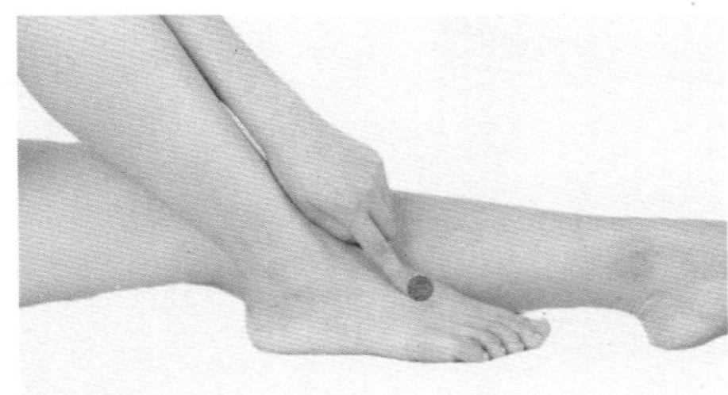

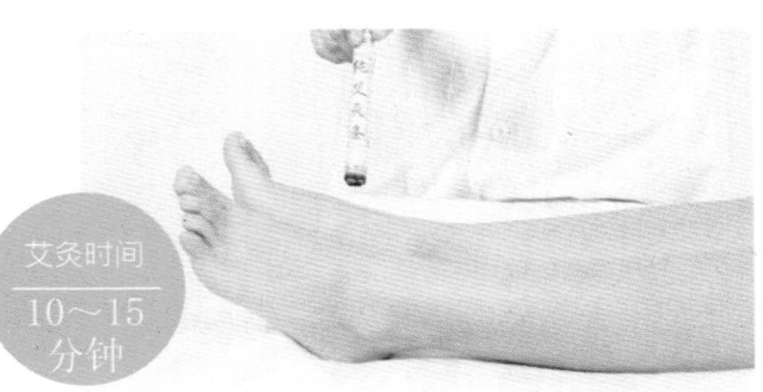

定位 | 位于足背最高处，当拇长伸肌腱和趾长伸肌腱之间，足背动脉搏动处。

艾灸方法 | 用艾条回旋灸法灸治冲阳穴。对侧以同样的方法操作。

八风「祛风通络、清热解毒」

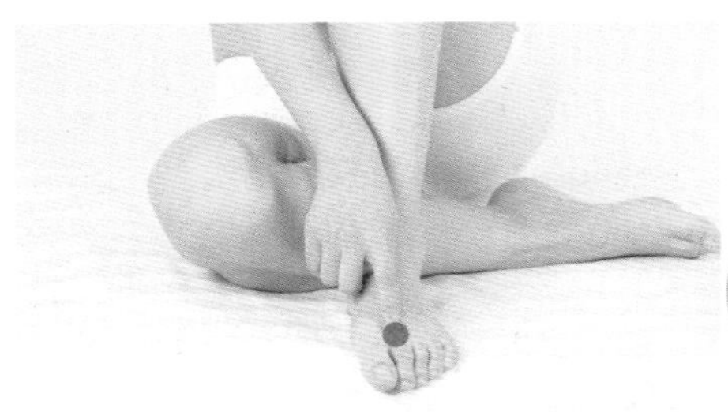

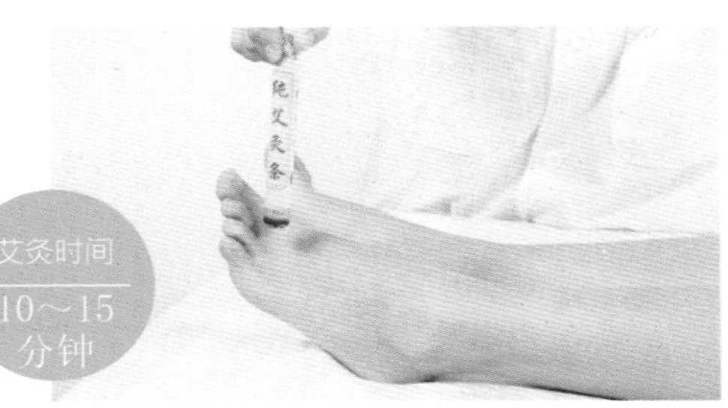

定位 | 位于足背5个脚趾间的交叉处，共8个穴位。

艾灸方法 | 用艾条回旋灸法灸治八风穴。对侧以同样的方法操作。

心律失常

内科

艾灸方法

临床症状：心律失常在中医里属于『心悸』的范畴。发生时，患者自觉心跳快而强，并伴有胸痛、胸闷、喘息、头晕和失眠等症状。引起心律失常的生理性因素有：运动、情绪激动、冷热刺激等，去除诱因后可自行缓解。

基础治疗：内关、公孙。

随症加穴：动则加重，加灸关元；倦怠自汗，加灸气海；胸痛，加灸膻中。

内关「宁心安神、理气止痛」

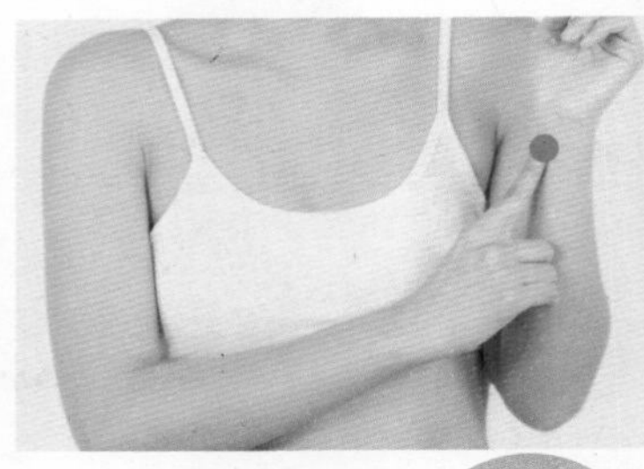

定位

位于前臂正中，腕横纹上2寸，在桡侧腕屈肌腱同掌长肌腱之间。

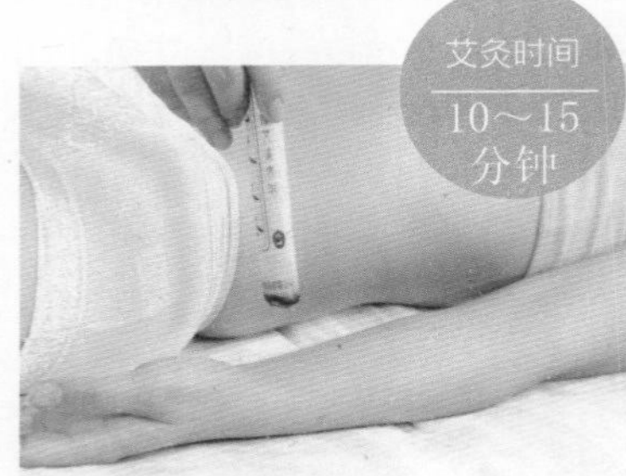

艾灸方法

用艾条悬灸法灸治内关穴。对侧以同样的方法操作。

公孙「健脾化湿、和胃止痛」

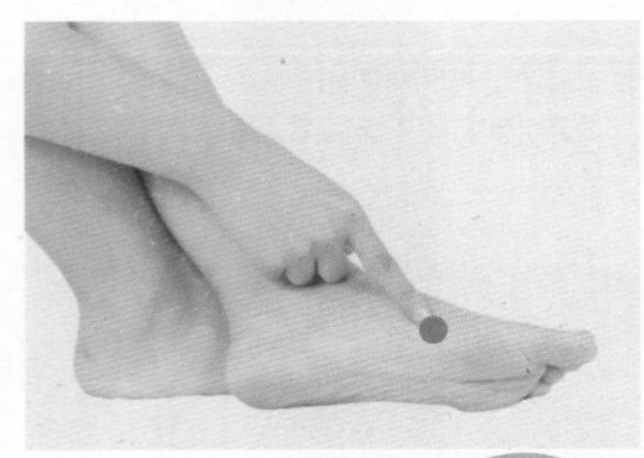

定位

位于足内侧缘，第一跖骨基底部的前下方，赤白肉际处。

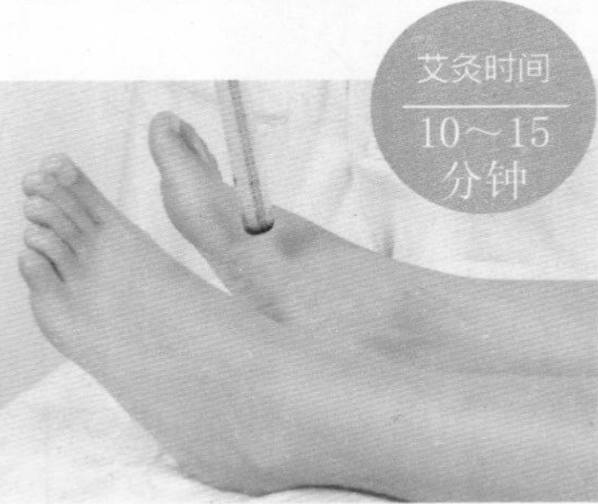

艾灸方法

用艾条悬灸法灸治公孙穴。对侧以同样的方法操作。

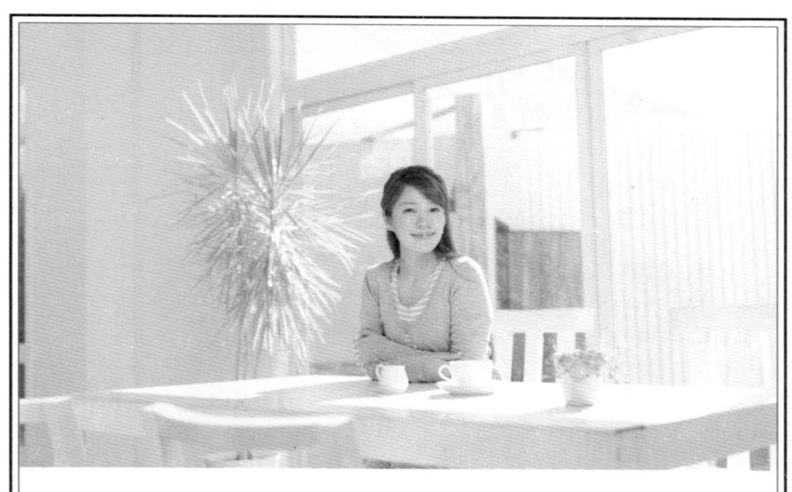

第4章 神经系统疾病，内调外养是关键

人体的结构与功能极为复杂，体内各器官、系统的功能和各种生理过程都不是各自孤立地进行的，而是在神经系统的直接或间接调节控制下，互相联系、相互影响、密切配合，使人体成为一个完整统一的有机体，实现和维持正常的生命活动。神经系统发生病变后，就会出现神经衰弱、失眠、抑郁、神经麻痹等病症。因为神经根的损伤是不可逆的，所以平常要多注意神经功能的养护，保障机体的正常运行。

神经衰弱

内科

艾灸方法

临床症状： 神经衰弱是指大脑由于长期情绪紧张及精神压力，而使精神活动能力减弱的功能障碍性病症，其主要特征是易兴奋，脑力易疲劳，记忆力减退等，伴有各种躯体不适症状，本病如处理不当可迁延达数年。

基础治疗：百会、神门、太溪、行间、心俞。

随症加穴：头痛，加灸太阳；失眠，加灸四神聪。

百会「安神定志、益寿延年」

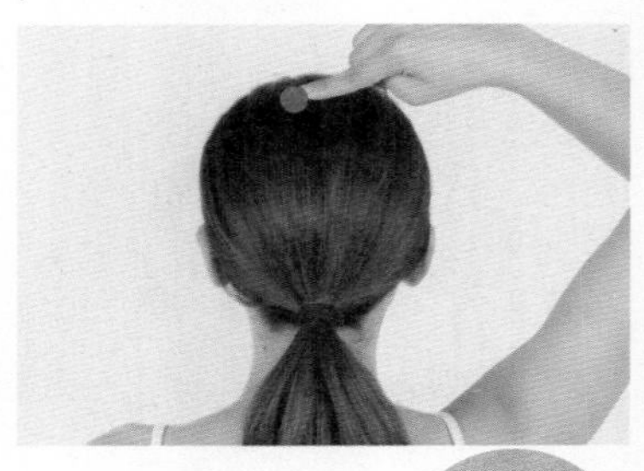

定位

位于头部，当前发际正中直上5寸，或两耳尖连线的中点处。

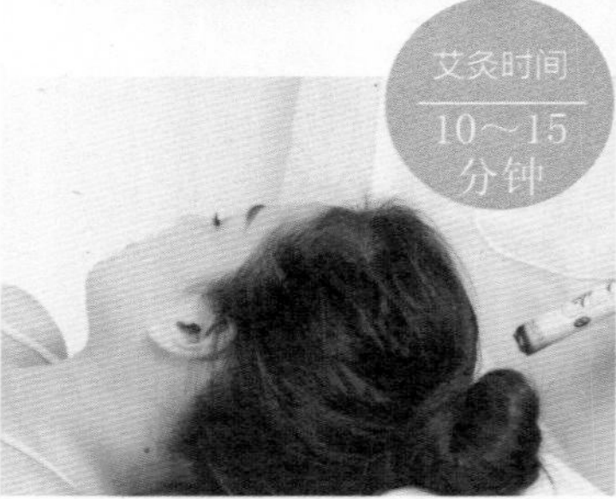

艾灸时间 10～15分钟

艾灸方法

用艾条悬灸法灸治百会穴，至局部皮肤发热为宜。

神门「安神通络」

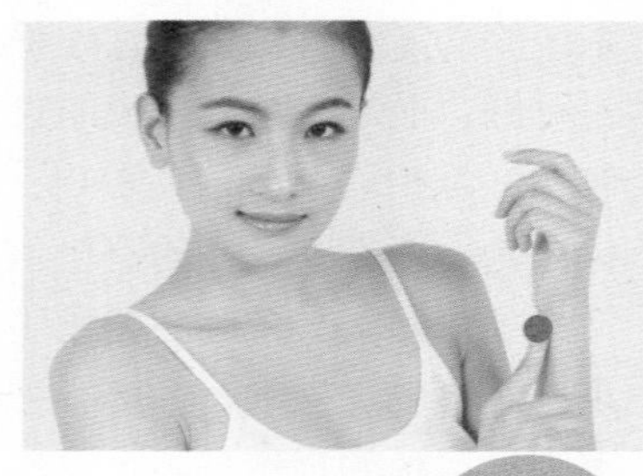

定位

位于腕部，腕掌侧横纹尺侧端，尺侧腕屈肌腱的桡侧凹陷处。

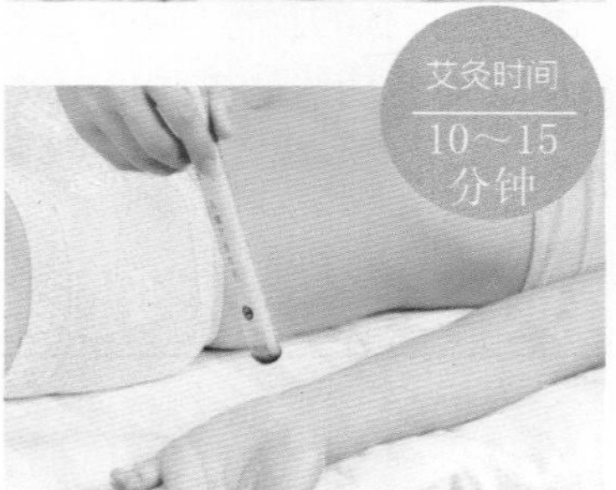

艾灸时间 10～15分钟

艾灸方法

用艾条回旋灸法灸治神门穴。对侧以同样的方法操作。

太溪 「壮阳强腰、滋阴益肾」

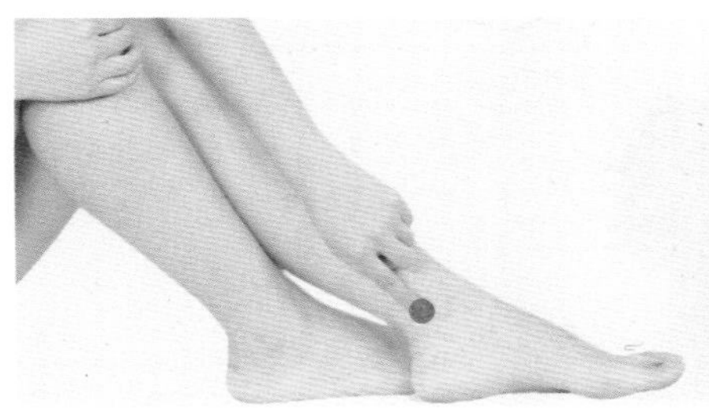

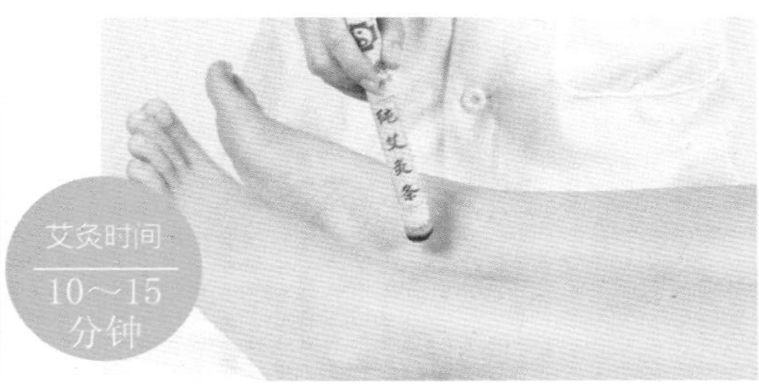

定位 | 位于足内侧，内踝后方，当内踝尖与跟腱之间的凹陷处。

艾灸方法 | 用艾条回旋灸法灸治太溪穴。对侧以同样的方法操作。

行间 「调理肝肾、清热熄风」

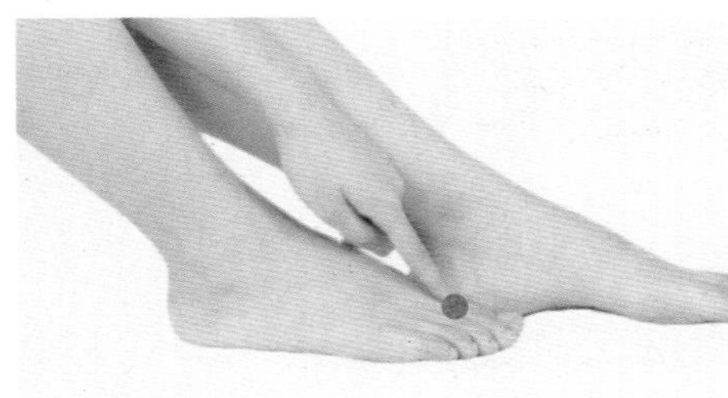

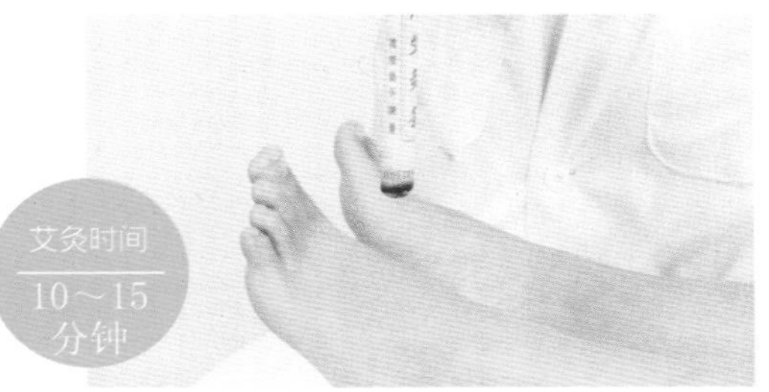

定位 | 位于足背侧，当第一、二趾间，趾蹼缘的后方赤白肉际处。

艾灸方法 | 用艾条回旋灸法灸治行间穴。对侧以同样的方法操作。

心俞 「宽胸理气、通络安神」

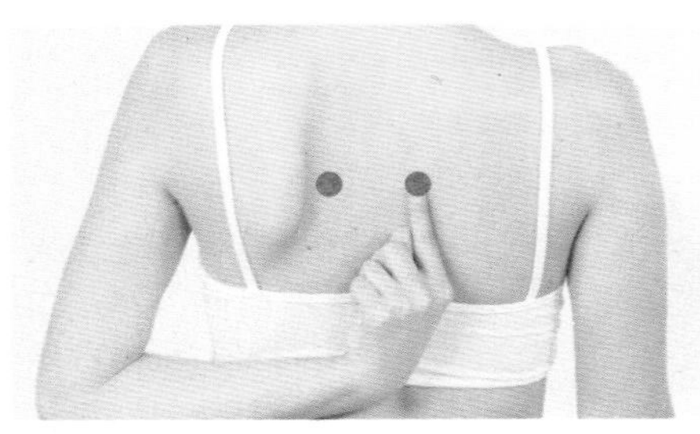

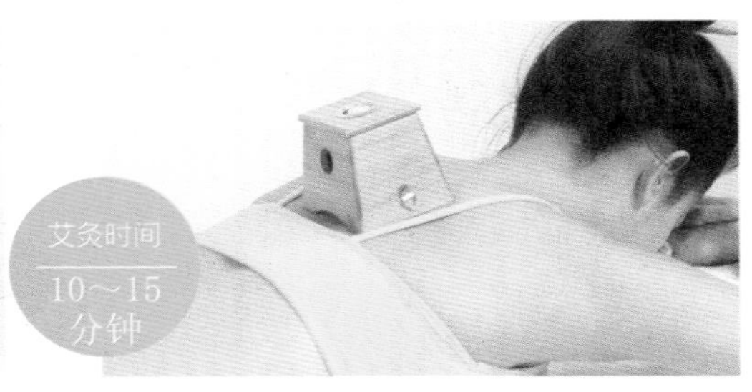

定位 | 位于背部，当第五胸椎棘突下，旁开 1.5 寸。

艾灸方法 | 点燃艾灸盒放于心俞穴上灸治，至局部皮肤潮红发热为宜。

眩晕

内科

艾灸方法

临床症状：眩晕与头晕有所相似，但本质不同。眩晕分为周围性眩晕和中枢性眩晕。中枢性眩晕是由脑组织、脑神经疾病引起的，如高血压、动脉硬化等脑血管疾病。周围性眩晕发作时多伴有耳聋、耳鸣、恶心、呕吐等症状。

基础治疗：百会、风池、神阙、足三里、侠溪。

随症加穴：头目胀痛，加灸行间；头痛如裹，加灸内关。

百会「安神定志、益寿延年」

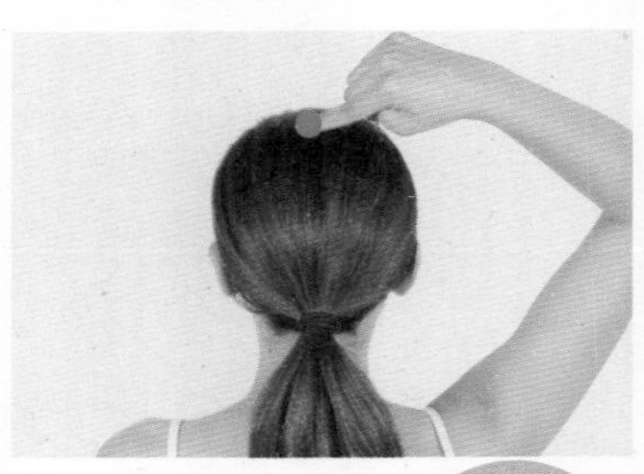

定位

位于头部，当前发际正中直上5寸，或两耳尖连线的中点处。

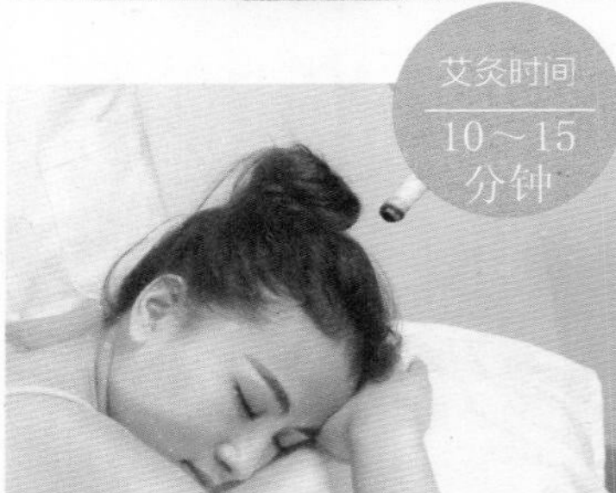

艾灸方法

用艾条悬灸法灸治百会穴，至局部皮肤发热为宜。

风池「疏风清热、开窍镇痛」

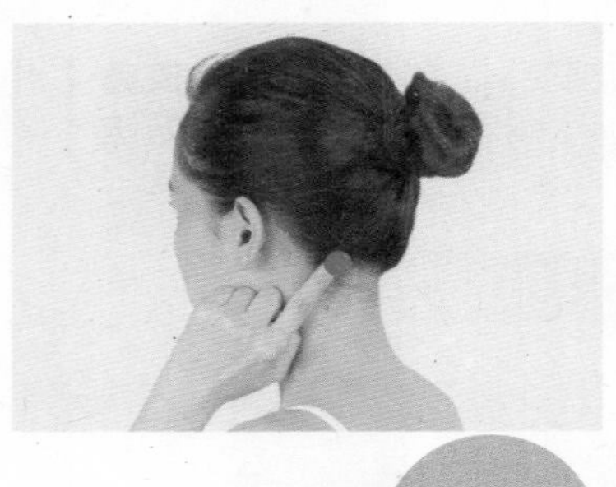

定位

位于项部，当枕骨之下，与风府相平，胸锁乳突肌与斜方肌上端之间的凹陷处。

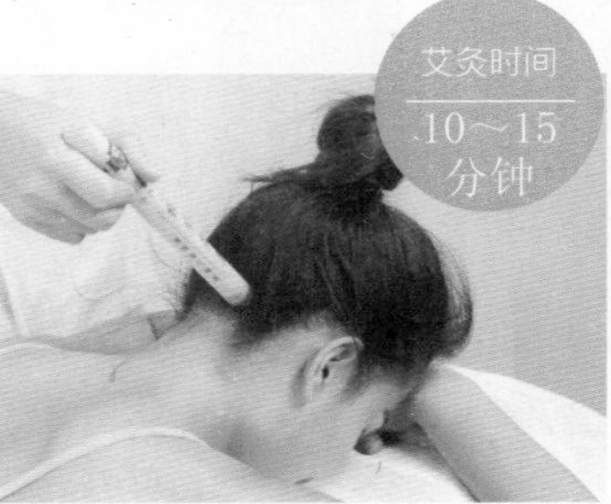

艾灸方法

用艾条回旋灸法来回灸治风池穴，至局部皮肤发热为宜。

神阙「健运脾胃、温阳固脱」

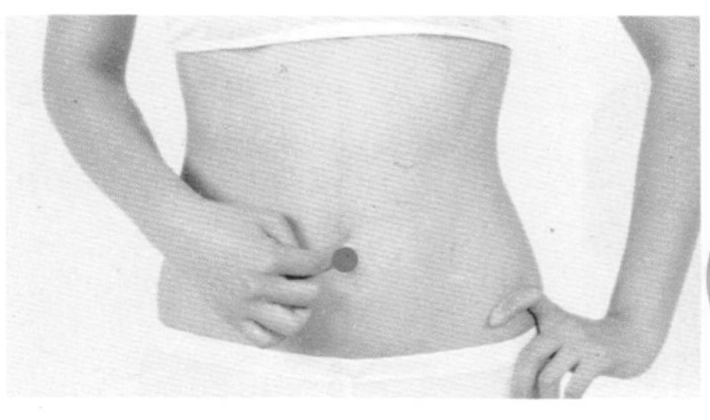

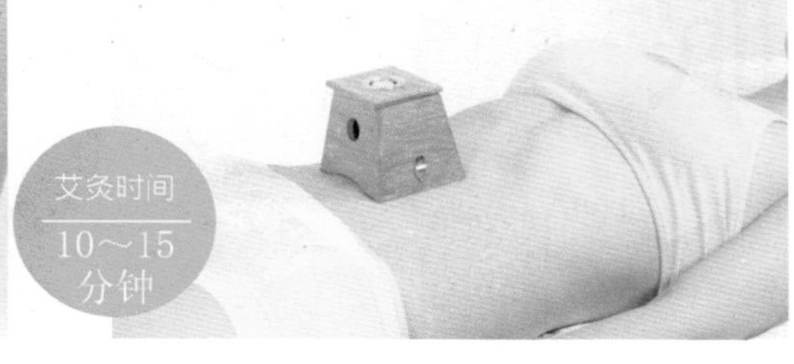

定位 位于腹中部，脐中央。

艾灸方法 点燃艾灸盒放于神阙穴上灸治，至局部皮肤潮红发热为宜。

足三里「调理脾胃、补中益气」

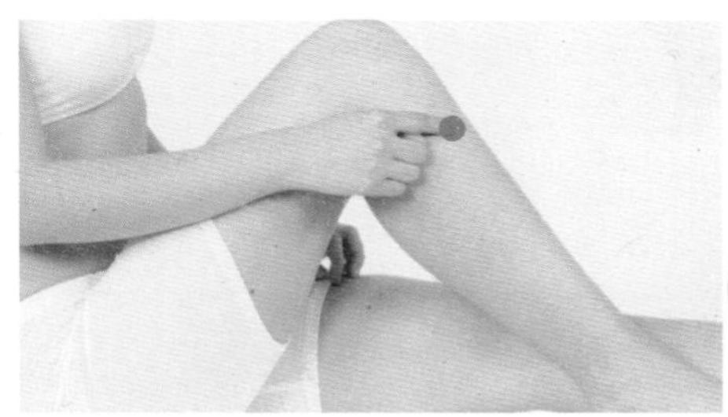

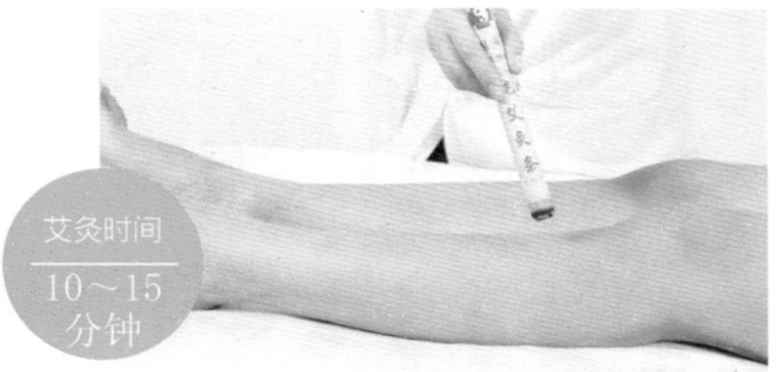

定位 位于小腿前外侧，当犊鼻下3寸，距胫骨前缘一横指（中指）。

艾灸方法 用艾条悬灸法灸治足三里穴。对侧以同样的方法操作。

侠溪「平肝熄风、消肿止痛」

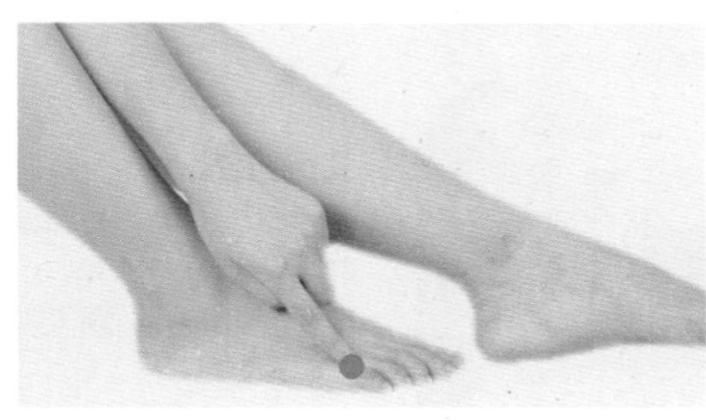

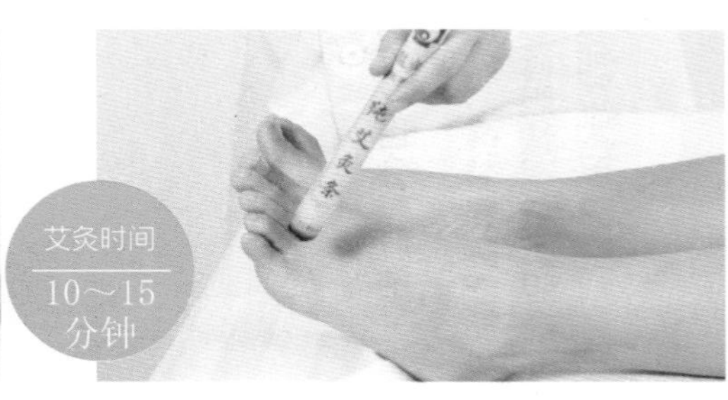

定位 位于足背外侧，当第四、五趾间，趾蹼缘后方赤白肉际处。

艾灸方法 用艾条悬灸法灸治侠溪穴。对侧以同样的方法操作。

失眠

内科

艾灸方法

临床症状：失眠是指无法入睡或无法保持睡眠状态，即睡眠失常。失眠虽不属于危重疾病，但影响人们的日常生活。睡眠不足会导致健康不佳，生理节奏被打乱，继之引起人的疲劳感，全身不适、无精打采、反应迟缓、头痛等症状。

基础治疗：百会、肝俞。

随症加穴：多梦易醒，加灸三阴交；心悸胆怯，加灸胆俞；心烦不寐，加灸太溪。

百会「安神定志、益寿延年」

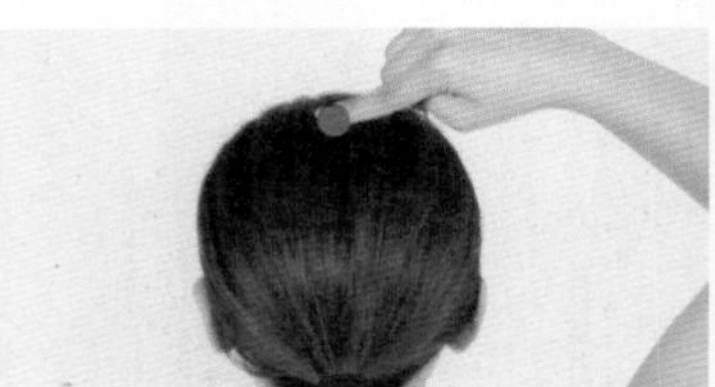

定位

位于头部，当前发际正中直上 5 寸，或两耳尖连线的中点处。

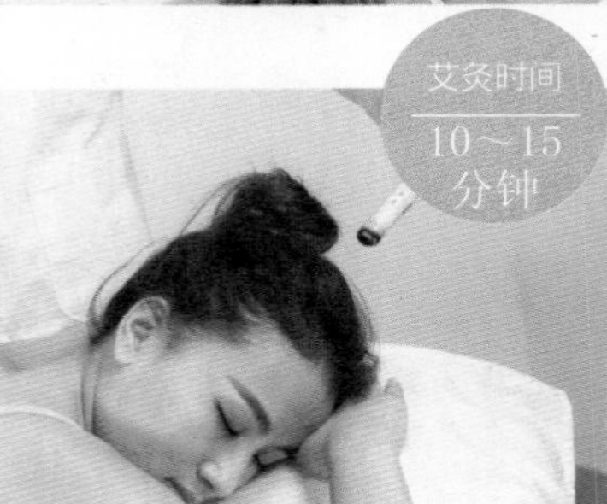

艾灸方法

用艾条回旋灸法灸治百会穴，至局部皮肤发热为宜。

肝俞「疏肝利胆、降火止痉」

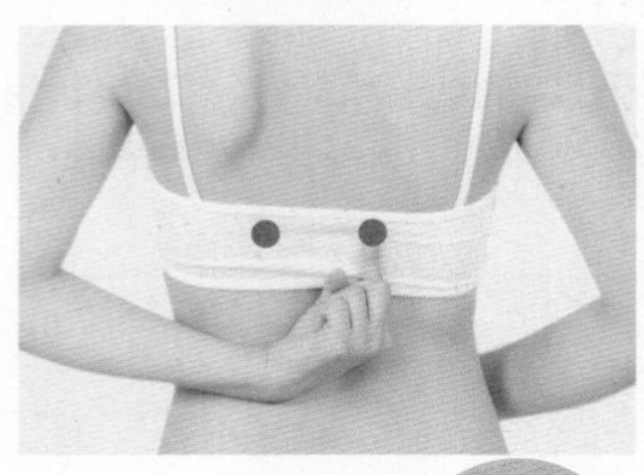

定位

位于背部，当第九胸椎棘突下，旁开 1.5 寸。

艾灸时间

10～15

分钟

艾灸方法

点燃艾灸盒放于肝俞穴上灸治，至局部皮肤潮红发热为宜。

面肌痉挛

内科

艾灸方法

临床症状：面肌痉挛又称面肌抽搐，表现为一侧面部肌肉不自主地抽搐。抽搐呈阵发性且不规则，程度不等，可因疲倦、精神压力及自主运动等因素而加重。通常局限于眼睑部或颊部，严重者可涉及整个侧面部。

基础治疗：颧髎、下关。

随症加穴：肌肉拘谨，加灸承扶；疼痛剧烈，加灸后溪；肌肉抽搐，加灸足三里。

颧髎「消热消肿、祛风镇痉」

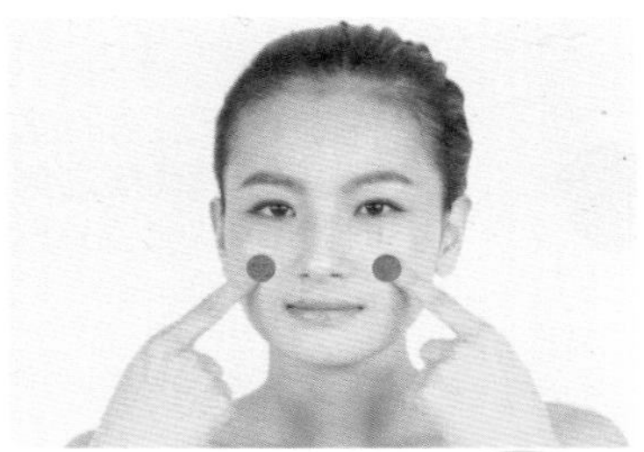

定位

位于面部，当目外眦直下，颧骨下缘凹陷处。

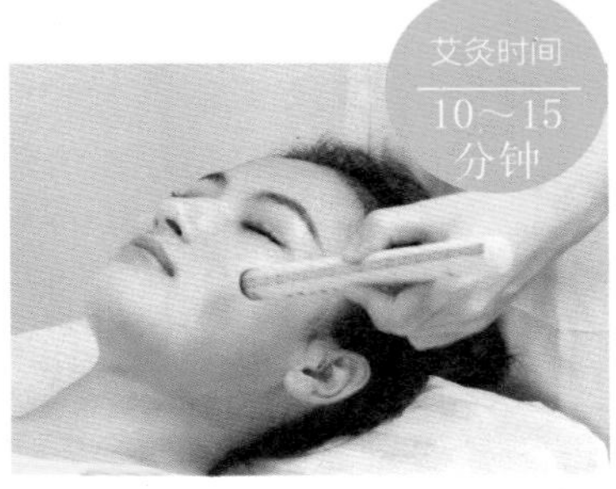

艾灸时间
10～15分钟

艾灸方法

用回旋灸法来回灸治颧髎穴。对侧以同样的方法操作。

下关「消肿止痛、益气聪耳」

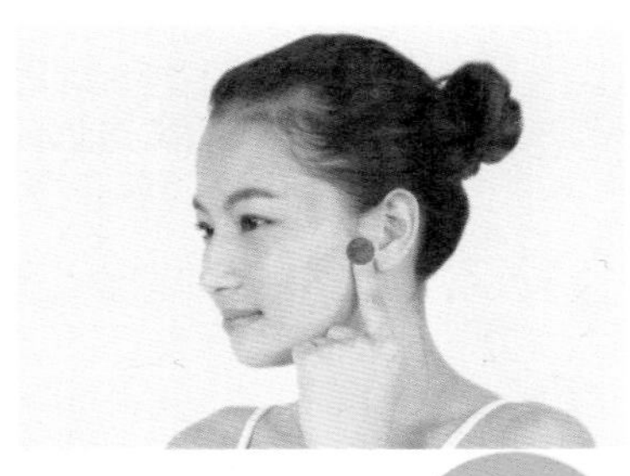

定位

位于面部耳前方，当颧弓与下颌切迹所形成的凹陷中。

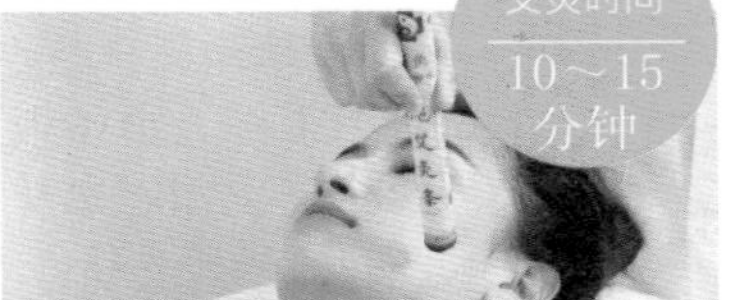

艾灸时间
10～15分钟

艾灸方法

用回旋灸法来回灸治下关穴。对侧以同样的方法操作。

三叉神经痛

内科

艾灸方法

临床症状：三叉神经痛是最常见的脑神经疾病，多发生于中老年人，右侧头面部多于左侧。主要特点是：发病骤发、骤停，呈刀割样、烧灼样、顽固性、难以忍受的剧烈性疼痛。

基础治疗：翳风、气海、血海、丰隆、风池。

随症加穴：疼痛剧烈，加灸后溪；恶寒怕风，加灸大椎；发热，加灸曲池。

翳风「聪耳通窍、散内泄热」

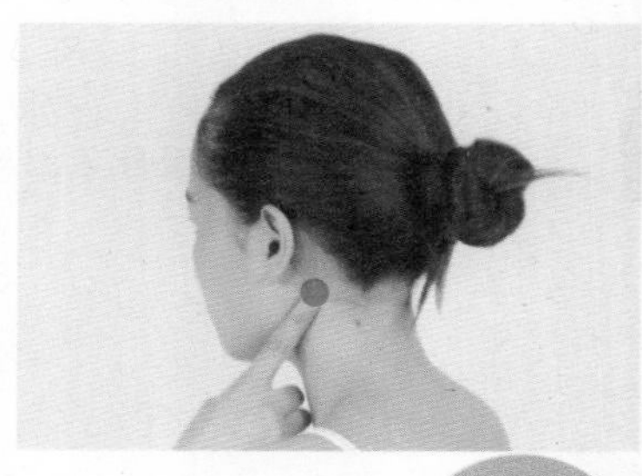

定位

位于耳垂后方，当乳突与下颌角之间的凹陷处。

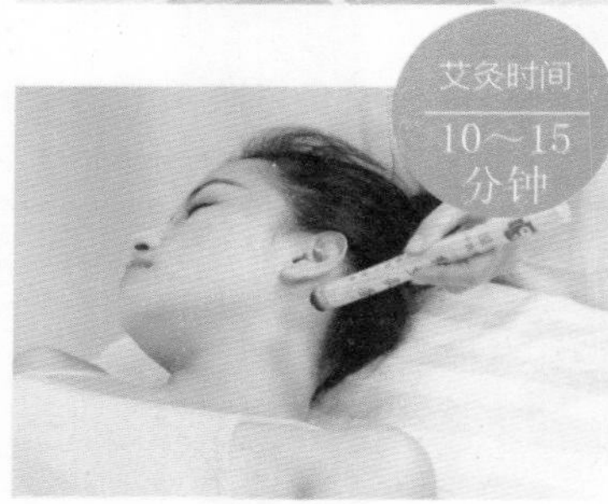

艾灸方法

用艾条悬灸法灸治翳风穴。对侧以同样的方法操作。

气海「补益回阳、延年益寿」

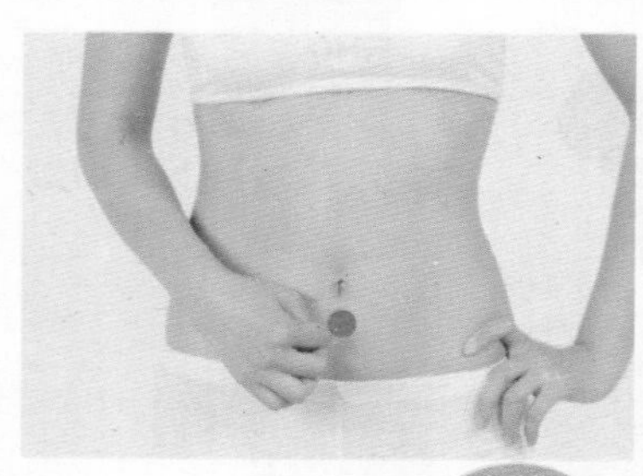

定位

位于下腹部，前正中线上，当脐中下1.5寸。

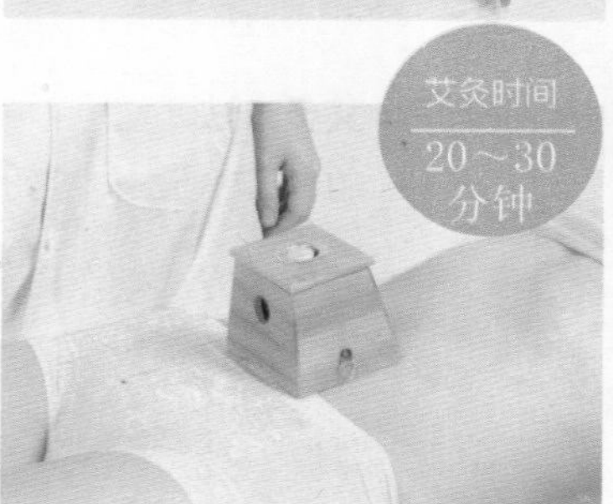

艾灸方法

点燃艾灸盒放于气海穴上灸治，至皮肤潮红发热为宜。

血海「健脾化湿、调经统血」

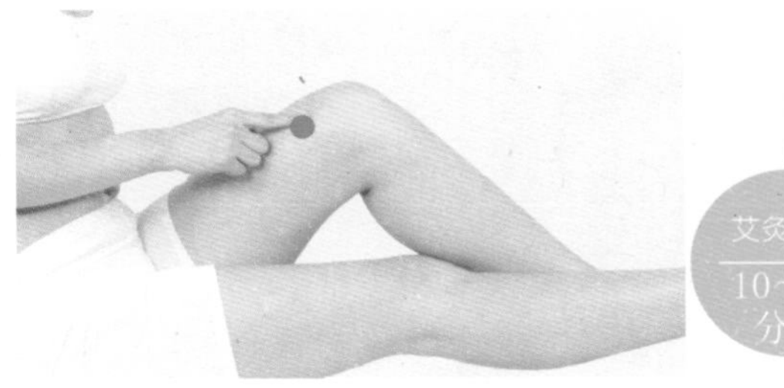

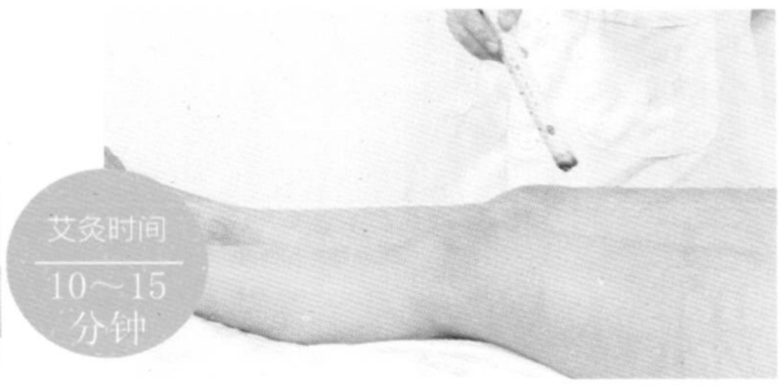

定位 屈膝，位于大腿内侧，髌底内侧端上2寸，当股四头肌内侧头的隆起处。

艾灸方法 用艾条悬灸法灸治血海穴。对侧以同样的方法操作。

丰隆「健脾祛湿」

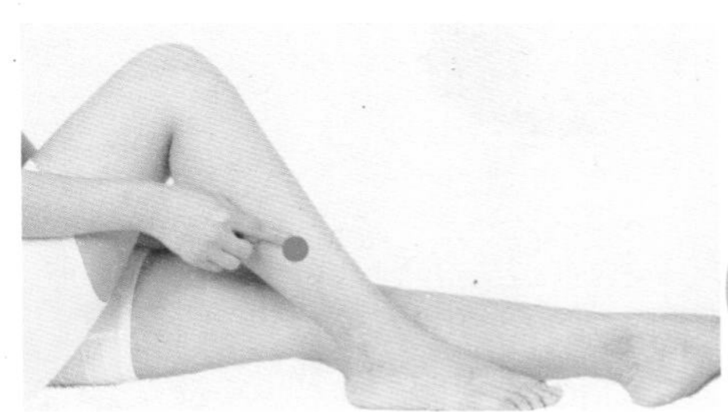

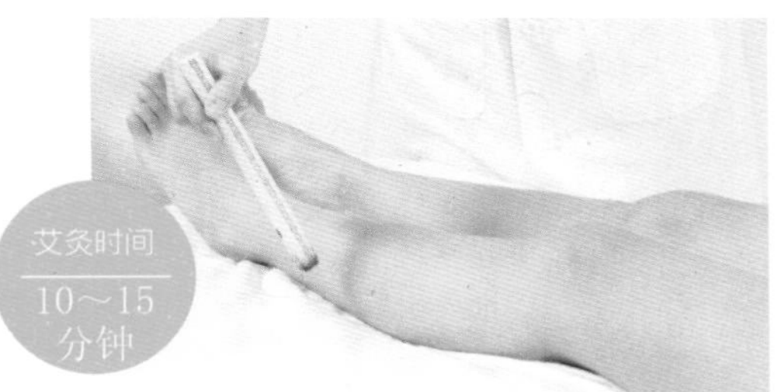

定位 位于小腿前外侧，当外踝尖上8寸，条口外，距胫骨前缘二横指。

艾灸方法 用艾条悬灸法灸治丰隆穴。对侧以同样的方法操作。

风池「疏风清热、开窍镇痛」

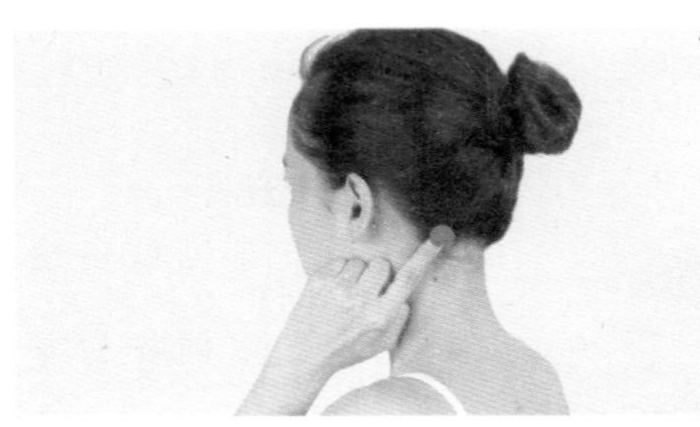

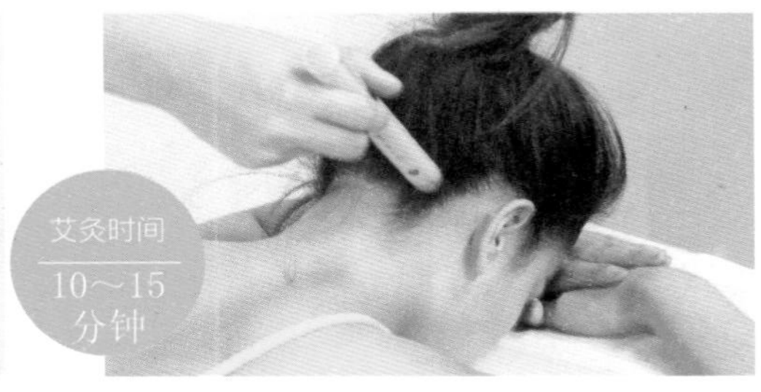

定位 位于项部，当枕骨之下，胸锁乳突肌与斜方肌上端之间的凹陷处。

艾灸方法 用艾条悬灸法灸治风池穴。对侧以同样的方法操作。

面神经麻痹

内科

艾灸方法

临床症状：面神经麻痹也叫面瘫。临床主要表现为患侧面部肌瘫痪，眼裂大，眼睑不能闭合，流泪，鼻唇沟变平坦，口角下垂，流涎，不能皱额蹙眉，额纹消失，鼓腮漏气，部分病人耳或乳突部有疼痛感。

基础治疗：四白、颧髎、下关、听宫、翳风。

随症加穴：眼睑不能闭合，加灸阳陵泉；嘴角不能闭合，加灸地仓；失眠，加灸三阴交。

四白「祛风明目、通经活络」

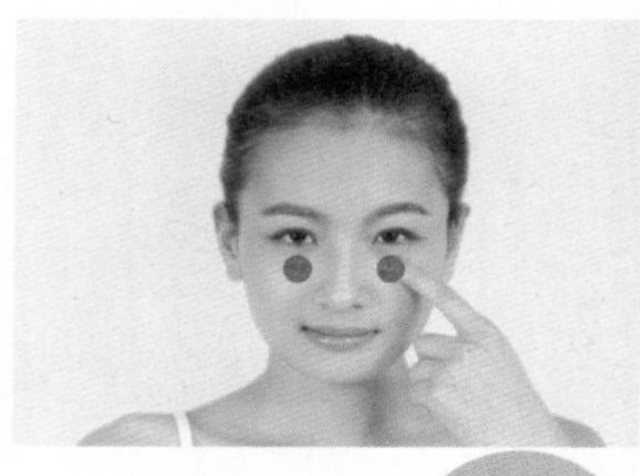

定位

位于面部，瞳孔直下，当眶下孔凹陷处。

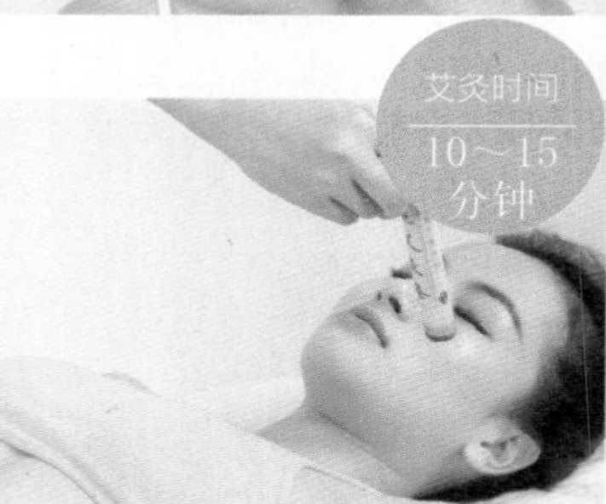

艾灸方法

用艾条回旋灸法来回灸治四白穴。对侧以同样的方法操作。

颧髎「消热消肿、祛风镇痉」

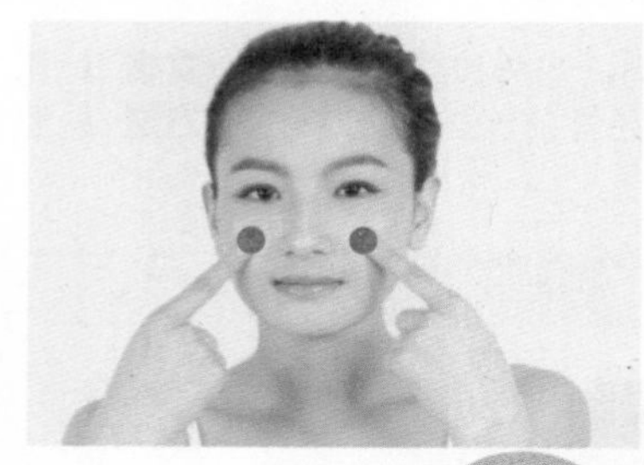

定位

位于面部，当目外眦直下，颧骨下缘凹陷处。

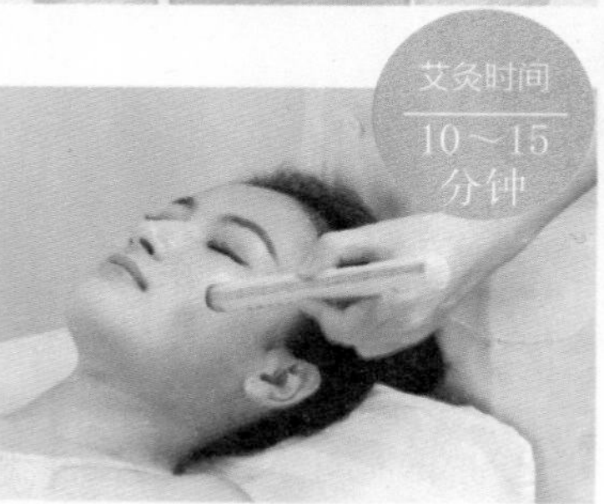

艾灸方法

用艾条回旋灸法来回灸治颧髎穴。对侧以同样的方法操作。

下关「消肿止痛、益气聪耳」

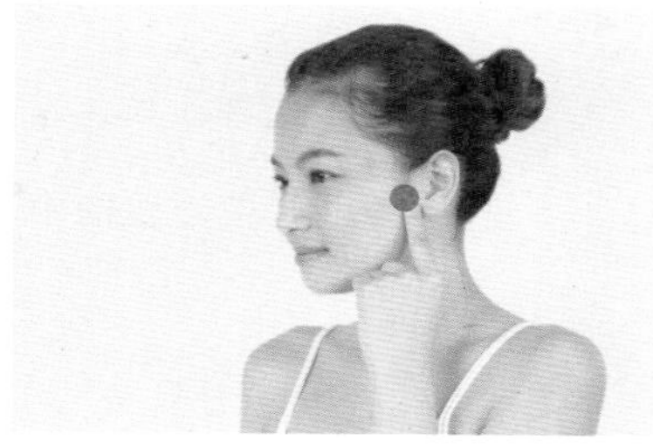

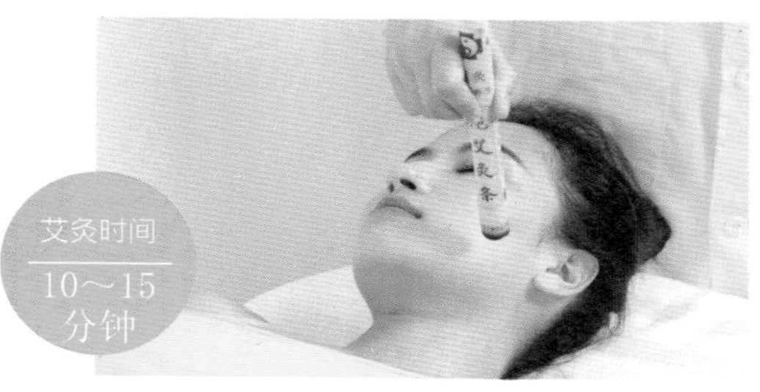

定位 位于面部耳前方，当颧弓与下颌切迹所形成的凹陷中。

艾灸方法 用艾条回旋灸法来回灸治下关穴。对侧以同样的方法操作。

听宫「聪耳开窍、宁神止痛」

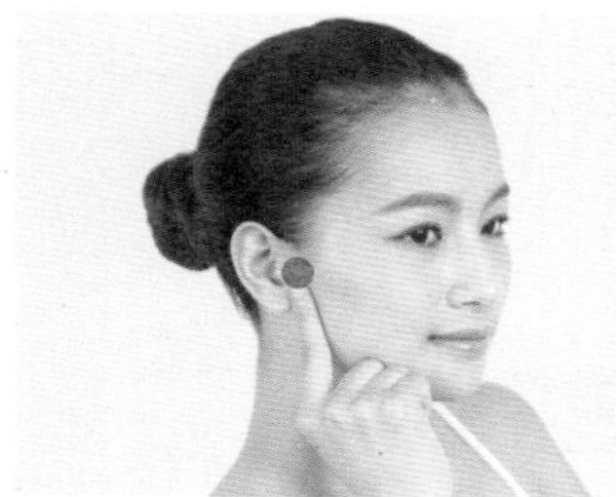

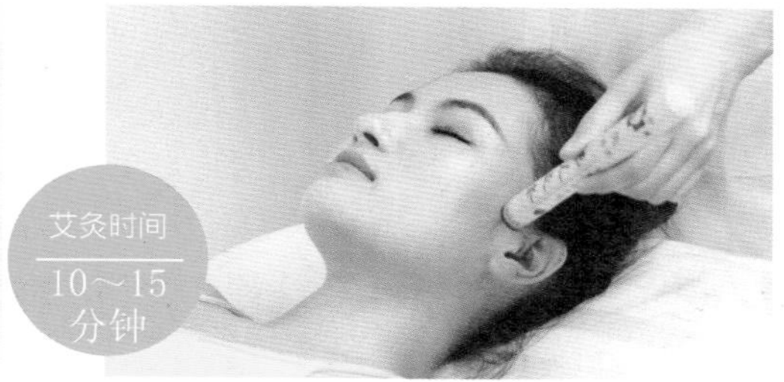

定位 位于面部，耳屏前，下颌骨髁突的后方，张口时呈凹陷处。

艾灸方法 用艾条回旋灸法来回灸治听宫穴。对侧以同样的方法操作。

翳风「聪耳通窍、散内泄热」

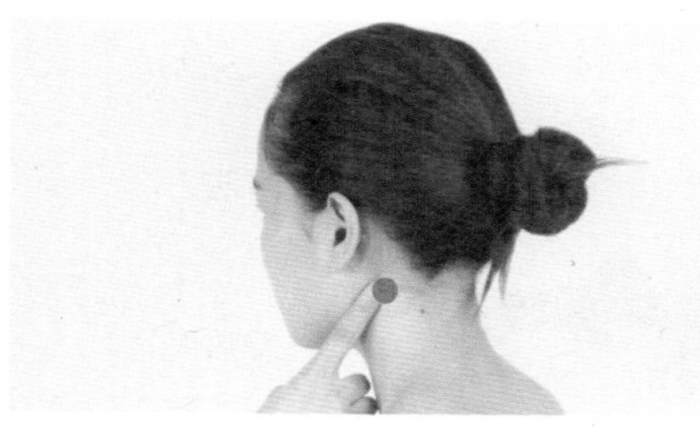

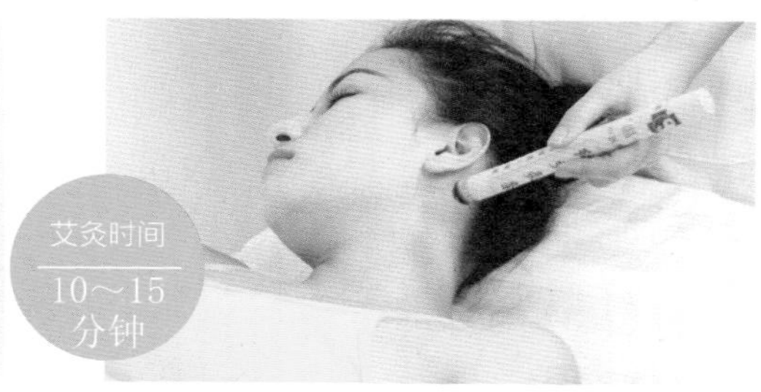

定位 位于耳垂后方，当乳突与下颌角之间的凹陷处。

艾灸方法 用艾条悬灸法灸治翳风穴。对侧以同样的方法操作。

癫痫

内科

艾灸方法

临床症状： 癫痫俗称『羊癫风』，是大脑神经元突发性异常放电导致的短暂的大脑功能障碍的一种慢性疾病。以突然昏仆、口吐涎沫、两目上视、四肢抽搐，或口中如有猪羊叫声等为临床特征。

基础治疗： 百会、大椎、中脘、神门、足三里。

随症加穴： 神昏不醒，加灸人中；四肢抽搐，加灸阳陵泉；口吐涎沫，加灸内关。

百会「安神定志、益寿延年」

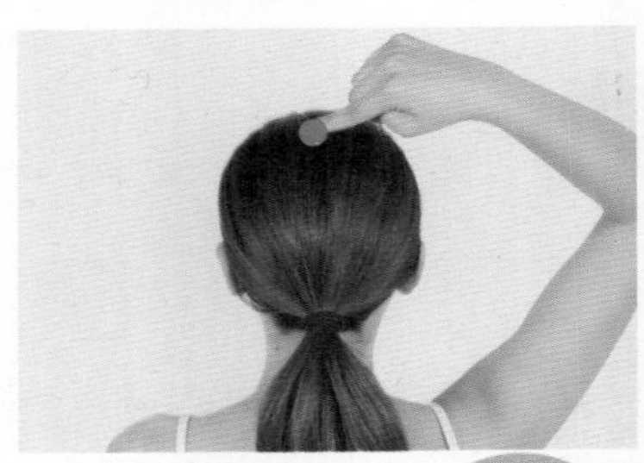

定位

位于头部，当前发际正中直上5寸，或两耳尖连线的中点处。

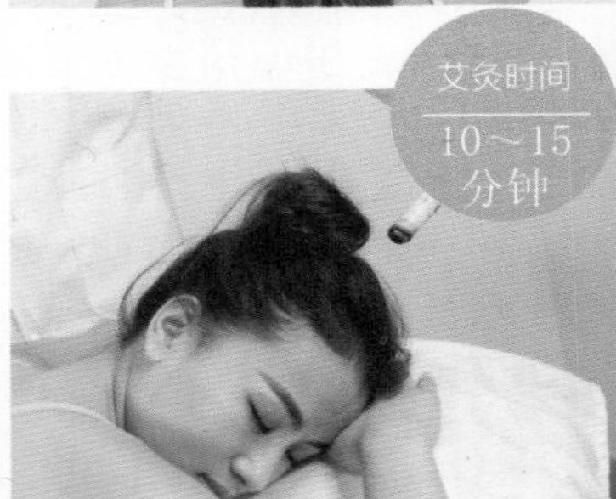

艾灸方法

用艾条悬灸法灸治百会穴，至皮肤感到发热为宜。

大椎「祛风散寒、清脑宁神」

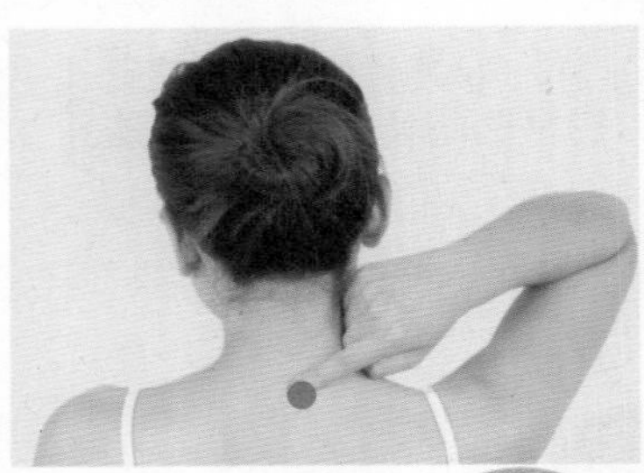

定位

位于后正中线上，第七颈椎棘突下凹陷中。

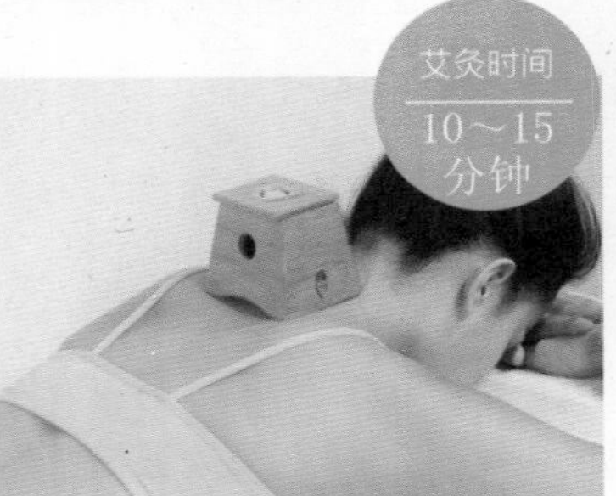

艾灸方法

点燃艾灸盒灸治大椎穴，至局部皮肤潮红发热为宜。

中脘「健脾化湿、促进消化」

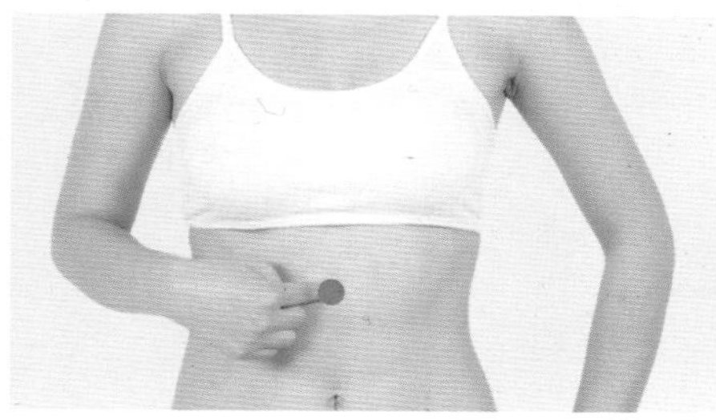

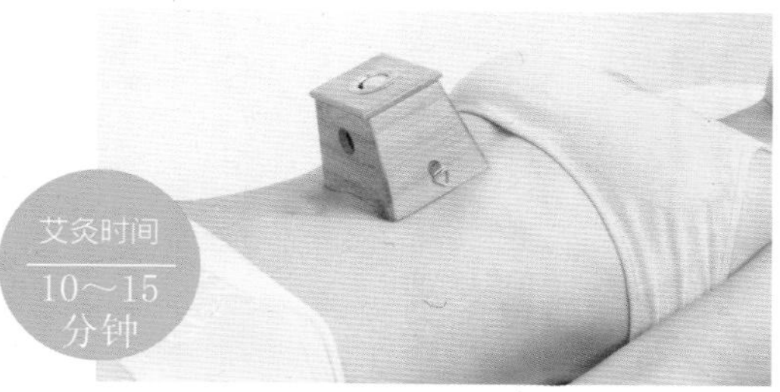

定位 位于上腹部，前正中线上，当脐中上 4 寸。

艾灸方法 点燃艾灸盒灸治中脘穴，以局部皮肤潮红发热为宜。

神门「安神通络」

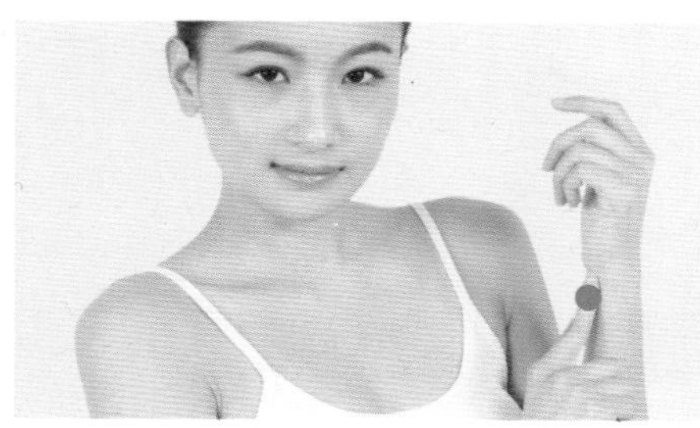

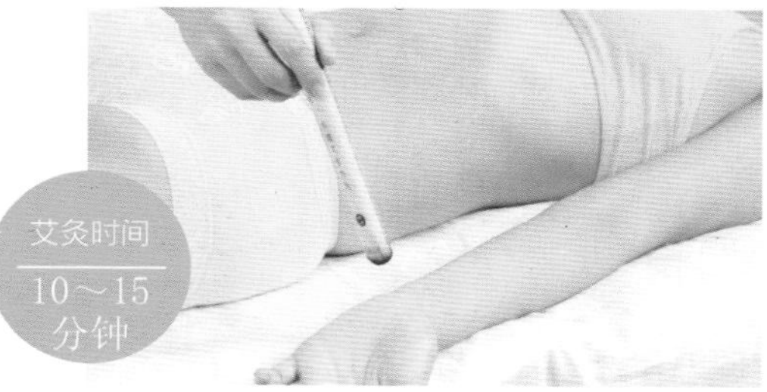

定位 位于腕部，腕掌侧横纹尺侧端，尺侧腕屈肌腱的桡侧凹陷处。

艾灸方法 用艾条悬灸法灸治神门穴，至皮肤潮红发热为宜。

足三里「调理脾胃、补中益气」

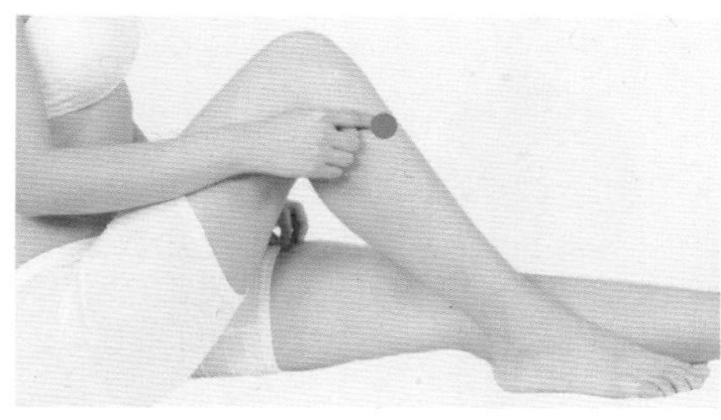

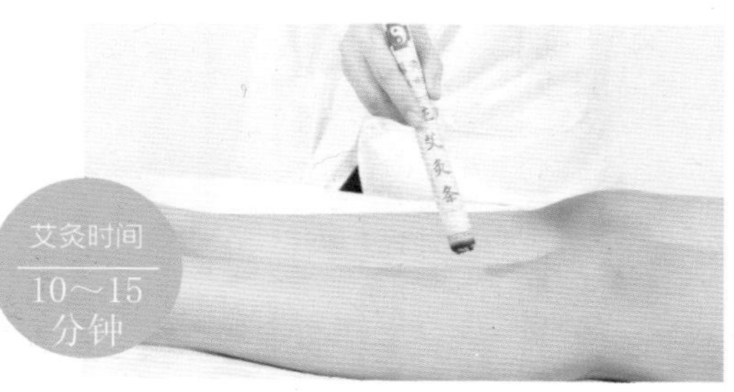

定位 位于小腿前外侧，当犊鼻下 3 寸，距胫骨前缘一横指（中指）。

艾灸方法 用艾条悬灸法灸治足三里穴，至局部皮肤潮红发热为宜。

坐骨神经痛

内科

艾灸方法

临床症状：坐骨神经痛指坐骨神经病变，沿坐骨神经通路即腰、臀部、大腿后、小腿后外侧和足外侧发生的疼痛症状群。典型表现为一侧腰部、臀部疼痛，并向大腿后侧、小腿后外侧延展。

基础治疗：肾俞、次髎、殷门、阳陵泉、足三里。

随症加穴：心悸，加灸内关；眩晕，加灸合谷；汗多，加灸三阴交。

肾俞「调肾气、强腰脊」

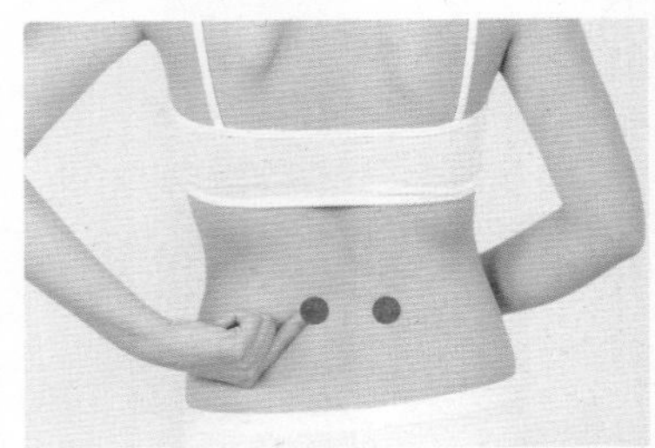

定位

位于腰部，当第二腰椎棘突下，旁开1.5寸。

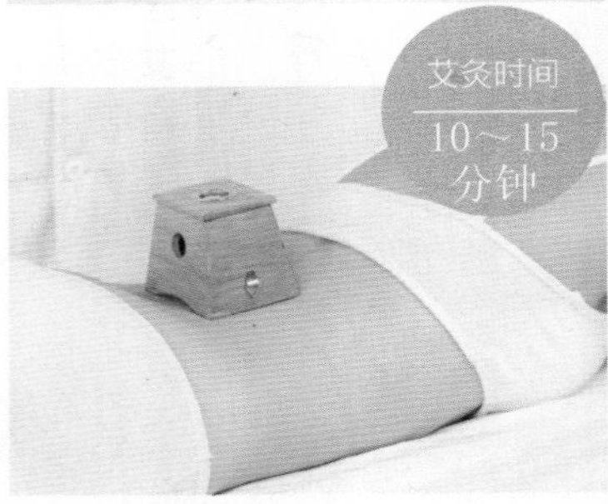

艾灸方法

点燃艾灸盒放于肾俞穴上灸治，至局部皮肤潮红为度。

次髎「调经活血、理气止痛」

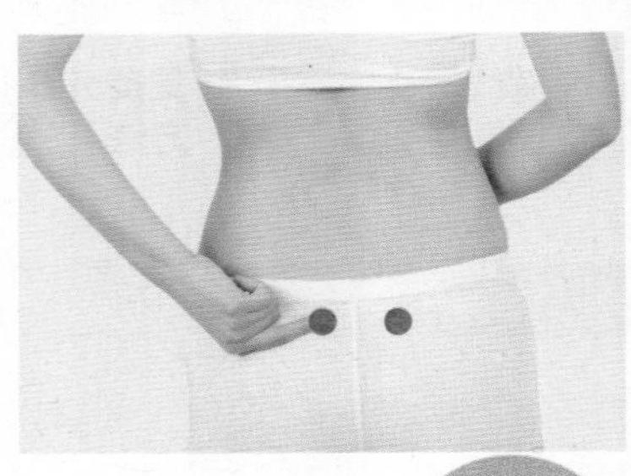

定位

位于骶部，当髂后上棘内下方，适对第二骶后孔处。

艾灸时间
10～15
分钟

艾灸方法

点燃艾灸盒放于次髎穴上灸治，至局部皮肤潮红为度。

殷门「舒筋活络、强膝壮腰」

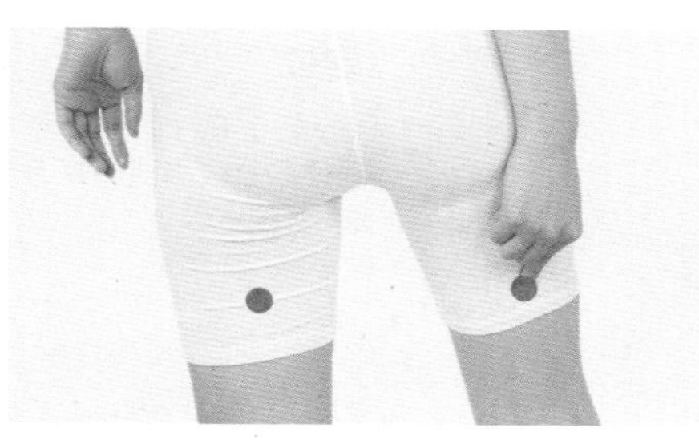

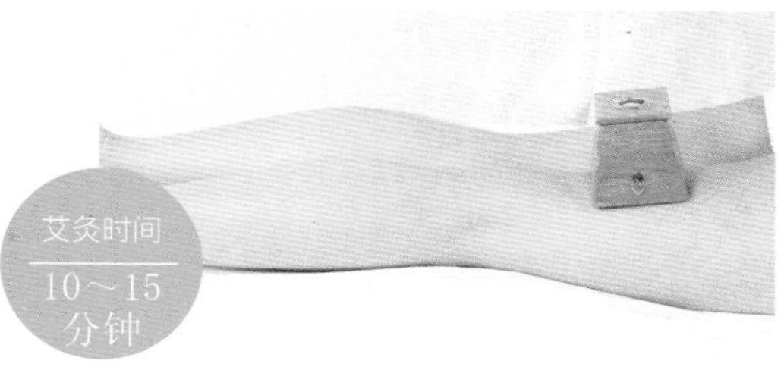

定位 | 位于大腿后面，当承扶与委中的连线上，承扶下6寸。

艾灸方法 | 点燃艾灸盒放于殷门穴上灸治，至局部皮肤潮红为度。

阳陵泉「清热化湿、行血祛瘀」

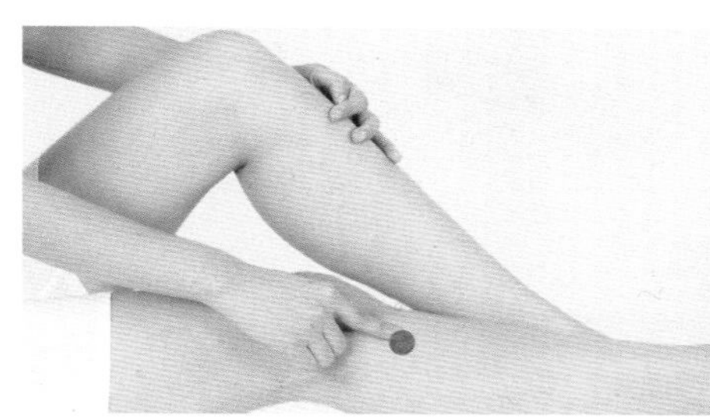

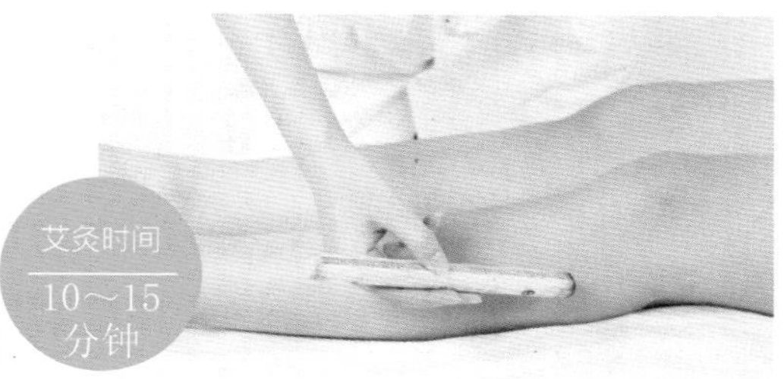

定位 | 位于小腿外侧，当腓骨头前下方凹陷处。

艾灸方法 | 用艾条温和灸法灸治阳陵泉穴，对侧以同样手法操作。

足三里「调理脾胃、补中益气」

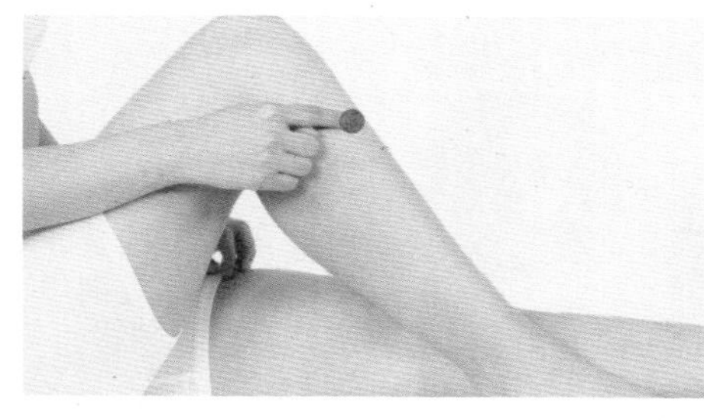

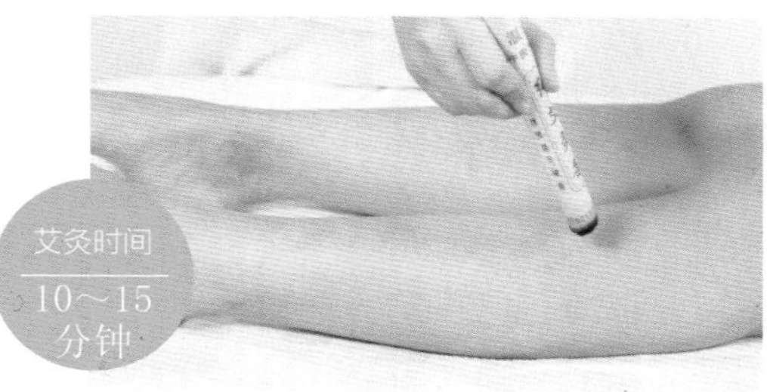

定位 | 位于小腿前外侧，当犊鼻下3寸，距胫骨前缘一横指（中指）。

艾灸方法 | 用艾条温和灸法灸治足三里穴，对侧以同样手法操作。

疲劳综合征

内科

艾灸方法

临床症状：通常患者心理方面的异常表现要比身体方面的症状出现得早，自觉较为突出。实际上疲劳感多源于体内的各种功能失调，典型表现为：短期记忆力减退或注意力不集中、咽痛、肌肉酸痛等症状。

基础治疗：关元、足三里、百会、心俞、脾俞。

随症加穴：失眠健忘，加灸四神聪；头晕头痛，加灸印堂。

关元「培元固本、降浊升清」

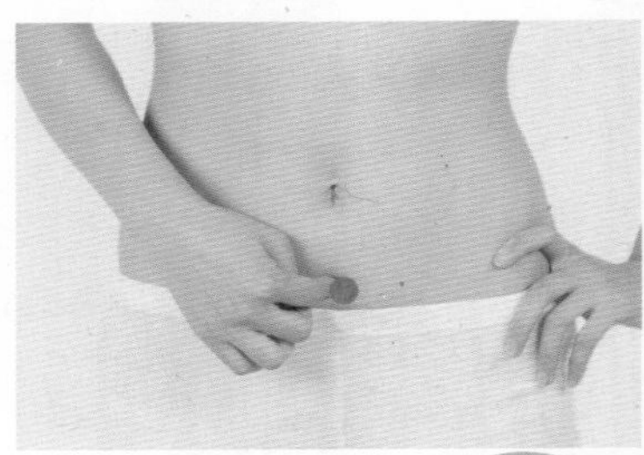

定位

位于下腹部，前正中线上，当脐中下3寸。

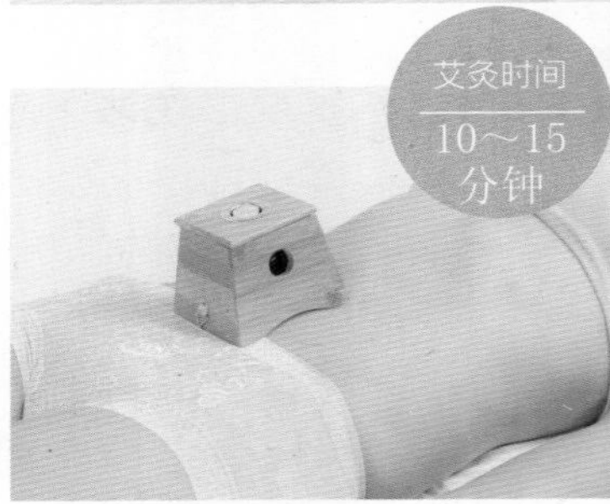

艾灸方法

点燃艾灸盒放于关元穴上灸治，至局部皮肤潮红发热为宜。

足三里「调理脾胃、补中益气」

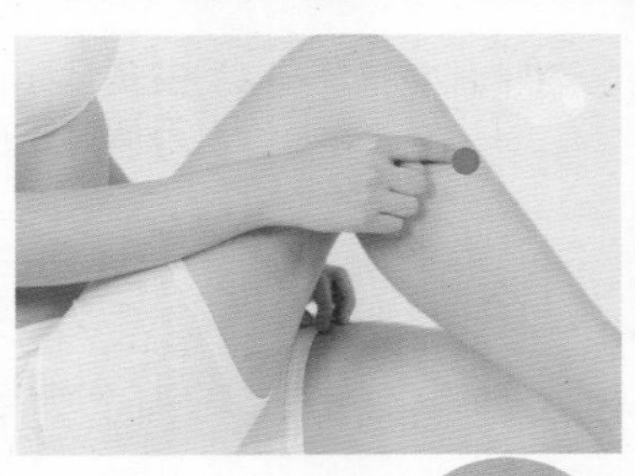

定位

位于小腿前外侧，当犊鼻下3寸，距胫骨前缘一横指。

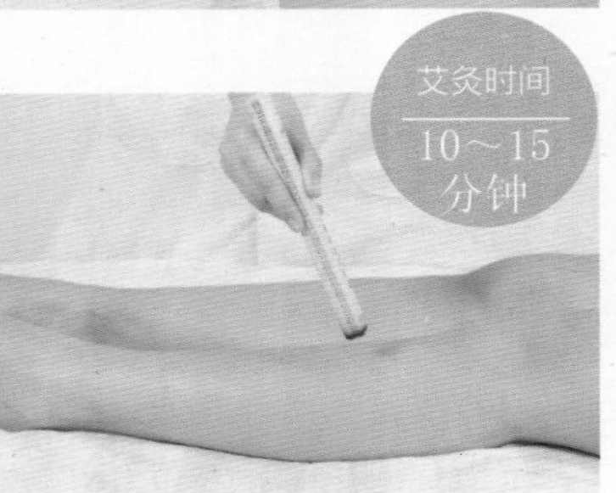

艾灸方法

用艾条悬灸法灸治足三里穴。对侧以同样的方法操作。

百会「安神定志、益寿延年」

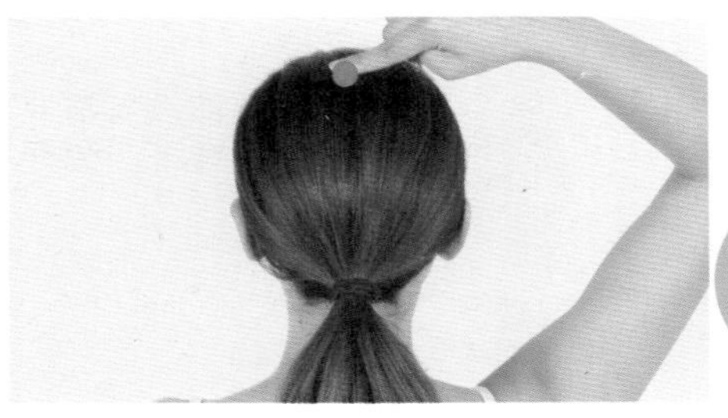

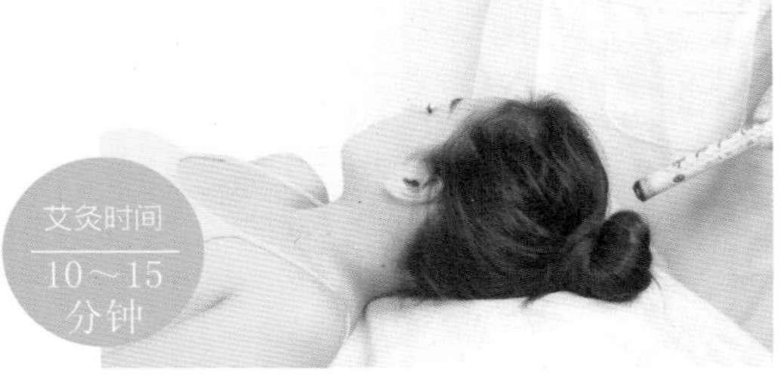

定位 位于头部，当前发际正中直上5寸，或两耳尖连线的中点处。

艾灸方法 用艾条悬灸法灸治百会穴，至皮肤发热为宜。

心俞「宽胸理气、通络安神」

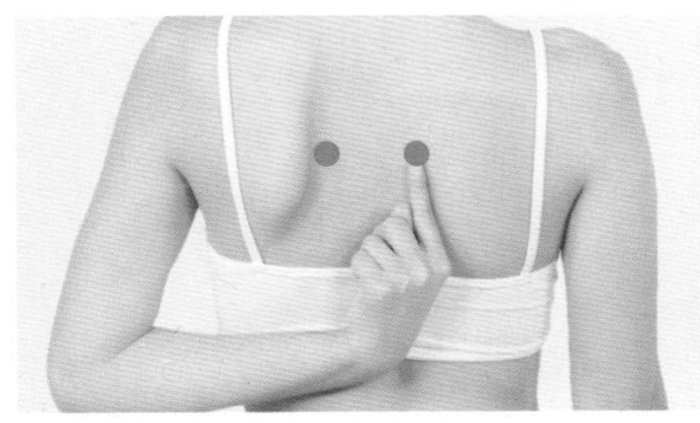

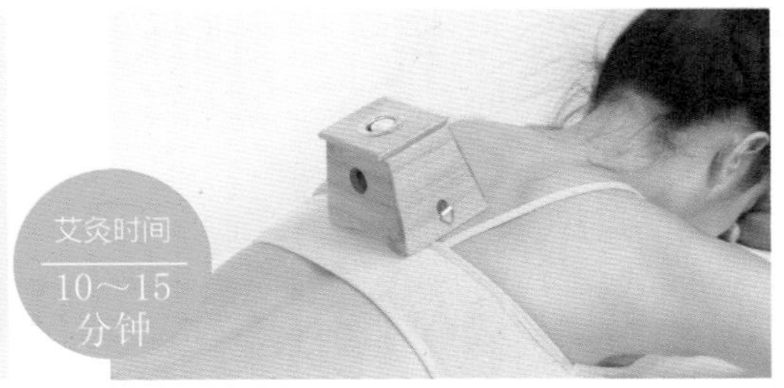

定位 位于背部，当第五胸椎棘突下，旁开1.5寸。

艾灸方法 点燃艾灸盒放于心俞穴上灸治，至局部皮肤潮红发热为宜。

脾俞「健脾和胃、利湿升清」

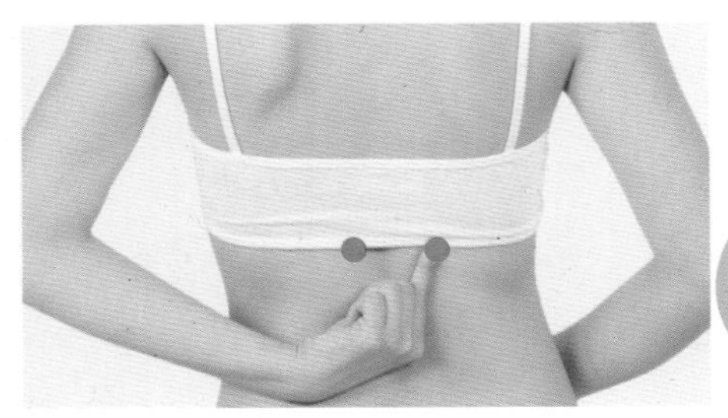

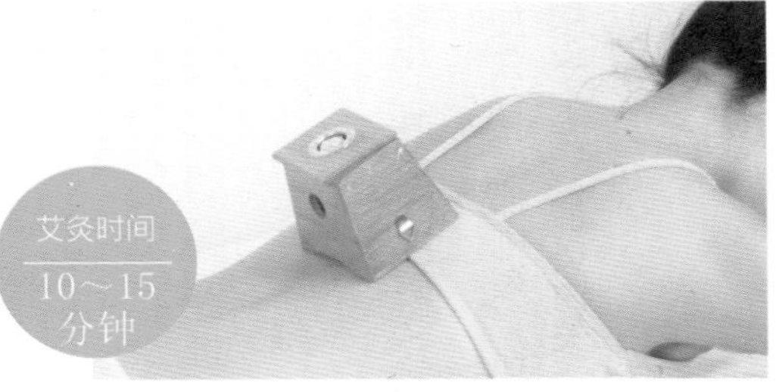

定位 位于背部，当第十一胸椎棘突下，旁开1.5寸。

艾灸方法 点燃艾灸盒放于脾俞穴上灸治，至局部皮肤潮红发热为宜。

肋间神经痛

内科

艾灸方法

临床症状：肋间神经痛是指一根或数根肋间神经分布区域发生经常性疼痛。有时是被呼吸动作所激发，咳嗽、打喷嚏时疼痛加重。疼痛剧烈时可放射至同侧的肩部或背部，有时呈带状分布。

基础治疗：肝俞、三阴交。

随症加穴：疼痛剧烈，加灸太冲；烦躁不安，加灸内关；气虚无力，加灸关元。

肝俞「疏肝利胆、降火止痉」

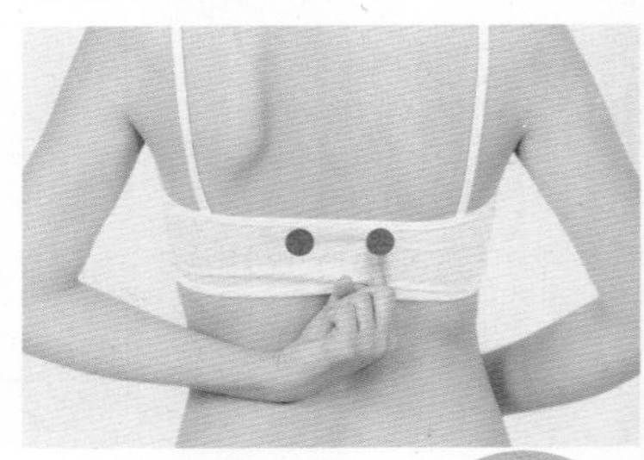

定位

位于背部，当第九胸椎棘突下，旁开1.5寸。

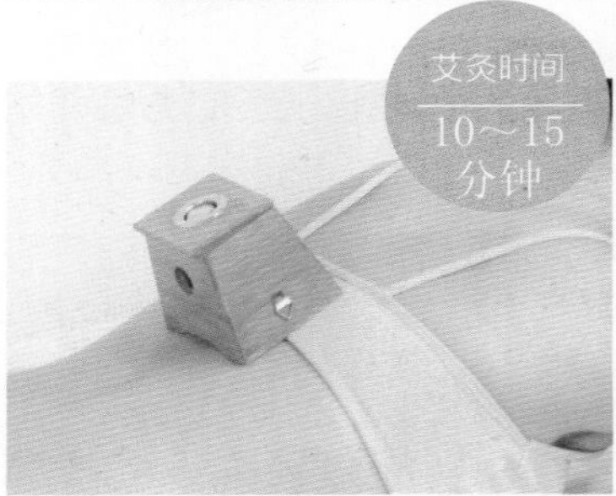

艾灸方法

点燃艾灸盒灸治肝俞穴，至皮肤潮红发热为宜。

三阴交「健脾利湿、补益肝肾」

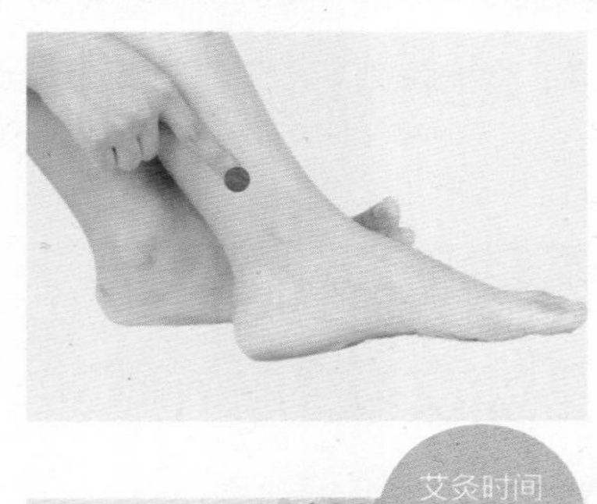

定位

位于小腿内侧，当足内踝尖上3寸，胫骨内侧缘后方。

艾灸时间
10～15
分钟

艾灸方法

用艾条温和灸法灸治三阴交穴。对侧以同样的方法操作。

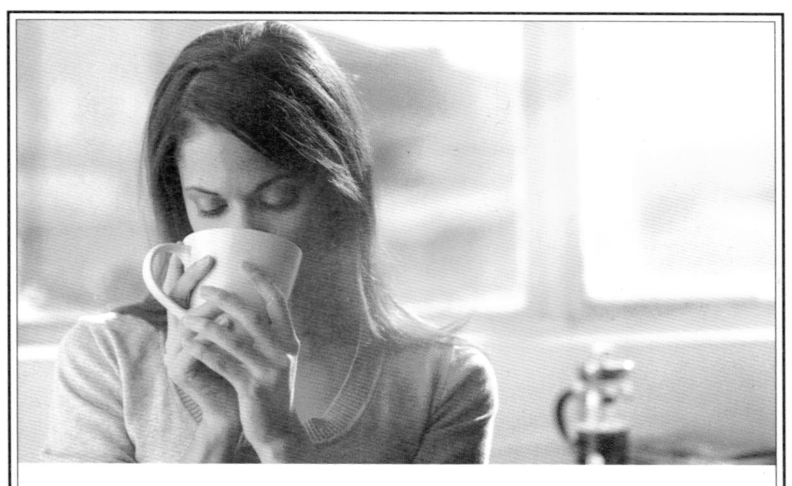

第5章

消化系统疾病，艾灸调理你的肠胃

消化系统由消化道和消化腺两部分组成。其中消化道包括口腔、咽、食管、胃、小肠和大肠；消化腺包括唾液腺、胃腺、肝脏、胰脏和肠腺。消化系统的基本生理功能是整个胃肠道协调、摄取、转运、消化食物、吸收营养和排泄废物。消化系统各部位发生病变，就会出现恶心、呕吐、腹痛、反酸、烧心、腹泻、腹胀及便秘等症状。日常生活中，应多注意饮食清洁，保持良好的生活、工作环境以及做好保暖等措施。

胃痛

消化科

艾灸方法

临床症状：胃痛是指上腹胃脘部近心窝处发生疼痛，是临床上一种很常见的病症。胃部是人体内重要的消化器官之一。常见于急慢性胃炎，胃、十二指肠溃疡病，胃黏膜脱垂，胃下垂，胰腺炎，胆囊炎及胆石症等疾病。

基础治疗：中脘、足三里。

随症加穴：胃部隐痛，加灸脾俞；胃脘灼痛，加灸三阴交；胃痛暴作，加灸上巨虚。

中脘「健脾化湿、促消化」

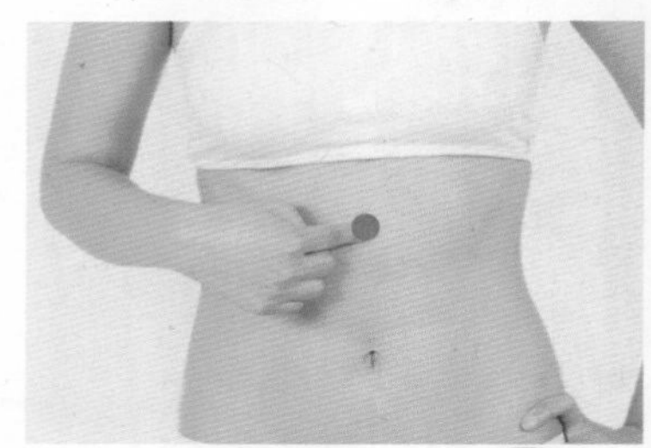

定位

位于上腹部，前正中线上，当脐中上4寸。

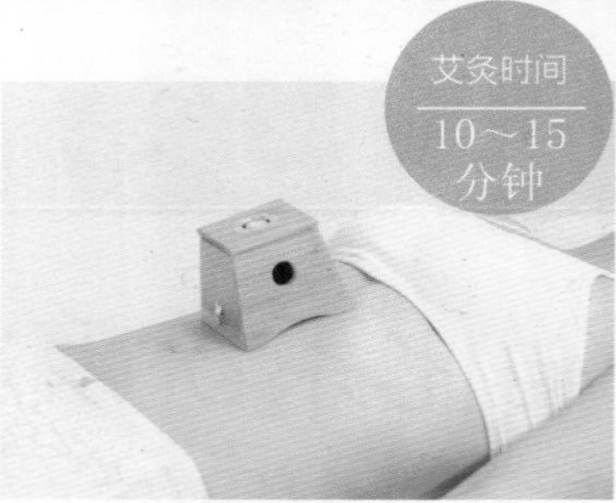

艾灸方法

点燃艾灸盒放于中脘穴上灸治，以感觉局部皮肤温热为度。

足三里「生发胃气、燥化脾湿」

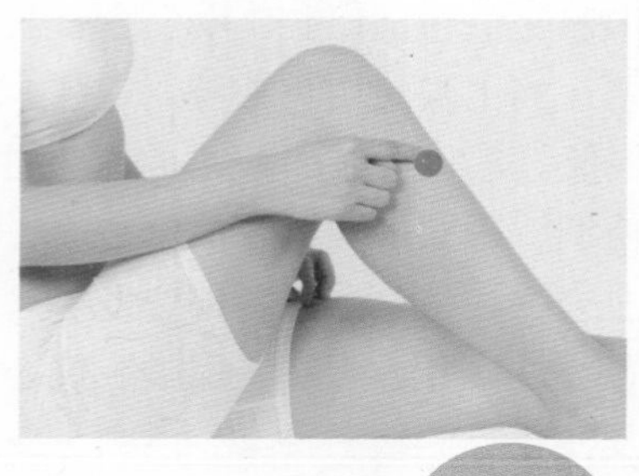

定位

位于小腿前外侧，当犊鼻下3寸，距胫骨前缘一横指。

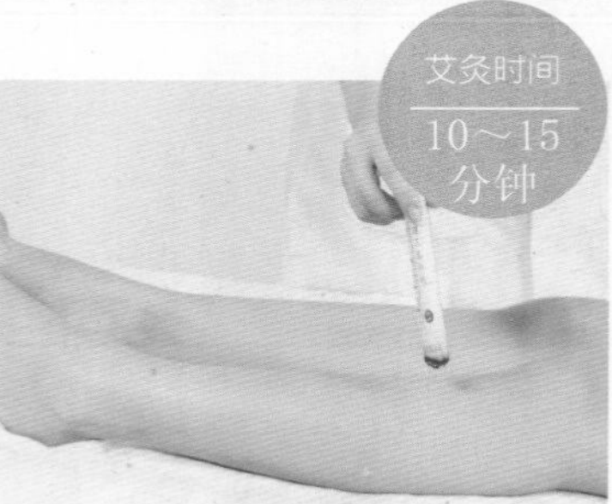

艾灸方法

用艾条温和灸法灸治足三里穴。对侧以同样的方法操作。

胃痉挛

消化科

艾灸方法

临床症状： 胃痉挛就是胃部肌肉抽搐，主要表现为上腹痛、呕吐等。胃痉挛是一种症状，不是疾病。出现胃痉挛时，主要是对症治疗，解痉止痛止呕。

基础治疗：中脘、胃俞。

随症加穴：胃痛，加灸足三里；呕吐，加灸内关；四肢乏力，加灸关元。

中脘「健脾化湿、促消化」

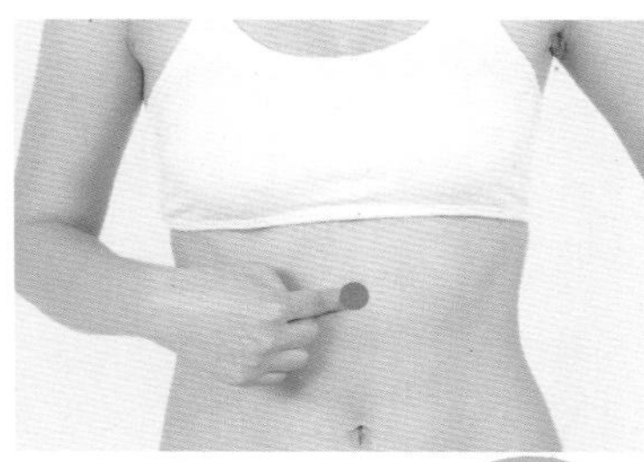

定位

位于上腹部，前正中线上，当脐中上4寸。

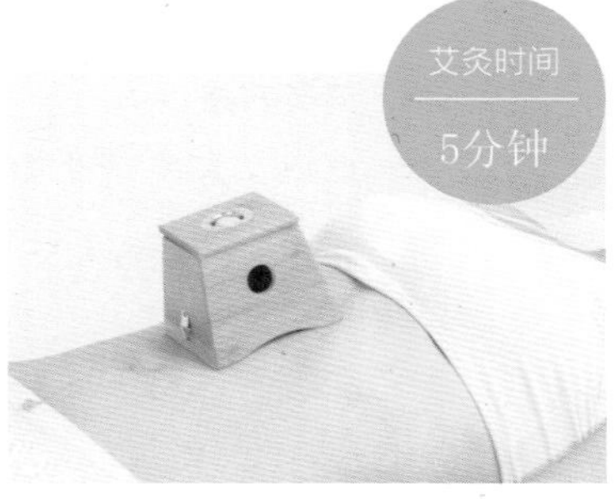

艾灸方法

点燃艾灸盒放于中脘穴上灸治，至局部皮肤潮红发热为宜。

胃俞「和胃降逆、健脾助运」

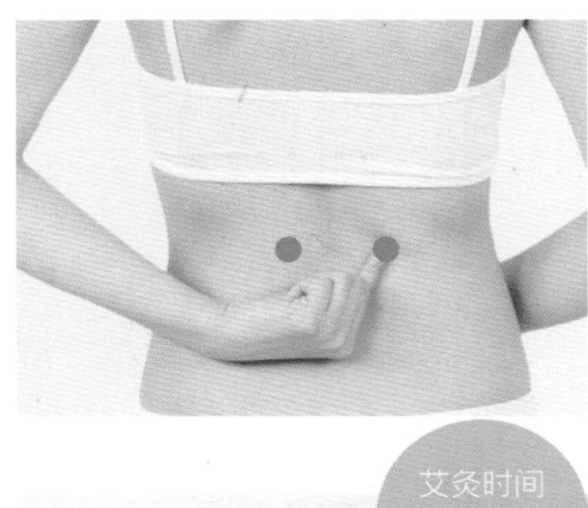

定位

位于背部，当第十二胸椎棘突下，旁开1.5寸。

艾灸时间

10分钟

艾灸方法

点燃艾灸盒放于胃俞穴上灸治，至局部皮肤潮红发热为宜。

呕吐

消化科

艾灸方法

临床症状： 呕吐是临床常见病症，既可单独为患，亦可是多种疾病的临床表现，是机体的一种防御反射活动。可分为三个阶段，即恶心、干呕和呕吐。恶心常为呕吐的前驱症状，表现为上腹部特殊不适感，常伴有头晕、流涎。

基础治疗：中脘、神阙、内关、足三里、梁丘。

随症加穴：呕吐酸腐，加灸天枢；情志不畅，加灸太冲；呕吐清水痰涎，加灸丰隆。

中脘「健脾化湿、促进消化」

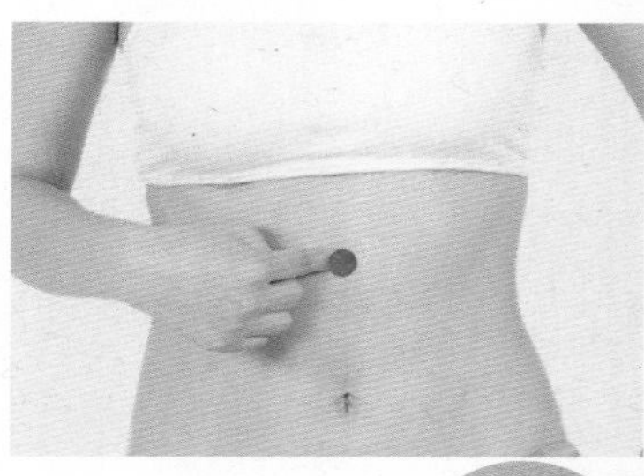

定位

位于上腹部，前正中线上，当脐中上4寸。

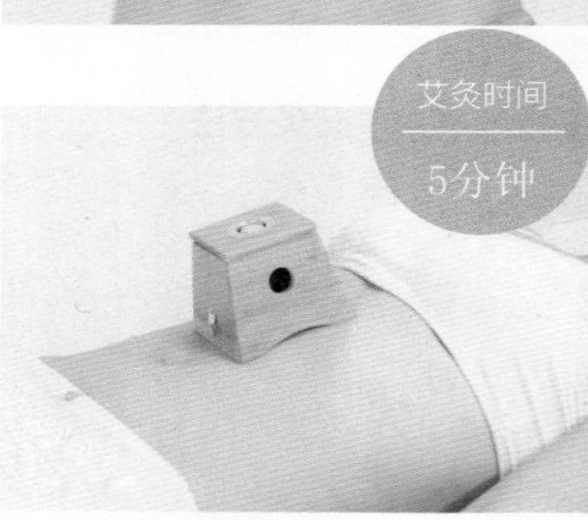

艾灸时间

5分钟

艾灸方法

点燃艾灸盒放于中脘穴上灸治，至皮肤潮红发热为宜。

神阙「健运脾胃、温阳固脱」

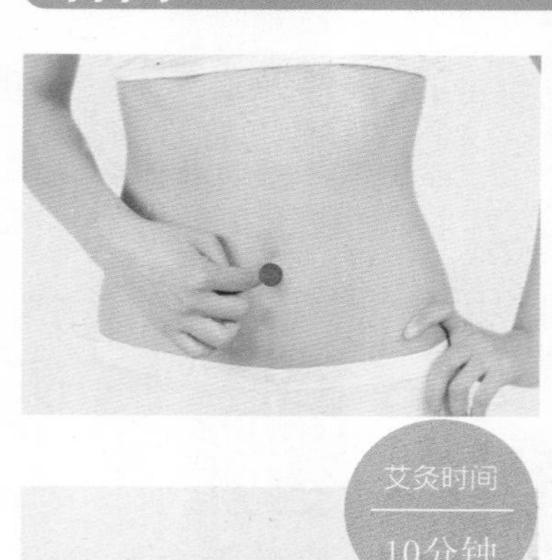

定位

位于腹中部，脐中央。

艾灸时间

10分钟

艾灸方法

点燃艾灸盒放于神阙穴上灸治，至皮肤潮红发热为宜。

内关「宁心安神、和胃理气」

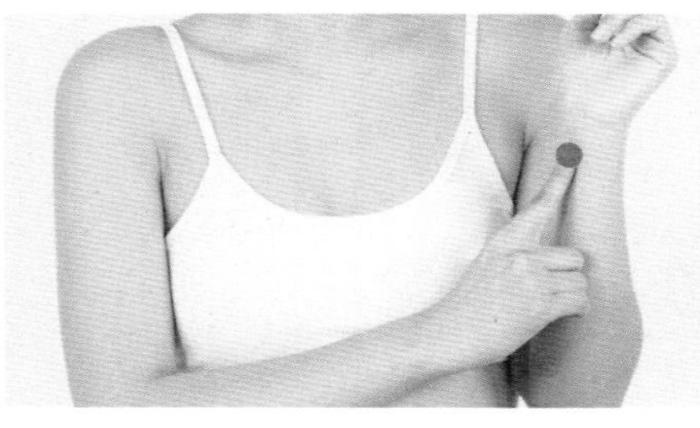

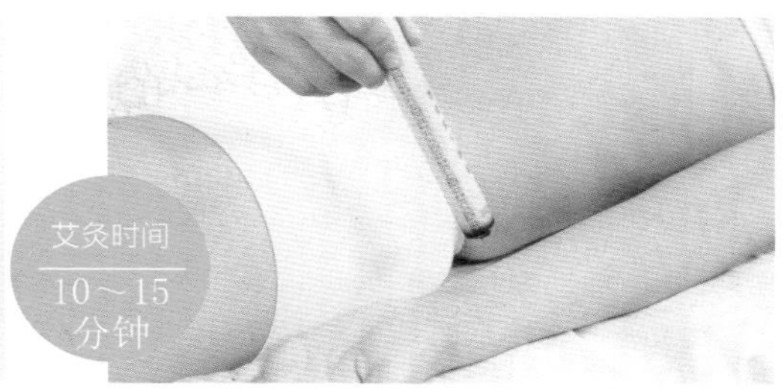

定位 位于前臂掌侧，当曲泽与大陵的连线上，腕横纹上 2 寸。

艾灸方法 用艾条温和灸法灸治内关穴，至皮肤潮红发热为宜。

足三里「调理脾胃、补中益气」

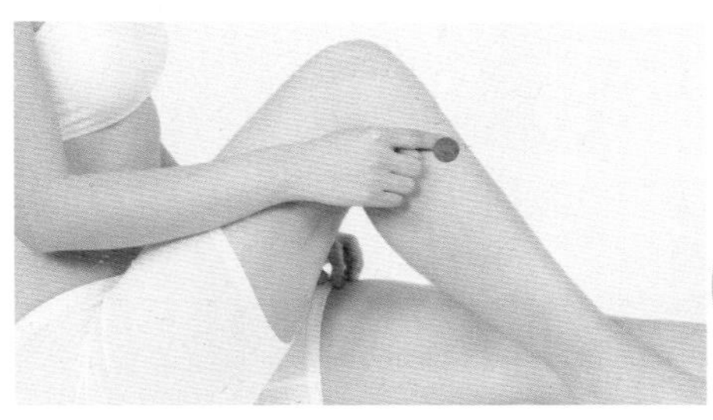

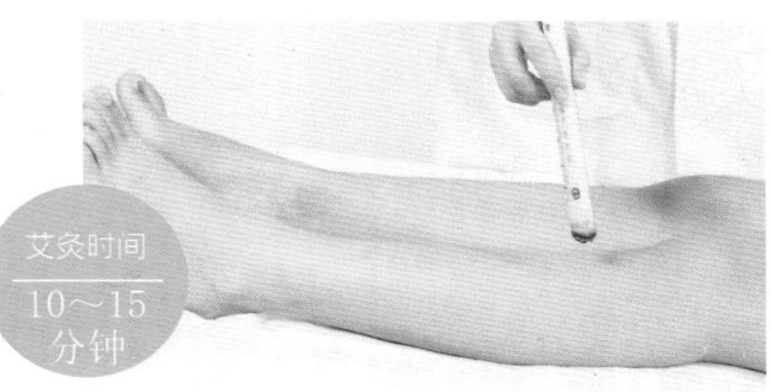

定位 位于小腿前外侧，当犊鼻下 3 寸，距胫骨前缘一横指（中指）。

艾灸方法 用艾条温和灸法灸治足三里穴。对侧以同样的方法操作。

梁丘「调理脾胃」

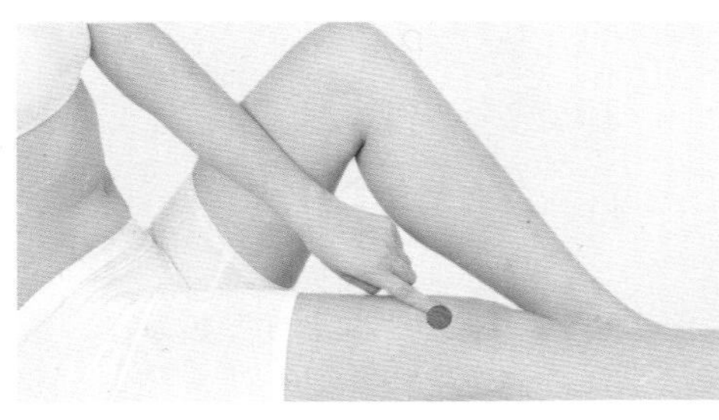

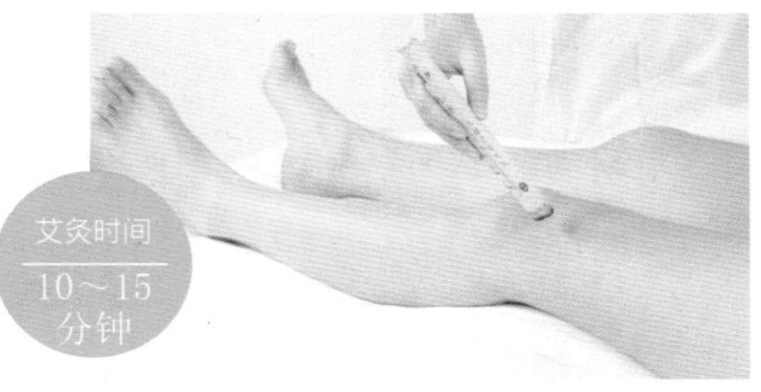

定位 屈膝，在大腿前面，当髂前上棘与髌底外侧端的连线上，髌底上 2 寸。

艾灸方法 用艾条温和灸法灸治梁丘穴。对侧以同样的方法操作。

消化性溃疡

消化科

艾灸方法

临床症状：消化性溃疡主要指发生在胃和十二指肠的慢性溃疡，以周期性发作、节律性上腹部疼痛为主要特征。除中上腹部疼痛外，尚可有唾液分泌增多、烧心、反胃、嗳酸、嗳气、恶心等症状。

基础治疗：中脘、神阙、内关、足三里、太冲。

随症加穴：恶心呕吐，加灸胃俞；腹泻，加灸气海。

中脘「健脾化湿、促进消化」

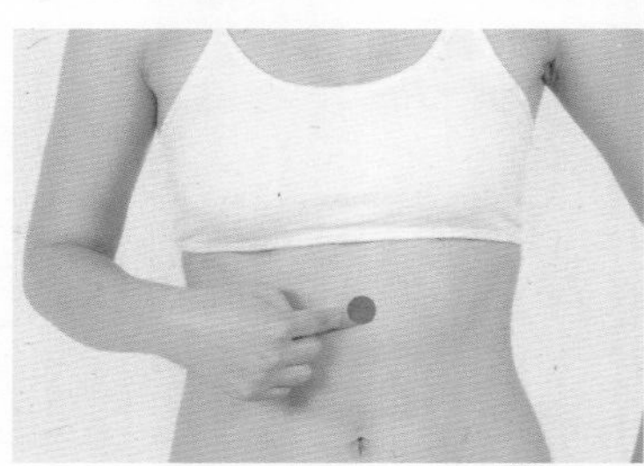

定位

位于上腹部，前正中线上，当脐中上4寸。

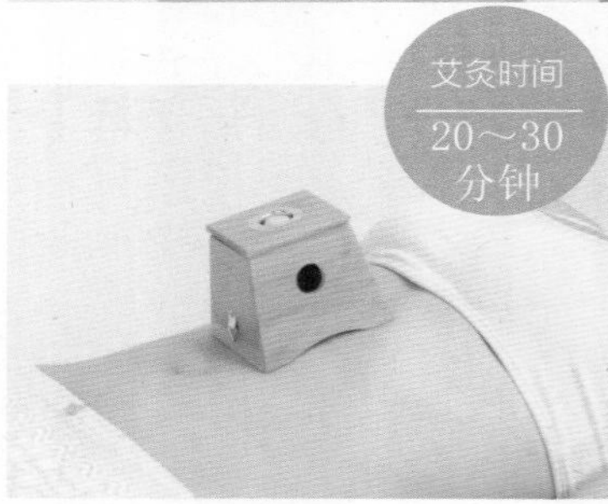

艾灸时间

20～30分钟

艾灸方法

点燃艾灸盒放于中脘穴上灸治，至皮肤潮红发热为宜。

神阙「健运脾胃、温阳固脱」

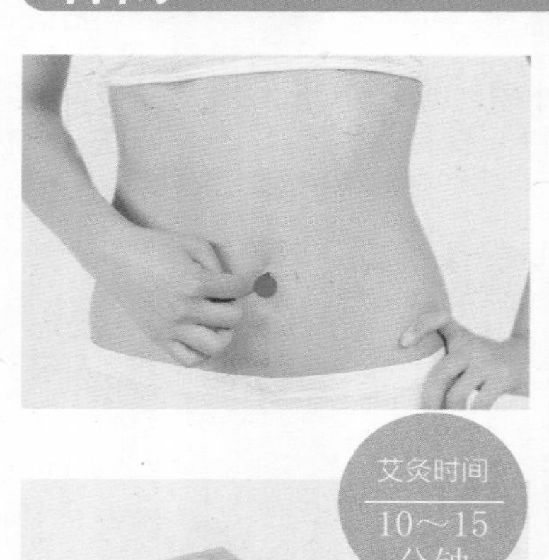

定位

位于腹中部，脐中央。

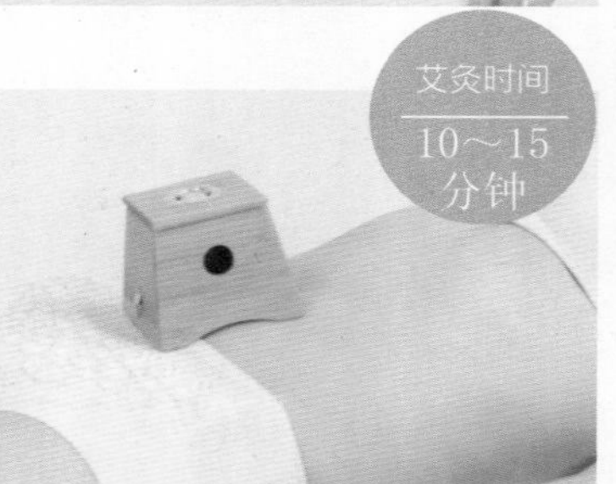

艾灸时间

10～15分钟

艾灸方法

点燃艾灸盒放于神阙穴上灸治，至皮肤潮红发热为宜。

内关「宁心安神、和胃理气」

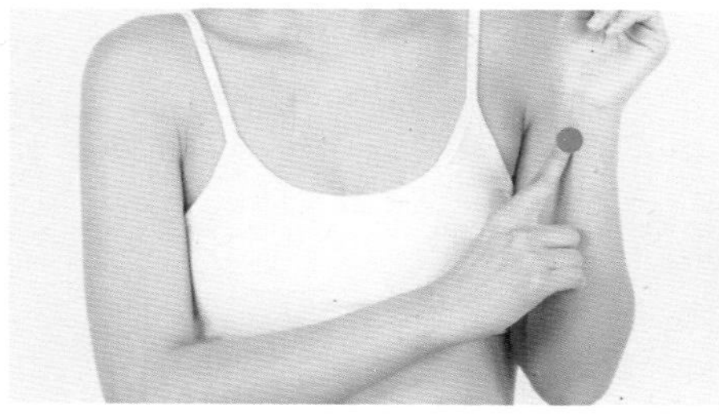

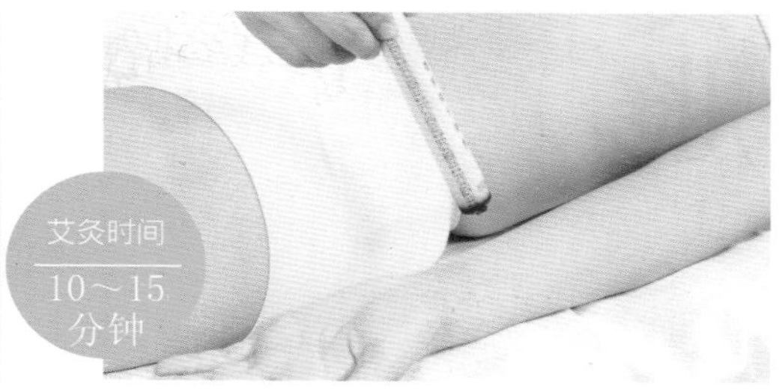

定位 | 位于前臂正中，腕横纹上2寸，在桡侧腕屈肌腱同掌长肌腱之间。

艾灸方法 | 用艾条温和灸法灸治内关穴。对侧以同样的方法操作。

足三里「调理脾胃、补中益气」

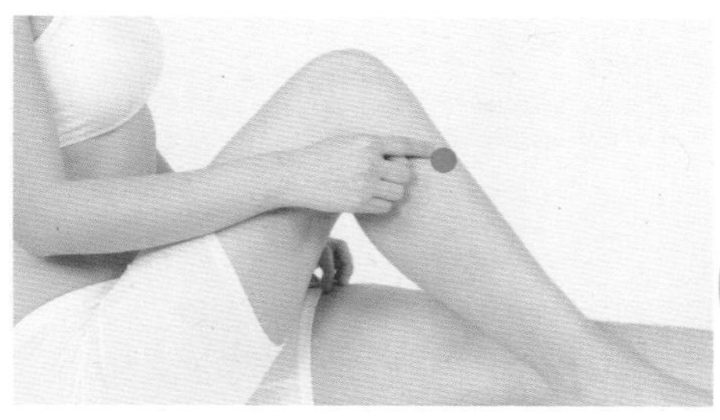

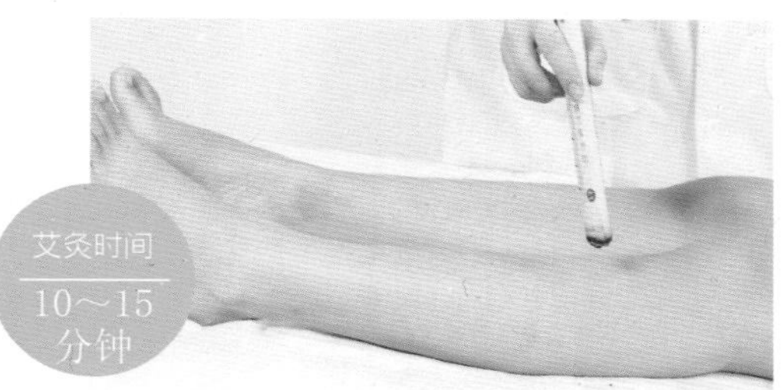

定位 | 位于小腿前外侧，当犊鼻下3寸，距胫骨前缘一横指（中指）。

艾灸方法 | 用艾条温和灸法灸治足三里穴。对侧以同样的方法操作。

太冲「平肝理血、清利下焦」

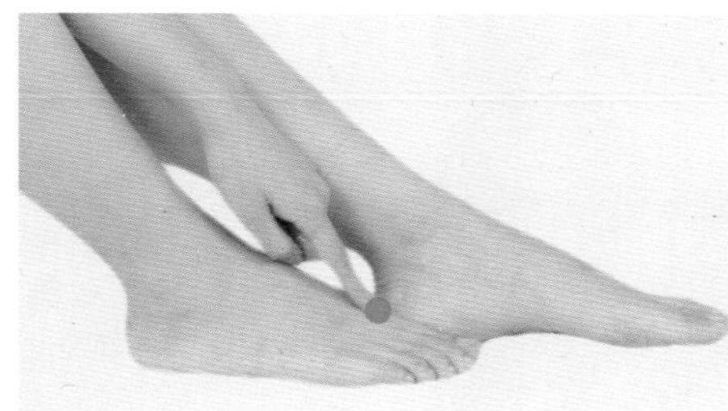

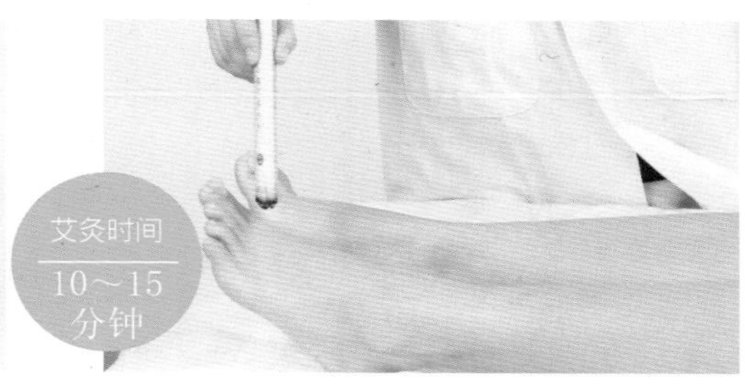

定位 | 位于足背侧，当第一、第二跖骨间隙的后方凹陷处。

艾灸方法 | 用艾条温和灸法灸治太冲穴。对侧以同样的方法操作。

腹胀

消化科

艾灸方法

临床症状：腹胀是一种常见的消化系统症状，引起腹胀的原因主要见于胃肠道胀气、各种原因所致的腹水、腹腔肿瘤等。

基础治疗：中脘、足三里。

随症加穴：腹部胀痛，加灸建里；侧腹胀痛，加灸太冲；便秘，加灸支沟。

中脘「健脾化湿、促进消化」

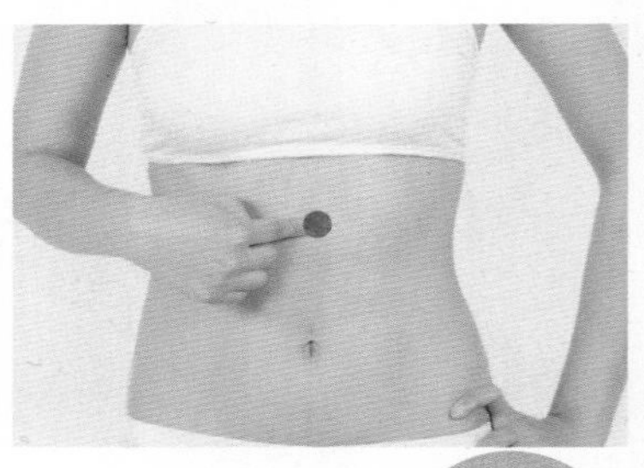

定位

位于上腹部，前正中线上，当脐中上4寸。

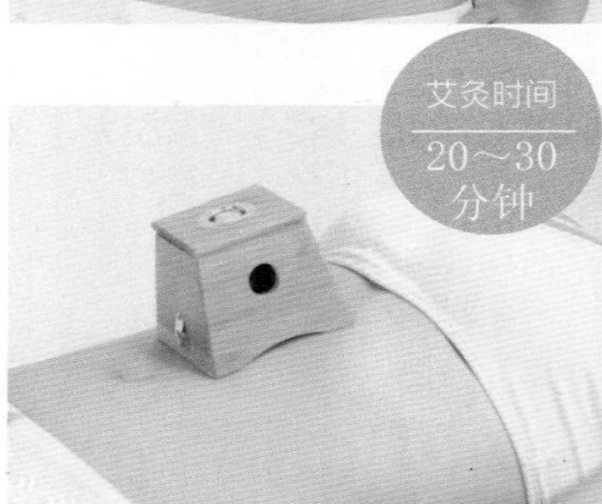

艾灸时间

20～30分钟

艾灸方法

点燃艾灸盒放于中脘穴上灸治，至皮肤潮红发热为宜。

足三里「调理脾胃、补中益气」

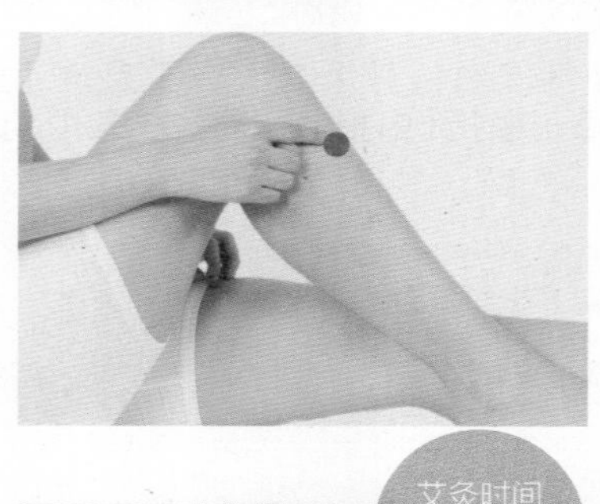

定位

位于小腿前外侧，当犊鼻下3寸，距胫骨前缘一横指。

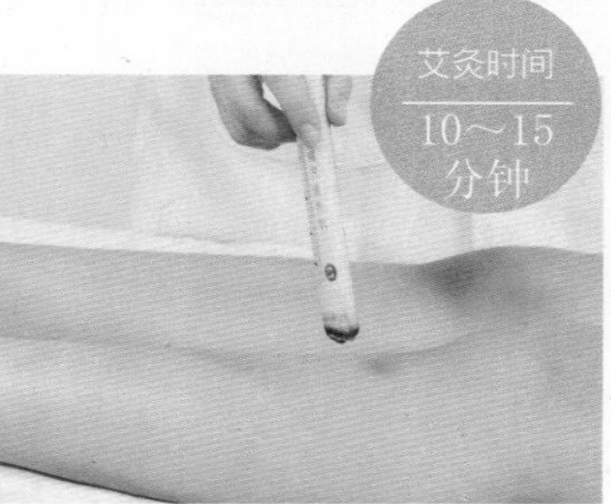

艾灸时间

10～15分钟

艾灸方法

用艾条温和灸法灸治足三里穴。对侧以同样的方法操作。

急性肠炎

消化科

艾灸方法

临床症状：急性肠炎是消化系统疾病中较为常见的疾病。致病原因是肠道细菌、病毒感染或饮食不当等。临床表现为发热、腹痛、腹泻、腹胀，伴有不同程度的恶心呕吐，四肢无力，粪便为黄色水样便。

基础治疗：天枢、神阙。

随症加穴：发热，加灸大椎；腹痛，加灸中脘；腹泻，加灸气海。

天枢「调理胃肠、消炎止泻」

定位

位于腹中部，距脐中2寸。

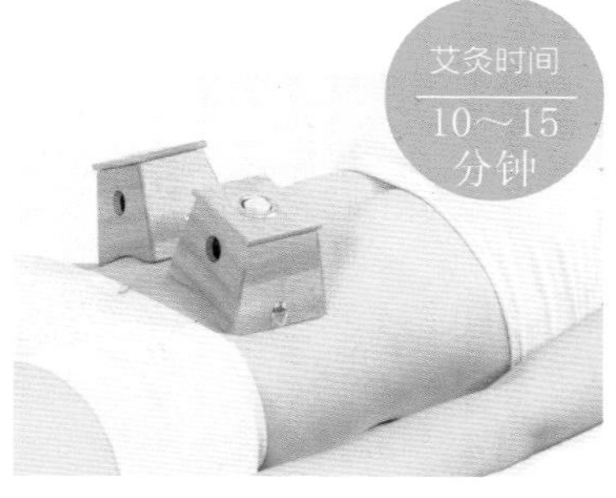

艾灸方法

点燃艾灸盒放于天枢穴上灸治，至皮肤潮红发热为宜。

神阙「健运脾胃、温阳固脱」

定位

位于腹中部，脐中央。

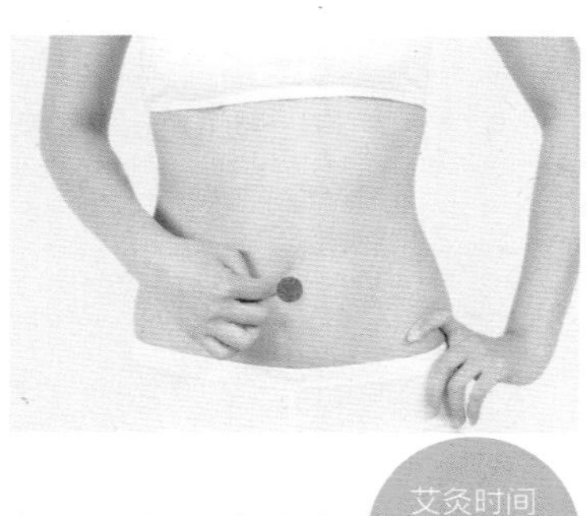

艾灸时间
5分钟

艾灸方法

点燃艾灸盒放于神阙穴上灸治，至皮肤潮红发热为宜。

腹泻

消化科

艾灸方法

临床症状：腹泻是大肠疾病最常见的一种症状，是指排便次数明显超过日常习惯的排便次数，粪质稀薄，水分增多，每日排便总量超过200克。腹泻常伴有排便急迫感、肛门不适、失禁等症状。

基础治疗：中脘、天枢、神阙、气海、关元。

随症加穴：大便清稀或如水样，加灸阴陵泉；泻下急迫，加灸合谷。

中脘「健脾化湿、促进消化」

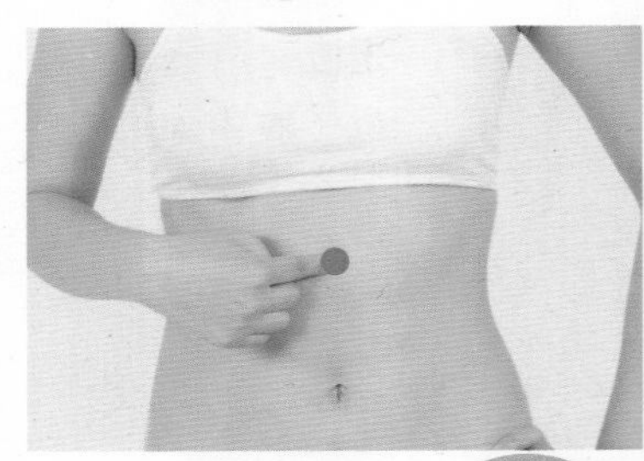

定位

位于上腹部，前正中线上，当脐中上4寸。

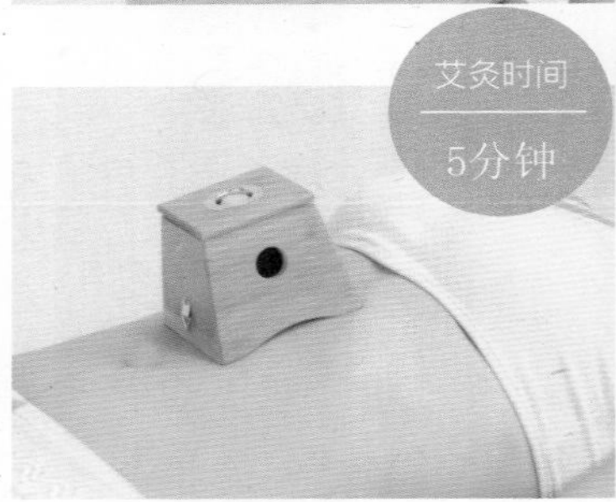

艾灸方法

点燃艾灸盒放于中脘穴上灸治，至皮肤潮红发热为宜。

天枢「调理胃肠、消炎止泻」

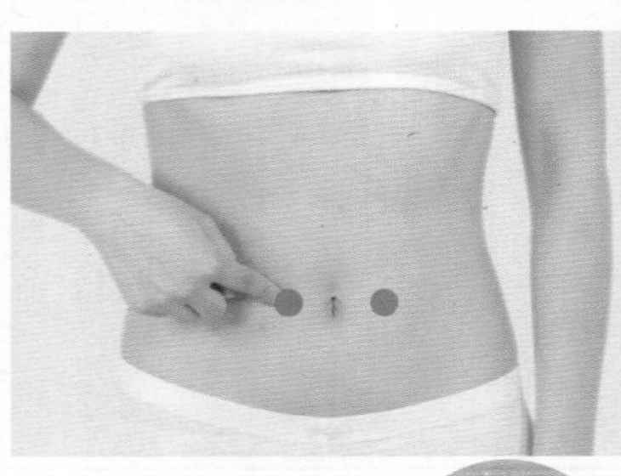

定位

位于腹中部，平脐中，距脐中2寸。

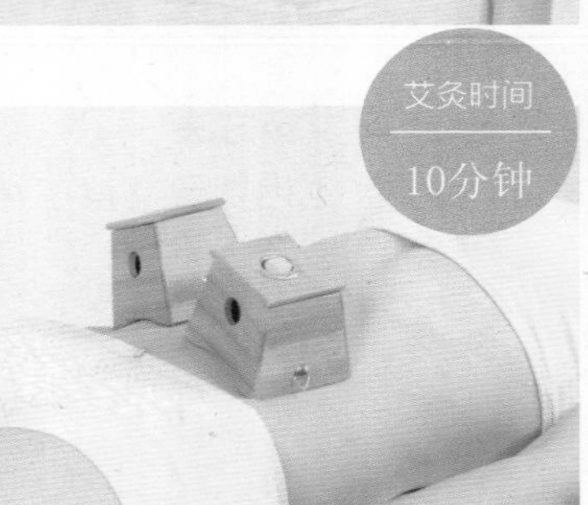

艾灸方法

点燃艾灸盒放于天枢穴上灸治，至皮肤潮红发热为宜。

神阙「健运脾胃、温阳固脱」

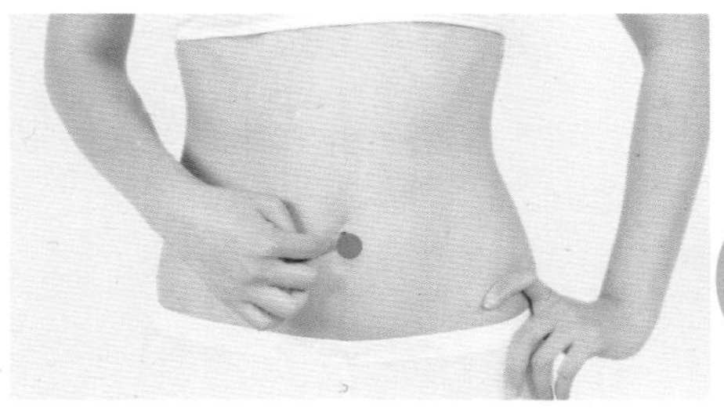

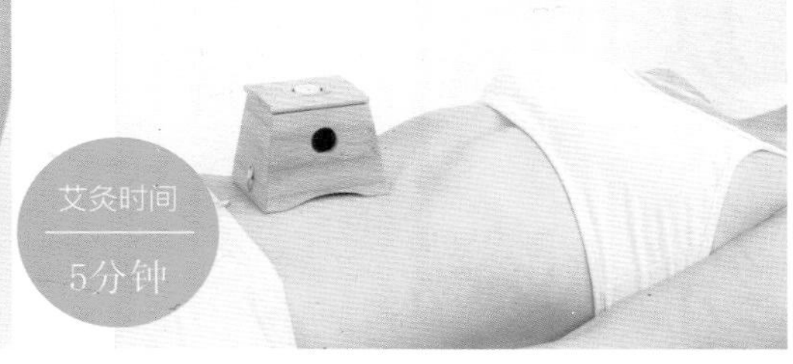

定位 位于腹中部，脐中央。

艾灸方法 点燃艾灸盒放于神阙穴上灸治，至皮肤潮红发热为宜。

气海「补益回阳、延年益寿」

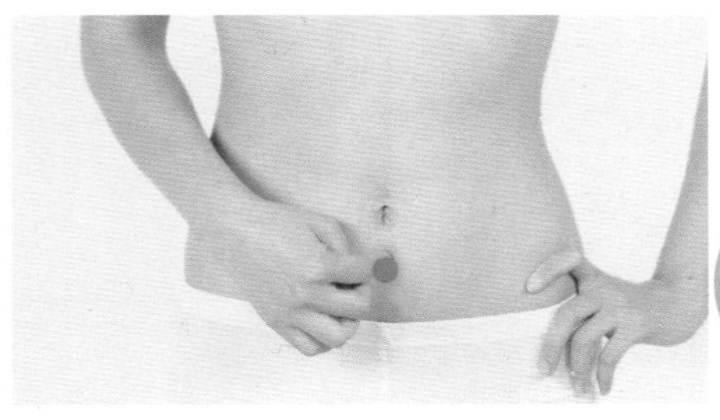

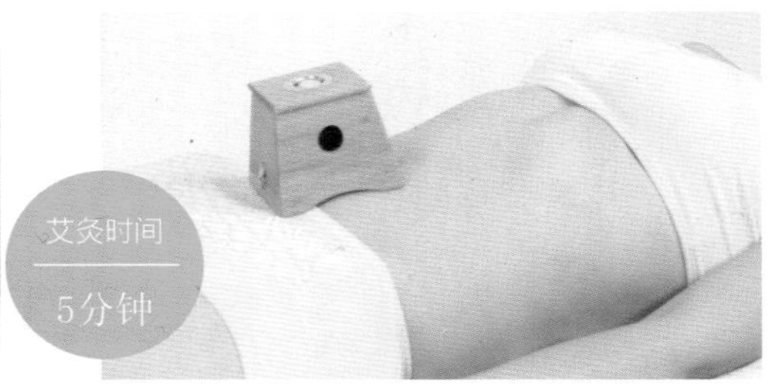

定位 位于下腹部，前正中线上，当脐中下 1.5 寸处。

艾灸方法 点燃艾灸盒放于气海穴上灸治，至皮肤潮红发热为宜。

关元「培元固本、降浊升清」

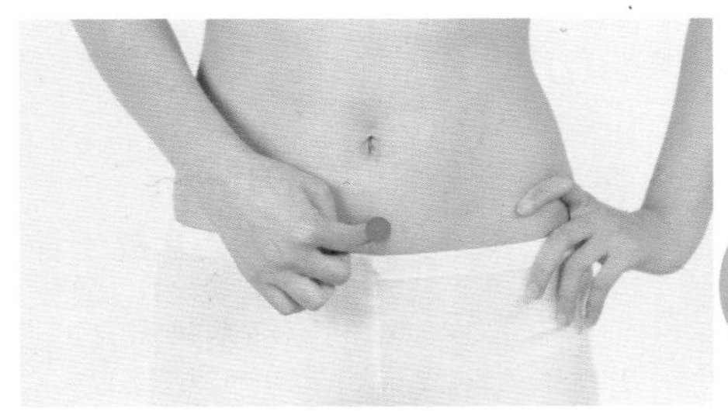

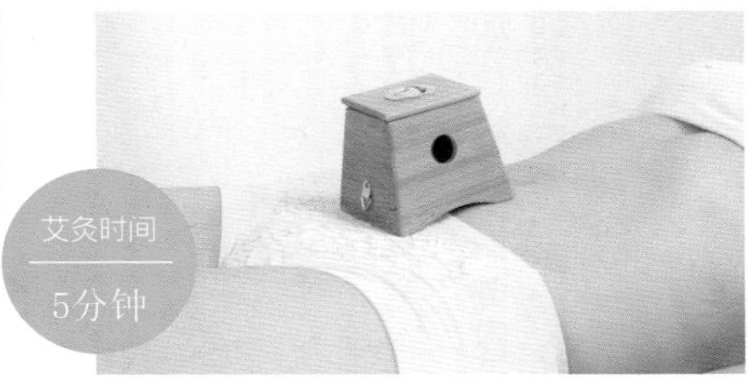

定位 位于下腹部，前正中线上，当脐中下 3 寸。

艾灸方法 点燃艾灸盒放于关元穴上灸治，至皮肤潮红发热为宜。

肠易激综合征

消化科

艾灸方法

临床症状：肠易激综合征是由胃肠道动力异常或肠道感染所引起的肠道功能紊乱性疾病，主要临床表现有心悸、腹痛、腹胀、腹泻或便秘、多汗、恶心、呕吐等。

基础治疗：中脘、神阙。

随症加穴：心悸，加灸内关；腹痛，加灸足三里；多汗，加灸三阴交。

中脘「健脾化湿、促进消化」

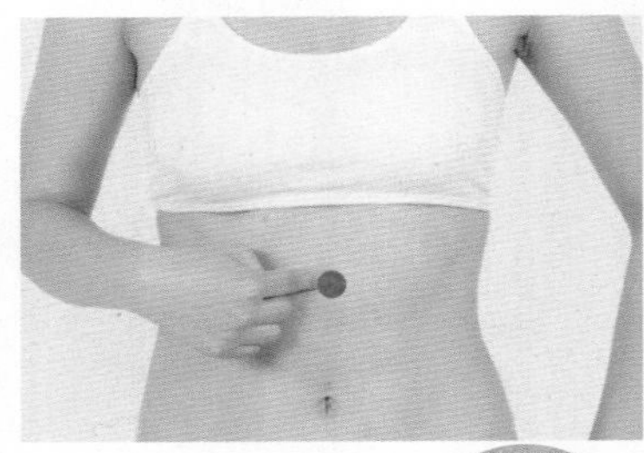

定位

位于上腹部，前正中线上，当脐中上4寸。

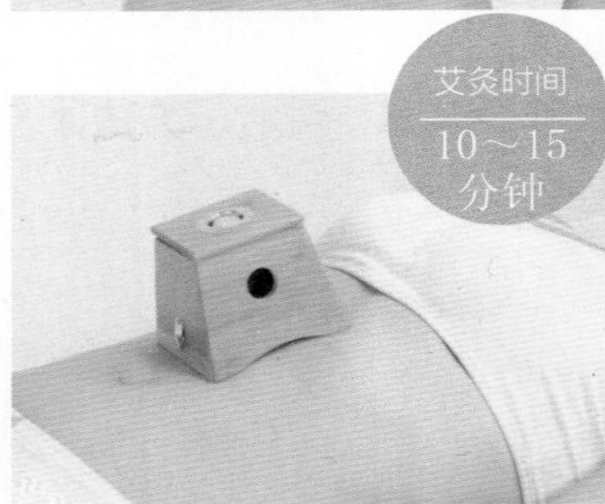

艾灸方法

点燃艾灸盒放于中脘穴上灸治，至皮肤潮红发热为宜。

神阙「健运脾胃、温阳固脱」

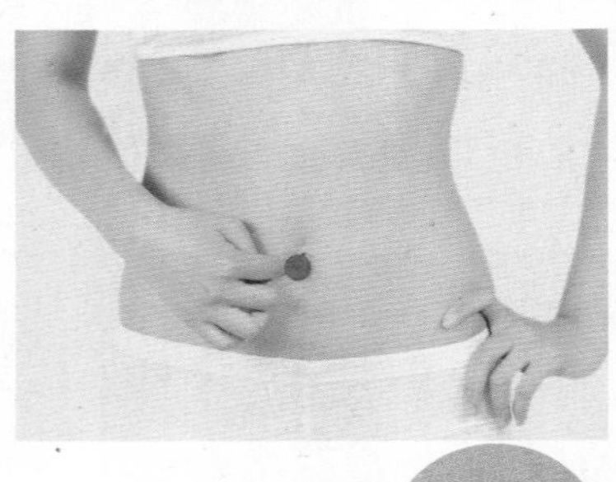

定位

位于腹中部，脐中央。

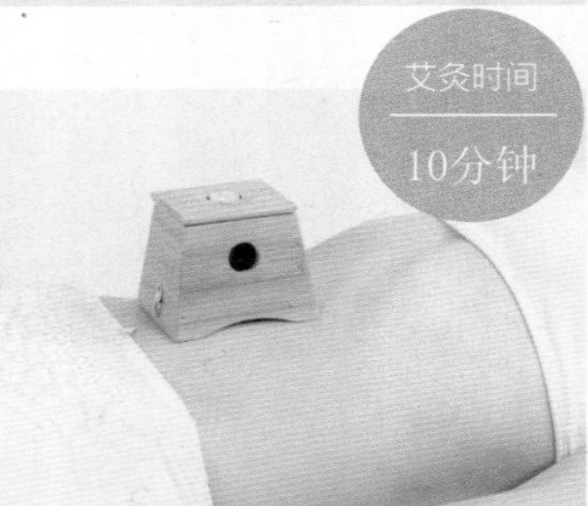

艾灸方法

点燃艾灸盒放于神阙穴上灸治，至皮肤潮红发热为宜。

消化科

艾灸方法

痢疾

临床症状：痢疾又称为肠辟、滞下，为急性肠道传染病之一，临床表现为腹痛、腹泻、里急后重、排脓血便，伴全身中毒等症状。一般起病急，以高热、腹泻、腹痛为主要症状，若发生惊厥、呕吐，多为疫毒痢。

基础治疗：神阙、滑肉门。

随症加穴：高热，加灸大椎；腹泻，加灸足三里；呕吐，加灸内关。

神阙「健运脾胃、温阳固脱」

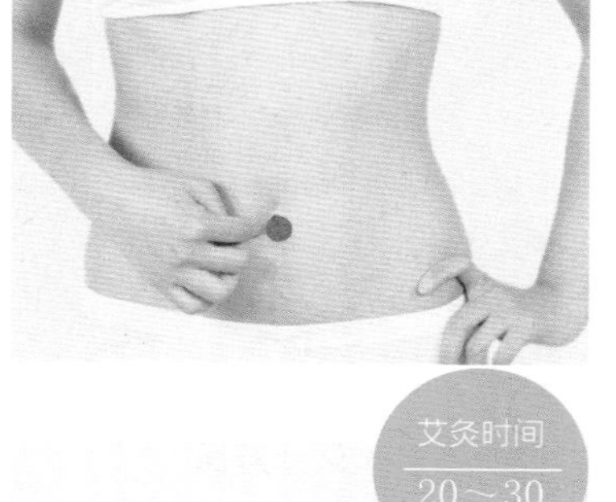

定位

位于腹中部，脐中央。

艾灸时间

20～30分钟

艾灸方法

点燃艾灸盒放于神阙穴上灸治，至皮肤潮红发热为宜。

滑肉门「健脾化湿、清心开窍」

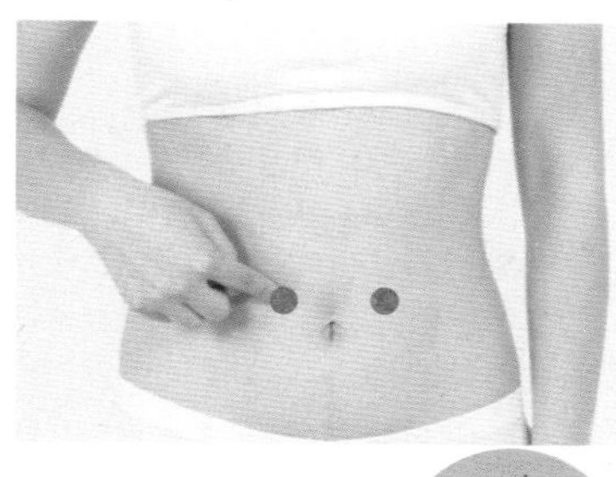

定位

位于上腹部，当脐中上1寸，距前正中线2寸。

艾灸时间

10～15分钟

艾灸方法

点燃艾灸盒放于滑肉门穴上灸治，至皮肤潮红发热为宜。

痔疮

消化科

艾灸方法

临床症状：痔疮又称痔核，是肛门科最常见的疾病。临床上分为三种类型：位于齿线以上的为内痔，在肛门齿线外的为外痔，两者混合存在的称混合痔。外痔无特殊症状，发生感染发炎或形成血栓外痔时，则可有局部肿痛。

基础治疗：百会、陶道、腰阳关、长强、足三里。

随症加穴：肛内有肿物脱出，加灸白环俞；肛门肿痛，加灸孔最；便后出血，加灸膈俞。

百会「安神定志、益寿延年」

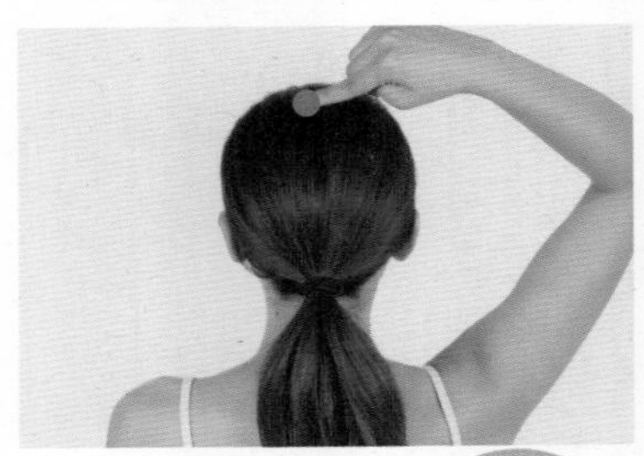

定位

位于头部，当前发际正中直上5寸，或两耳尖连线的中点处。

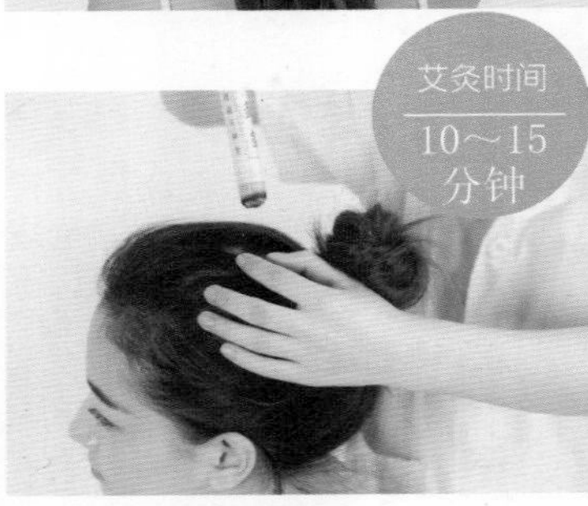

艾灸方法

用艾条温和灸法灸治百会穴，至皮肤发热为宜。

陶道「补益肺气、镇静止痛」

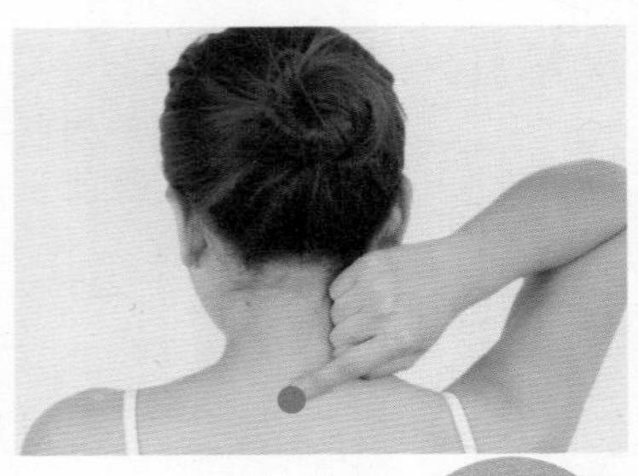

定位

位于背部，当后正中线上，第一胸椎棘突下凹陷中。

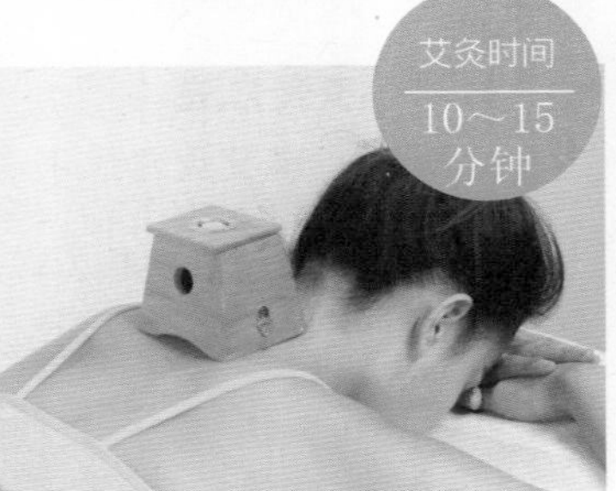

艾灸方法

点燃艾灸盒放于陶道穴上灸治，至皮肤潮红发热为宜。

腰阳关「除湿降浊、强健腰肌」

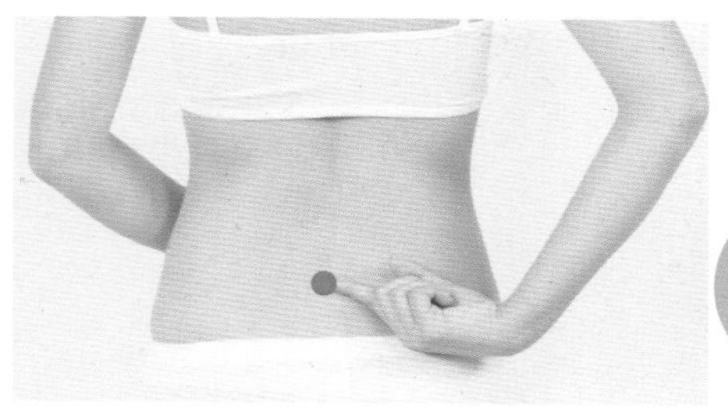

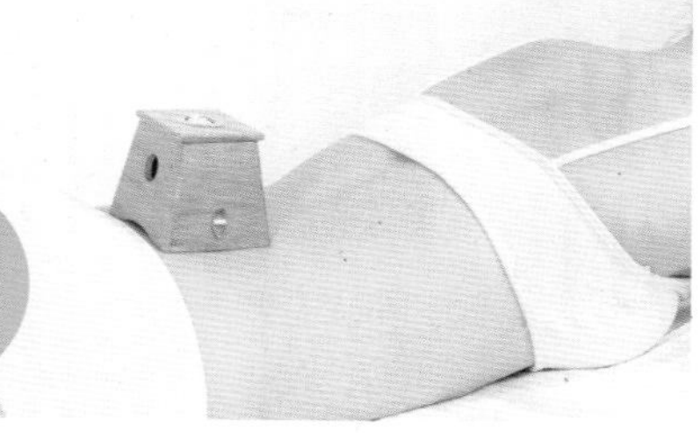

定位 | 位于腰部，当后正中线上，第四腰椎棘突下凹陷中。

艾灸方法 | 点燃艾灸盒放于腰阳关穴上灸治，至局部皮肤潮红发热为宜。

长强「清热通便、活血化瘀」

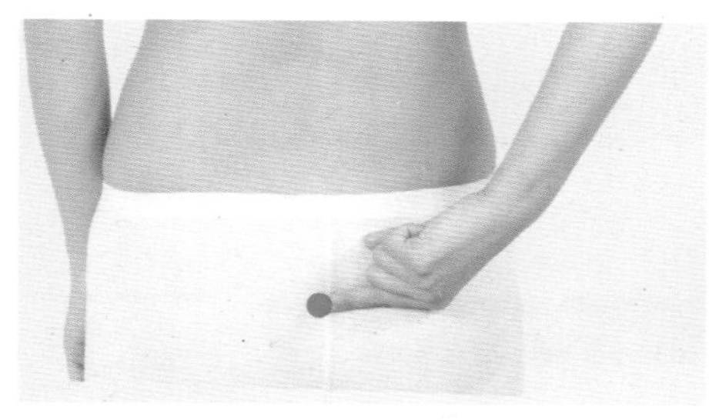

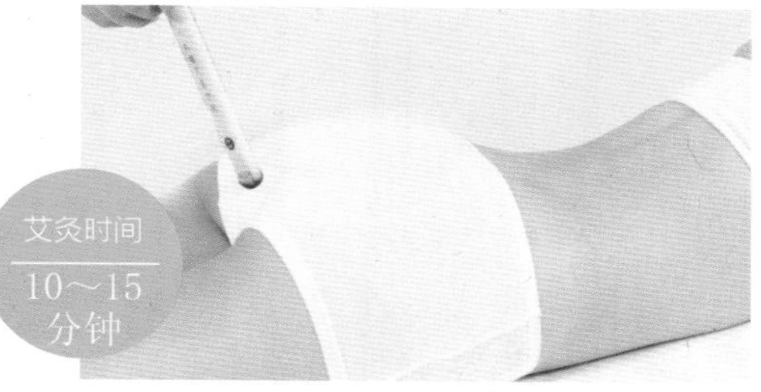

定位 | 位于尾骨下，当尾骨端与肛门连线的中点处。

艾灸方法 | 用艾条回旋灸法来回灸治长强穴，至皮肤潮红发热为宜。

足三里「调理脾胃、补中益气」

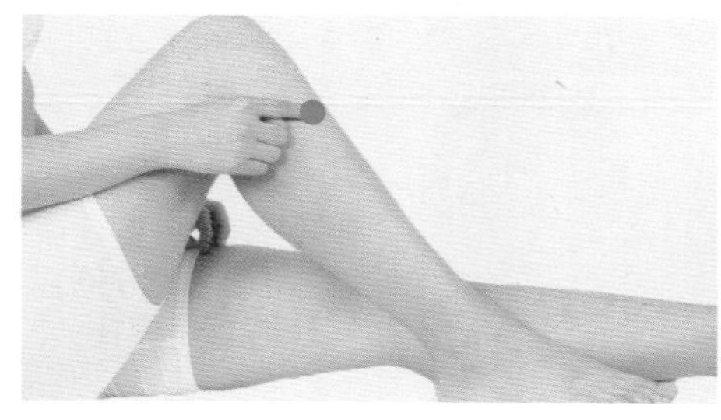

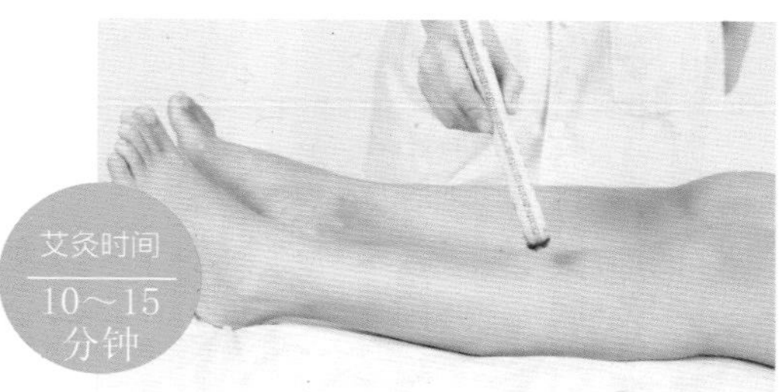

定位 | 位于小腿前外侧，当犊鼻下3寸，距胫骨前缘一横指（中指）。

艾灸方法 | 用艾条温和灸治足三里穴。对侧以同样的方法操作。

脂肪肝

消化科

艾灸方法

临床症状：脂肪肝是指由于各种原因引起的肝细胞内脂肪堆积过多的病变。当前，脂肪性肝病正严重地威胁着国人的健康，成为仅次于病毒性肝炎的第二大肝病，已被公认为隐蔽性肝硬化的常见原因。

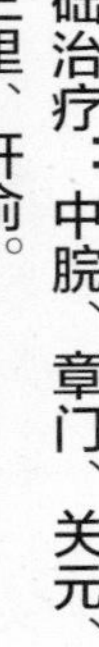

基础治疗：中脘、章门、关元、足三里、肝俞。

随症加穴：若食欲不振，加灸脾俞；若疲倦乏力，加灸气海；若恶心呕吐，加灸公孙。

中脘「健脾化湿、促进消化」

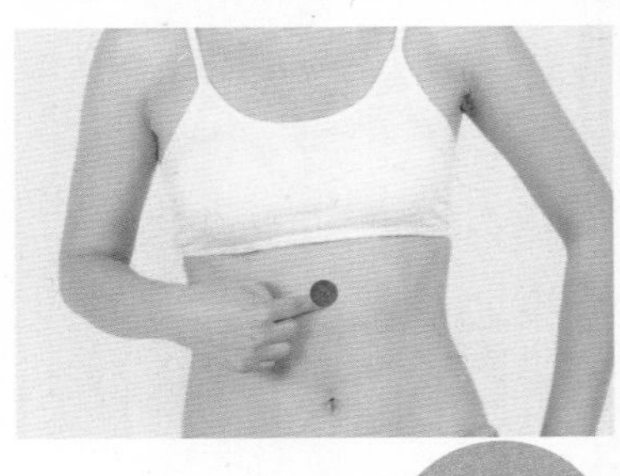

定位

位于上腹部，前正中线上，当脐中上4寸。

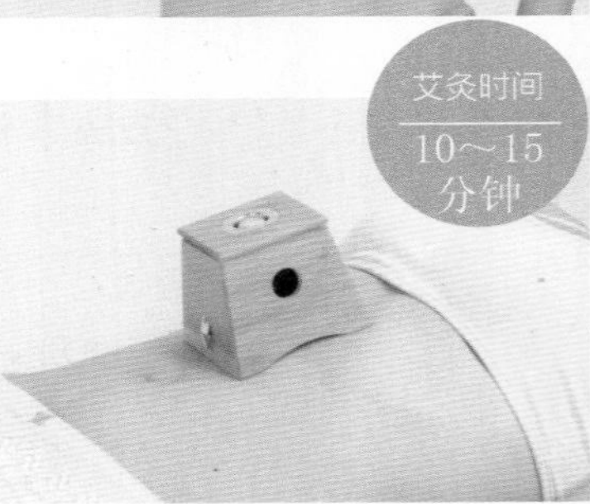

艾灸时间 10～15分钟

艾灸方法

点燃艾灸盒放于中脘穴上灸治，至皮肤潮红发热为宜。

章门「疏肝健脾、清利湿热」

定位

位于侧腹部，当第十一肋游离端的下方。

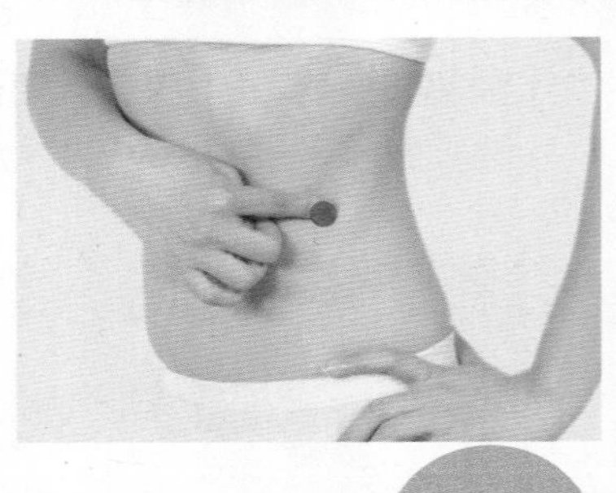

艾灸时间 10～15分钟

艾灸方法

用艾条温和灸法灸治章门穴。对侧以同样的方法操作。

关元「培元固本、降浊升清」

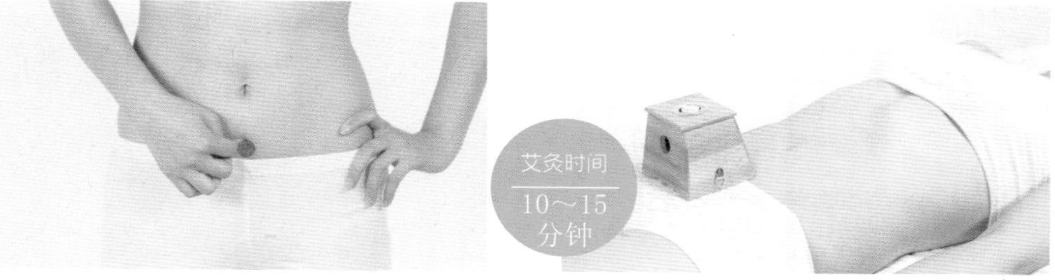

定位 位于下腹部，前正中线上，当脐中下 3 寸。

艾灸方法 点燃艾灸盒放于关元穴上灸治，至皮肤潮红发热为宜。

足三里「调理脾胃、补中益气」

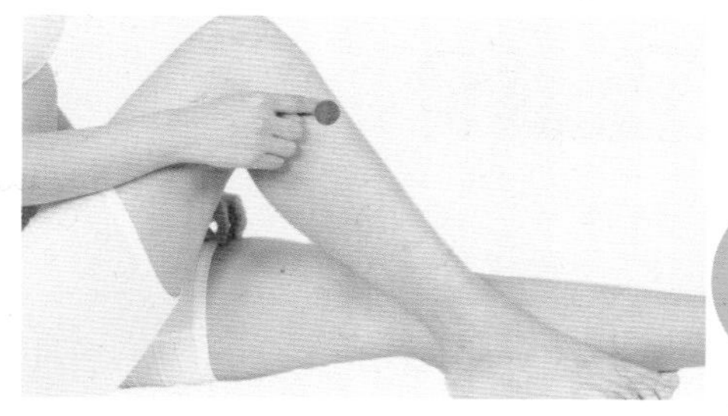

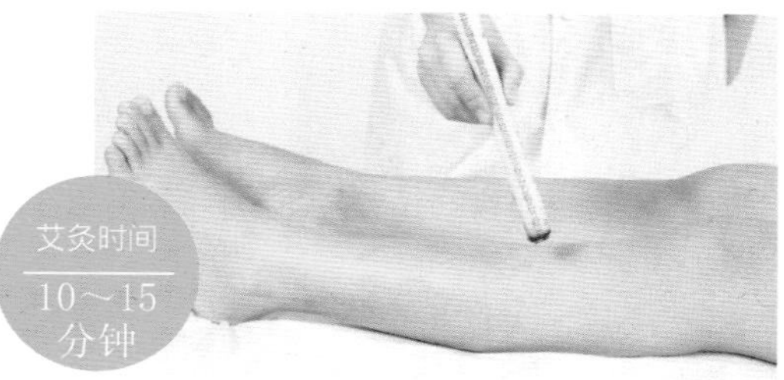

定位 位于小腿前外侧，当犊鼻下 3 寸，距胫骨前缘一横指(中指)。

艾灸方法 用艾条温和灸法灸治足三里穴。对侧以同样的方法操作。

肝俞「通络利咽、疏肝理气」

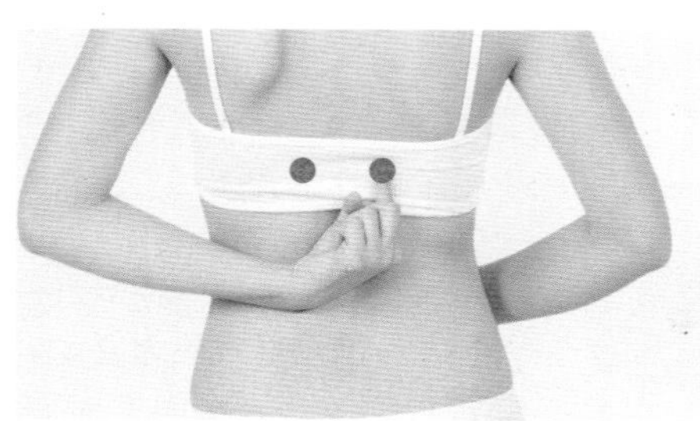

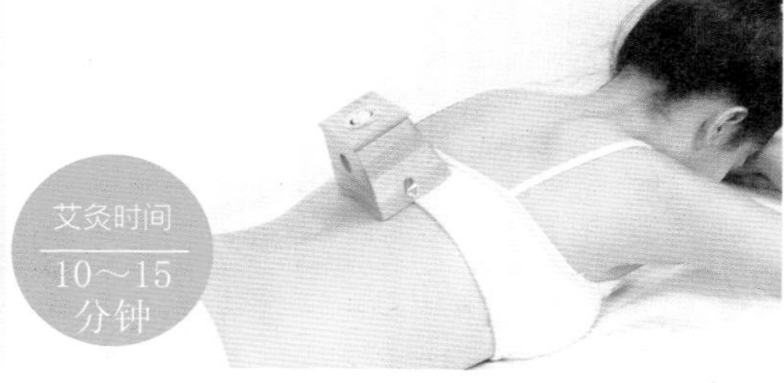

定位 位于背部，当第九胸椎棘突下，旁开 1.5 寸。

艾灸方法 点燃艾灸盒放于肝俞穴上灸治，至皮肤潮红发热为宜。

肝硬化

消化科

艾灸方法

临床症状：肝硬化是由一种或多种疾病长期形成的肝损害，主要表现为肝脏细胞纤维化病变。主要致病因素有肝炎病毒、酗酒、胆汁淤积、寄生虫感染等引起肝脏硬化、萎缩，其部分症状与肝炎相似。

基础治疗：中脘、关元、中极、足三里、肝俞。

随症加穴：食欲不振，加灸胃俞；四肢无力，加灸气海；腹胀，加灸阴陵泉。

中脘 「健脾化湿、促进消化」

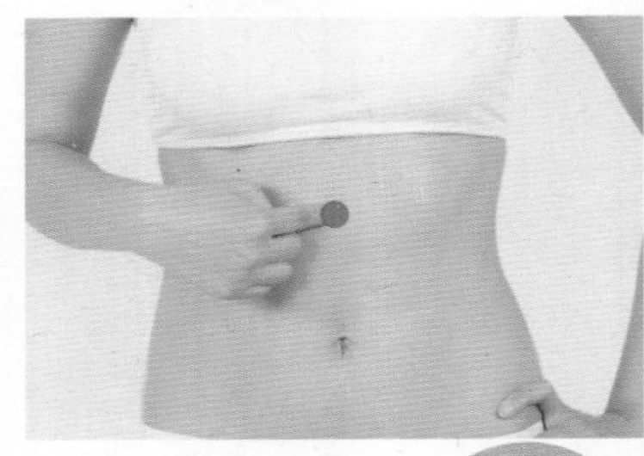

定位

位于上腹部，前正中线上，当脐中上4寸。

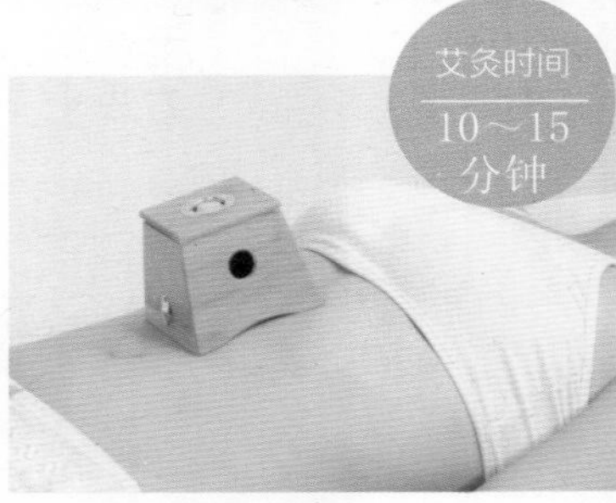

艾灸方法

点燃艾灸盒放于中脘穴上灸治，至皮肤潮红发热为宜。

关元 「培元固本、降浊升清」

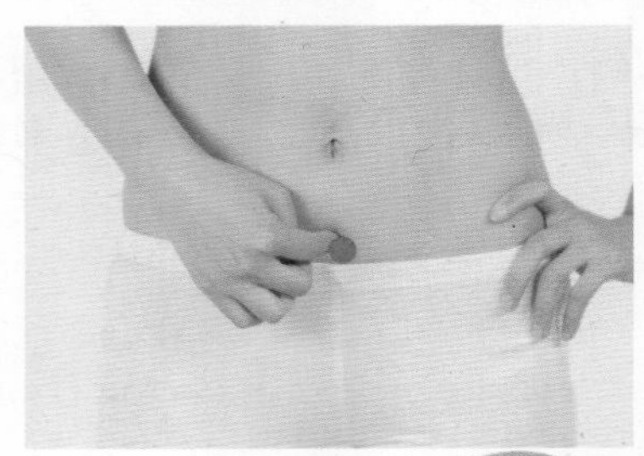

定位

位于下腹部，前正中线上，当脐中下3寸。

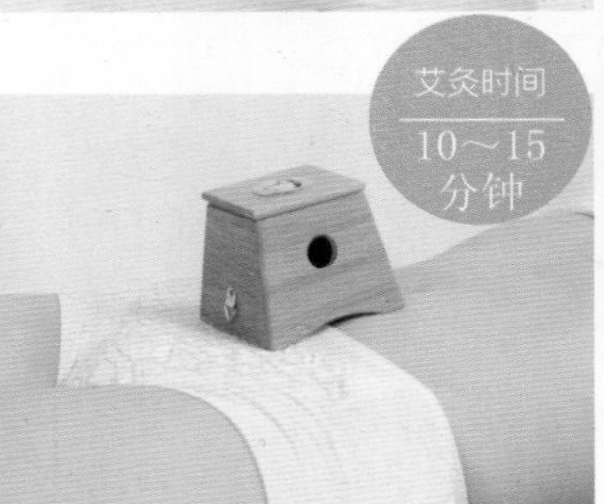

艾灸方法

点燃艾灸盒放于关元穴上灸治，至皮肤潮红发热为宜。

中极「健脾益气、益肾固精」

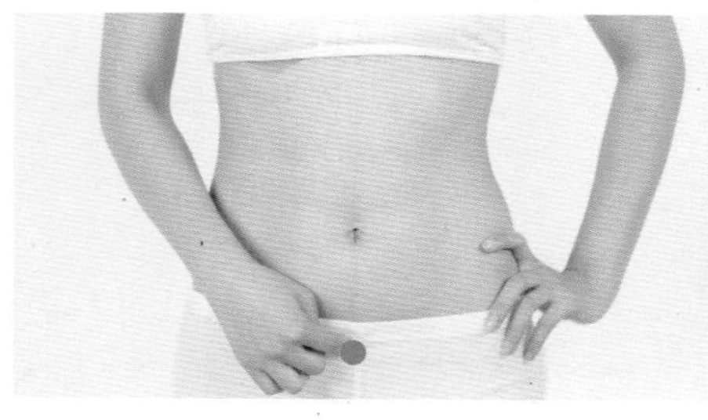

艾灸时间
10～15
分钟

定位 | 位于下腹部，前正中线上，当脐中下 4 寸。

艾灸方法 | 点燃艾灸盒放于中极穴上灸治，至皮肤潮红发热为宜。

足三里「调理脾胃、补中益气」

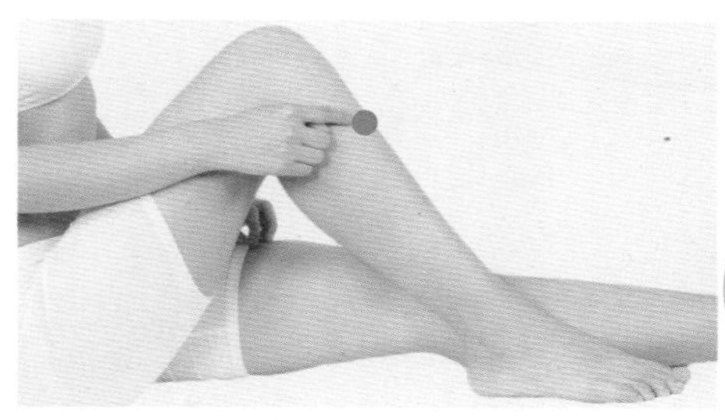

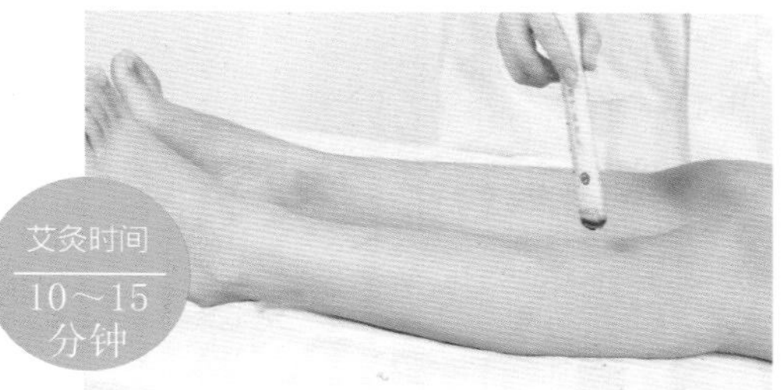

定位 | 位于小腿前外侧，当犊鼻下 3 寸，距胫骨前缘一横指（中指）。

艾灸方法 | 用艾条温和灸法灸治足三里穴。对侧以同样的方法操作。

肝俞「通络利咽、疏肝理气」

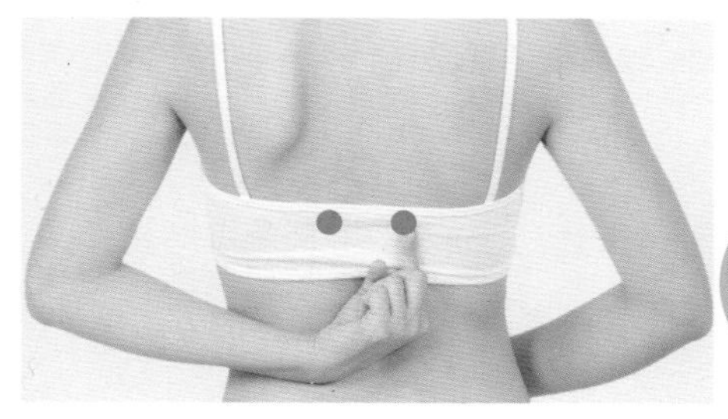

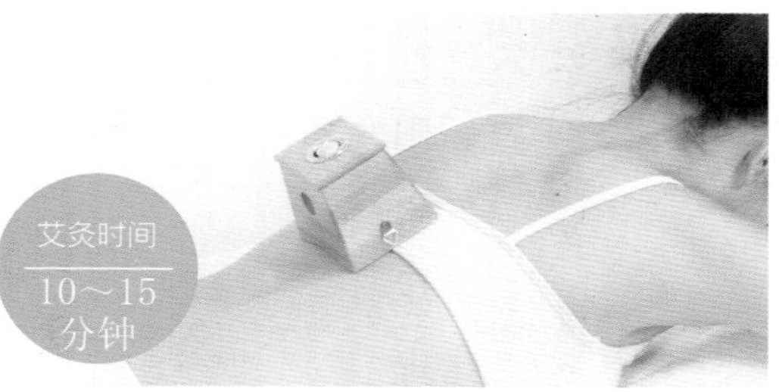

定位 | 位于背部，当第九胸椎棘突下，旁开 1.5 寸。

艾灸方法 | 点燃艾灸盒放于肝俞穴上灸治，至皮肤潮红发热为宜。

胆结石

消化科

艾灸方法

临床症状：胆结石是指发生在胆囊内的结石所引起的疾病，是一种常见病，随年龄增长，发病率也逐渐升高，且女性明显高于男性。临床症状有胆绞痛、上腹隐痛、胆囊积液，可伴有恶心、呕吐。

基础治疗：阳陵泉、足三里。

随症加穴：腹痛，加灸胆囊穴；恶心呕吐，加灸内关；烦躁易怒，加灸太冲。

阳陵泉「疏肝解郁、强健腰膝」

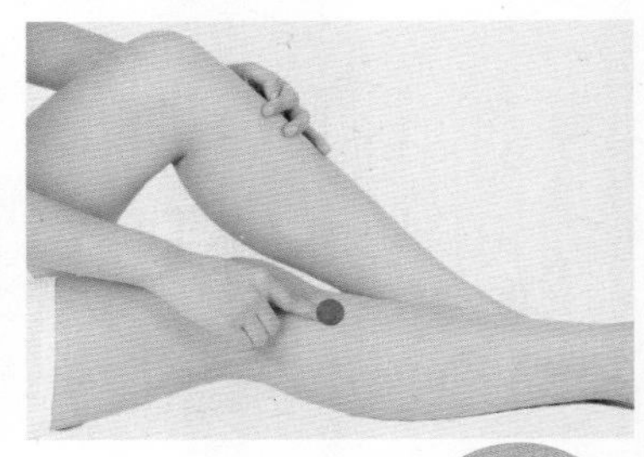

定位

位于小腿外侧，当腓骨头前下方凹陷处。

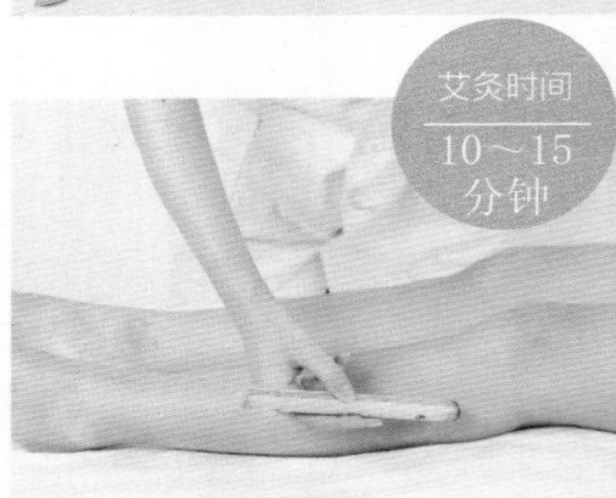

艾灸时间
10～15分钟

艾灸方法

用艾条温和灸法灸治阳陵泉穴。对侧以同样的方法操作。

足三里「调理脾胃、补中益气」

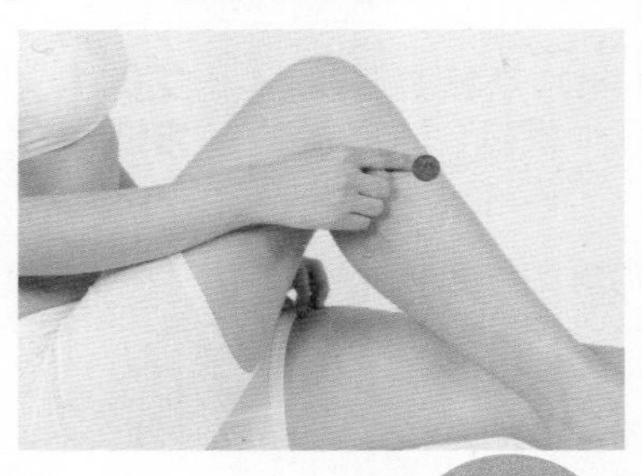

定位

位于小腿前外侧，当犊鼻下3寸，距胫骨前缘一横指。

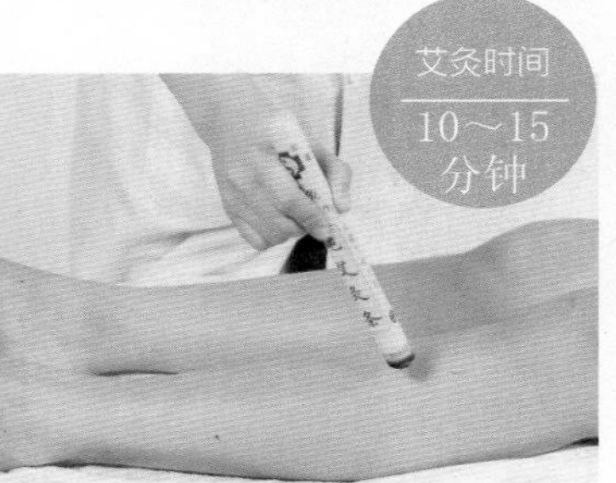

艾灸时间
10～15分钟

艾灸方法

用艾条温和灸法灸治足三里穴。对侧以同样的方法操作。

慢性胃炎

消化科

艾灸方法

临床症状：慢性胃炎是一种常见病，是指不同病因引起的各种慢性胃黏膜炎性病变。中医认为，脾胃虚弱和饮食不节是导致慢性胃炎的主要原因，大多数病人常无症状或有程度不同的消化不良症状。

基础治疗：中脘、梁门。

随症加穴：胃痛，加灸胃俞；食欲不振，加灸足三里；恶心呕吐，加灸内关。

中脘「健脾化湿、促消化」

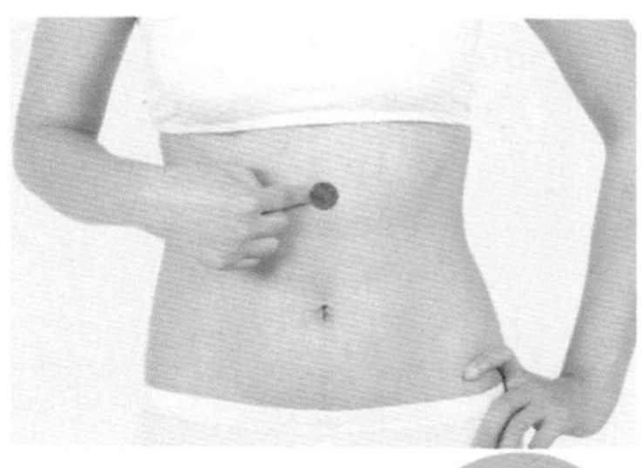

定位

位于上腹部，前正中线上，当脐中上4寸。

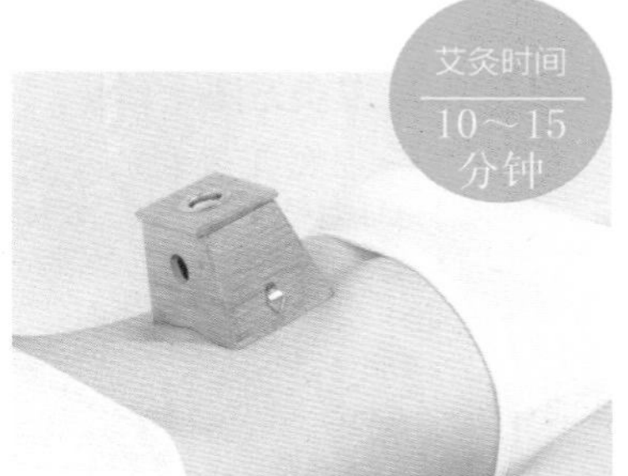

艾灸方法

点燃艾灸盒放于中脘穴上灸治，至皮肤潮红发热为宜。

梁门「调肠胃、消积滞」

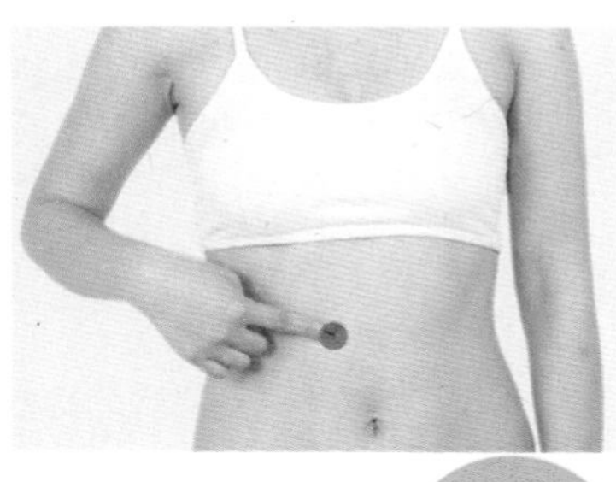

定位

位于上腹部，当脐中上4寸，距前正中线2寸。

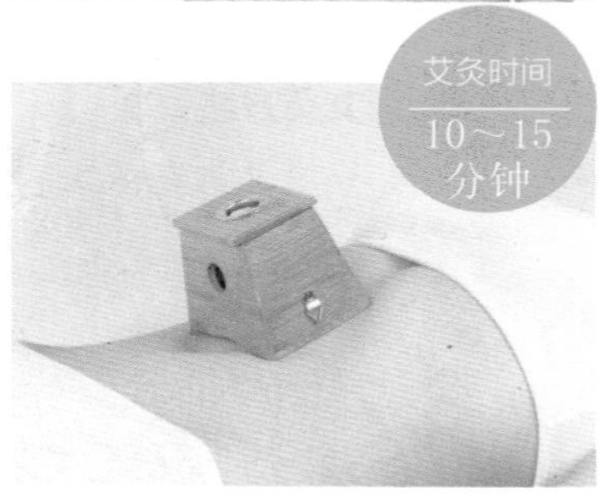

艾灸方法

点燃艾灸盒放于梁门穴上灸治，至皮肤潮红发热为宜。

胃下垂

消化科

艾灸方法

临床症状：胃下垂是指站立时胃大弯抵达盆腔，胃小弯弧线最低点降到髂嵴联线以下。主要因素是膈肌悬力不足，支撑内脏器官韧带松弛，或腹内压降低，腹肌松弛。

基础治疗：梁门、关元。

随症加穴：腹痛，加灸中脘；恶心嗳气，加灸足三里；食欲不振，加灸脾俞。

梁门「调肠胃、消积滞」

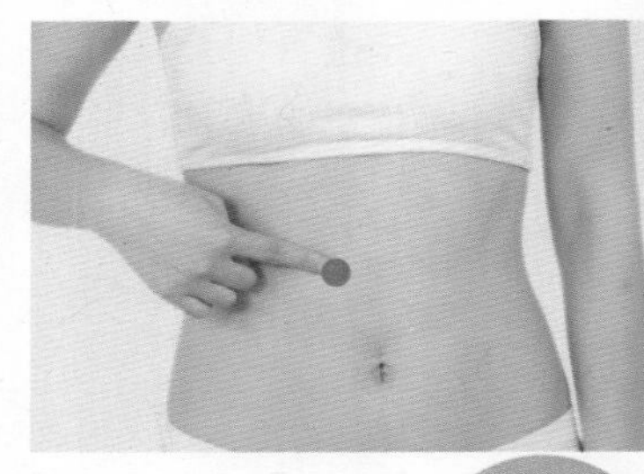

定位

位于上腹部，当脐中上4寸，距前正中线2寸。

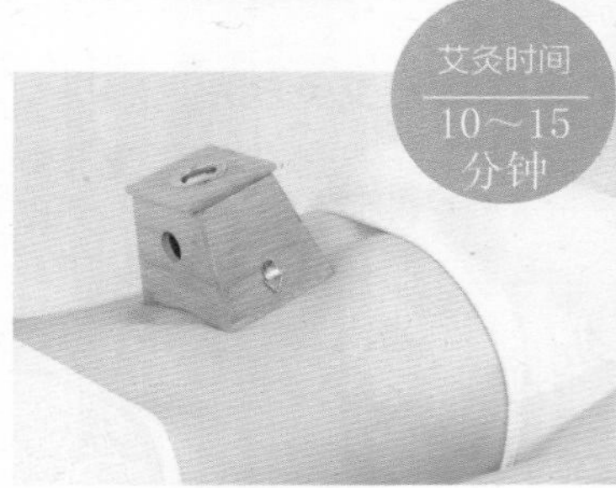

艾灸方法

点燃艾灸盒放于梁门穴上灸治，至皮肤潮红发热为宜。

关元「培元固本、降浊升清」

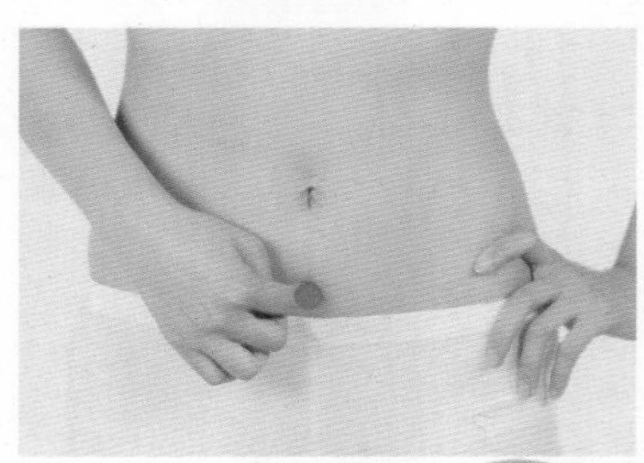

定位

位于下腹部，前正中线上，当脐中下3寸。

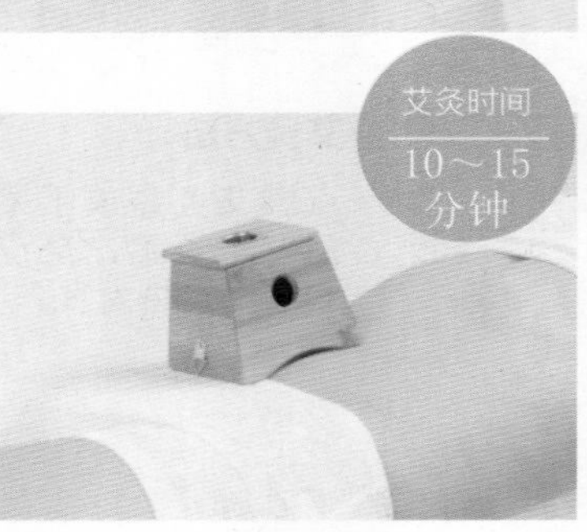

艾灸方法

点燃艾灸盒放于关元穴上灸治，至皮肤潮红发热为宜。

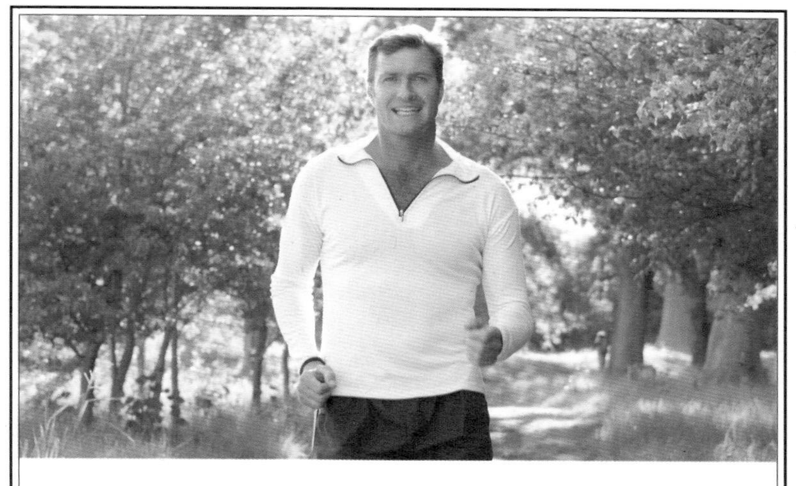

第6章 男人得“艾”护，身体强健有活力

男性泌尿系统包括肾脏、输尿管、膀胱、尿道；男性生殖系统包括内生殖器和外生殖器。内生殖器有生殖腺、输精管道、附属腺，外生殖器有阴囊和阴茎。泌尿系统和生殖系统是有紧密联系的，一个器官有病变则可能对整个系统都会有影响。泌尿生殖系统发生病变，则会出现尿急、尿痛、尿频、排尿困难、血尿、水肿、食欲不振等，有的还会影响生育，导致不育。

慢性肾炎

泌尿科

艾灸方法

临床症状：慢性肾炎是一种以慢性肾小球病变为主的肾小球疾病，也是一种常见的慢性肾脏疾病。此病潜伏时间长，病情发展缓慢，可发生于任何年龄，但以青、中年男性为主，病程长达1年以上。

基础治疗：中脘、神阙、丰隆、阴陵泉、涌泉。

随症加穴：腰骶酸痛，加灸次髎；全身乏力，加灸关元；食欲不振，加灸足三里。

中脘「健脾化湿、促进消化」

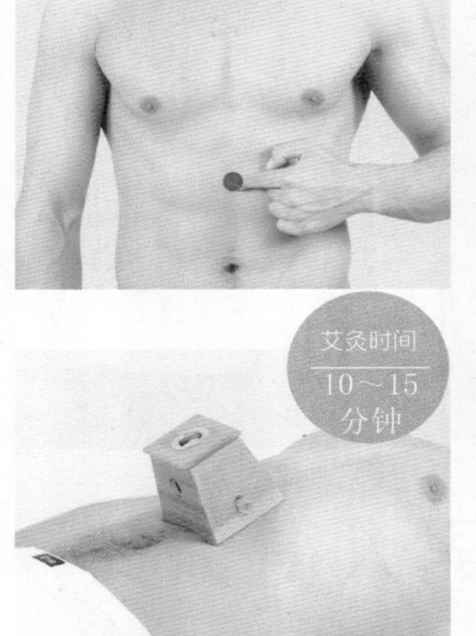

定位

位于上腹部，前正中线上，当脐中上4寸。

艾灸方法

点燃艾灸盒放于中脘穴上灸治，至皮肤潮红发热为宜。

神阙「健运脾胃、温阳固脱」

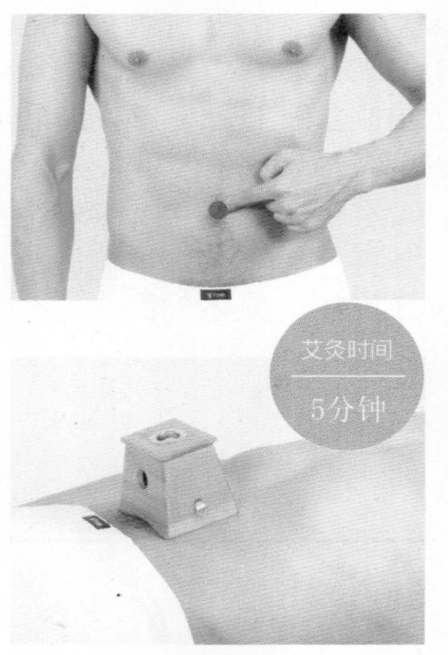

定位

位于腹中部，脐中央。

艾灸方法

点燃艾灸盒放于神阙穴上灸治，至皮肤潮红发热为宜。

丰隆「健脾祛湿」

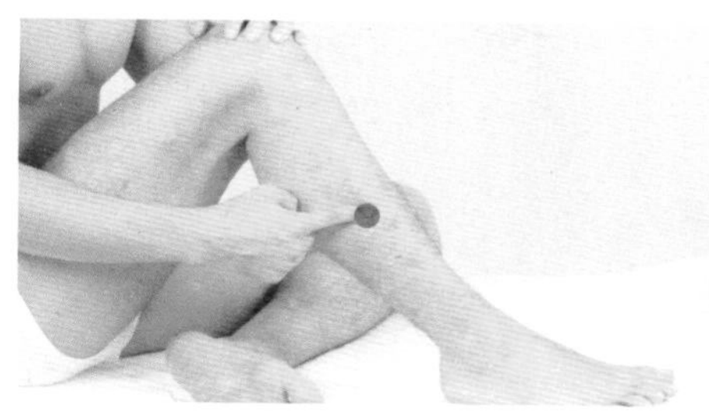

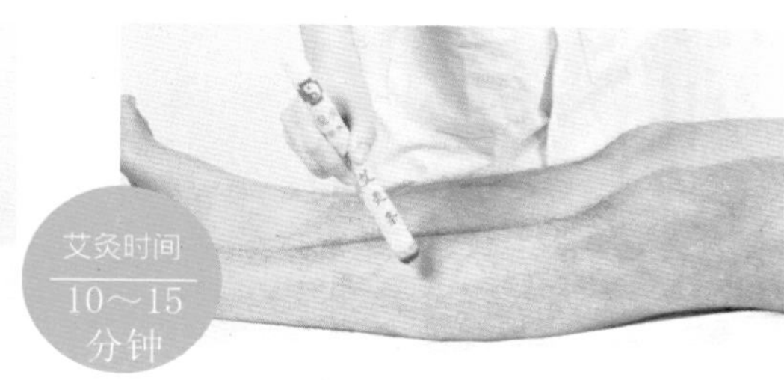

定位 位于小腿前外侧，当外踝尖上8寸，条口外，距胫骨前缘二横指。

艾灸方法 用艾条回旋灸法来回灸治丰隆穴。对侧以同样的方法操作。

阴陵泉「健脾渗湿、益肾固精」

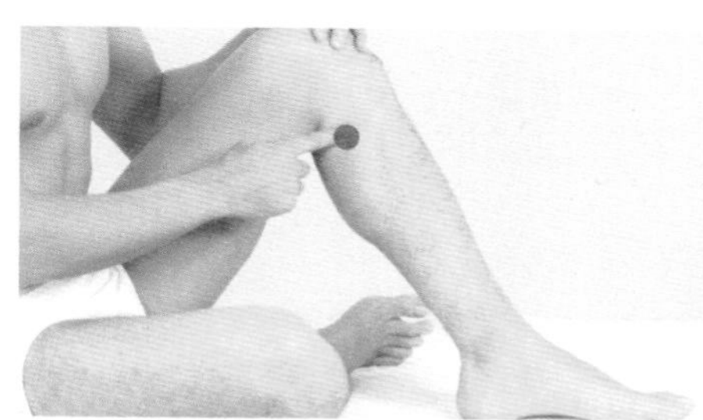

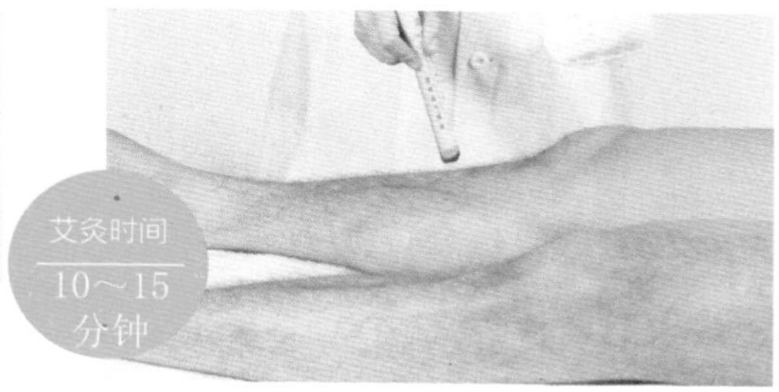

定位 位于小腿内侧，当胫骨内侧髁后下方凹陷处。

艾灸方法 用艾条温和灸法灸治阴陵泉穴。对侧以同样的方法操作。

涌泉「平肝熄风、滋阴益肾」

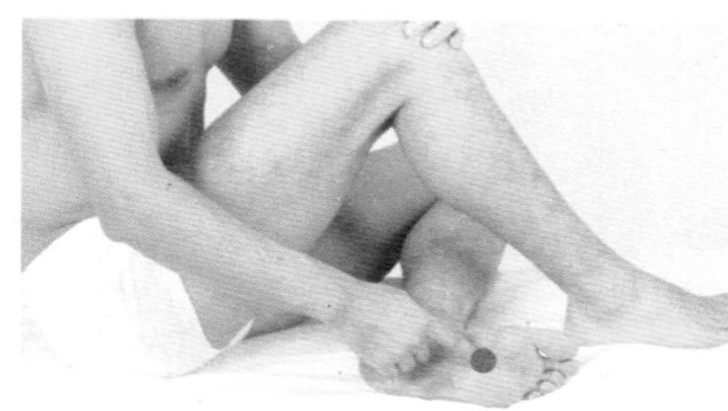

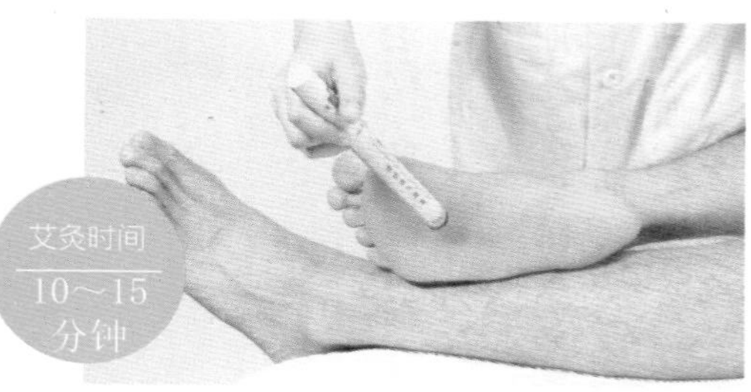

定位 位于足底二、三趾趾缝纹头端与足跟连线的前1/3与后2/3交点上。

艾灸方法 用艾条温和灸法灸治涌泉穴。对侧以同样的方法操作。

前列腺炎

男科

艾灸方法

临床症状：前列腺炎是现在社会上成年男性常见病之一，是由多种复杂原因和诱因引起的前列腺的炎症。前列腺炎的临床表现具有多样化，以尿道刺激症状和慢性盆腔疼痛为其主要表现。

基础治疗：命门、肾俞、气海、关元、中极。

随症加穴：排尿频繁，加灸膀胱俞；下腹痛，加灸足三里；有血尿，加灸血海。

命门「温和肾阳、健腰益肾」

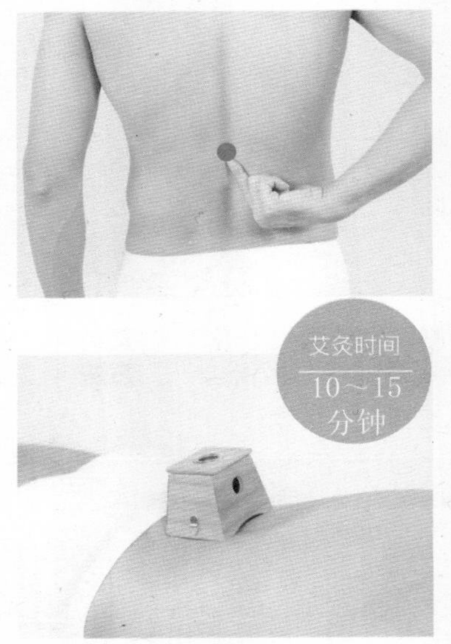

定位

位于腰部，当后正中线上，第二腰椎棘突下凹陷中。

艾灸方法

点燃艾灸盒放于命门穴上灸治，至局部温热舒适而不灼烫为宜。

肾俞「调节生殖功能」

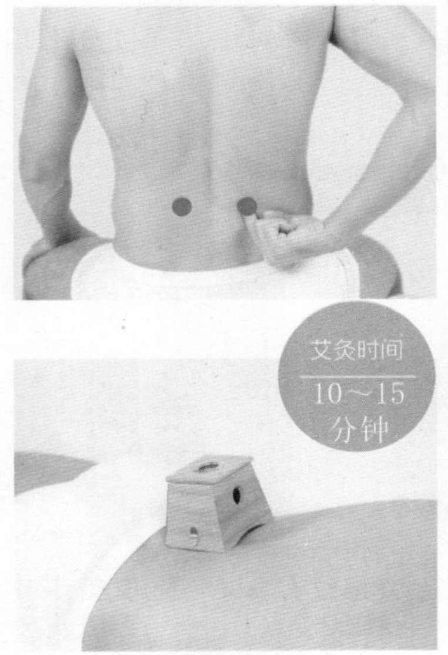

定位

位于腰部，当第二腰椎棘突下，旁开1.5寸。

艾灸方法

点燃艾灸盒放于肾俞穴上灸治，至皮肤潮红发热为宜。

气海「补益回阳、延年益寿」

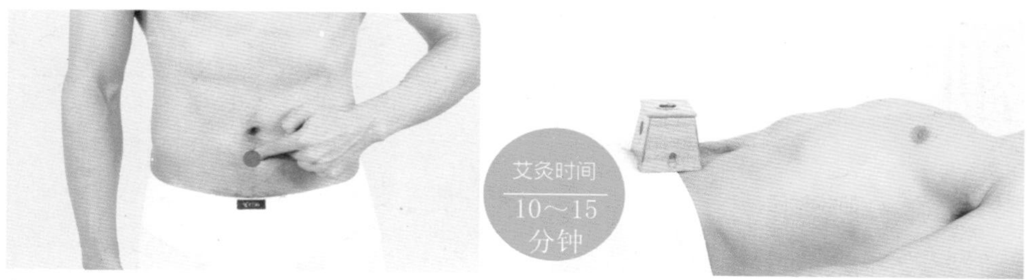

定位 | 位于下腹部，前正中线上，当脐中下 1.5 寸。

艾灸方法 | 点燃艾灸盒放于气海穴上灸治，至局部温热舒适而不灼烫为宜。

关元「培元固本、降浊升清」

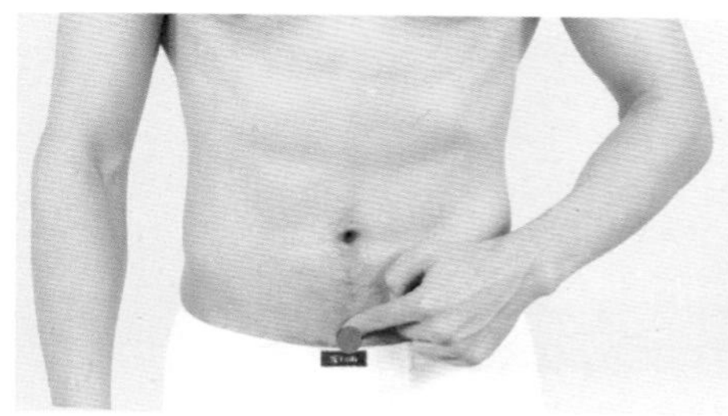

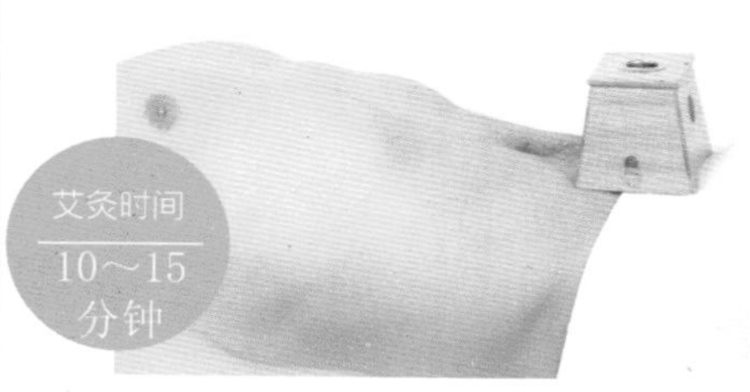

定位 | 位于下腹部，前正中线上，当脐中下 3 寸。

艾灸方法 | 点燃艾灸盒放于关元穴上灸治，至局部温热舒适而不灼烫为宜。

中极「健脾益气、益肾固精」

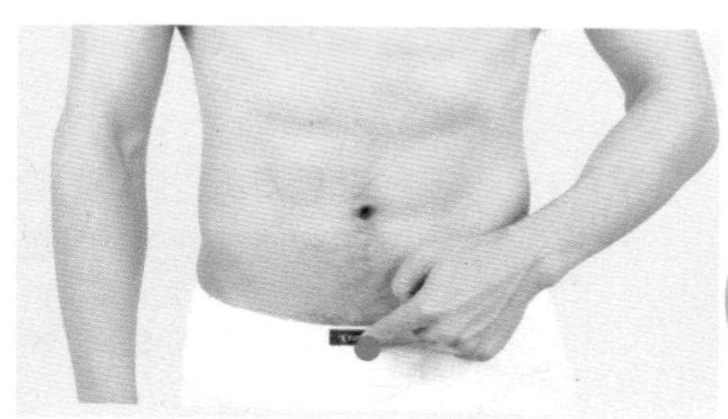

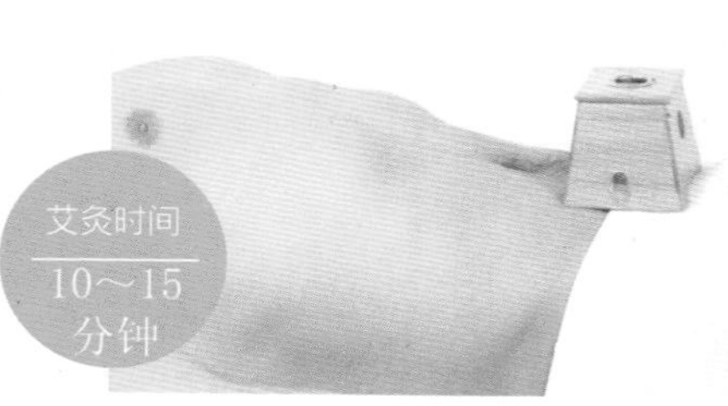

定位 | 位于下腹部，前正中线上，当脐中下 4 寸。

艾灸方法 | 点燃艾灸盒放于中极穴上灸治，至局部温热舒适而不灼烫为宜。

早泄

男科

艾灸方法

临床症状：早泄是指性交时间极短，或阴茎插入阴道就射精，随后阴茎即疲软，不能正常进行性交的一种病症，是一种最常见的男性性功能障碍。中医认为多由于房劳过度或频犯手淫，导致肾精亏耗，肾阴不足所致。

基础治疗：肾俞、腰阳关、神阙、关元、中极。

随症加穴：腰膝酸软，加灸命门；肢体倦怠，加灸心俞；五心烦热，加灸太溪。

肾俞「调节生殖功能」

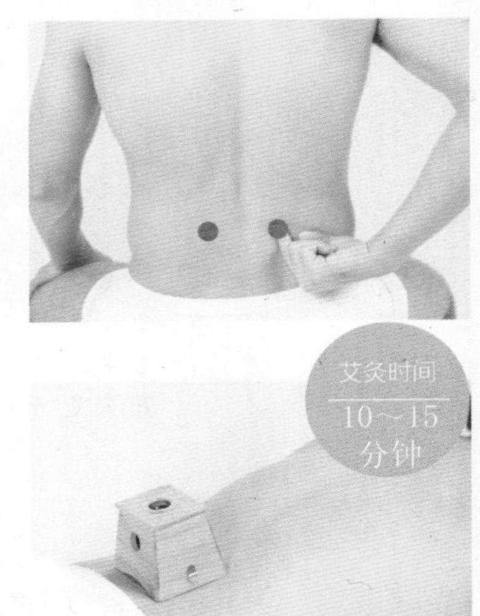

定位

位于腰部，当第二腰椎棘突下，旁开1.5寸。

艾灸方法

点燃艾灸盒放于肾俞穴上灸治，至局部温热舒适而不灼烫为宜。

腰阳关「除湿降浊、强健腰肌」

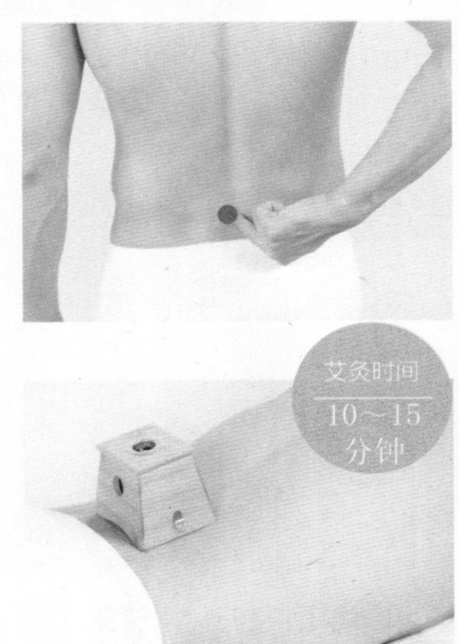

定位

位于腰部，当后正中线上，第四腰椎棘突下凹陷中。

艾灸方法

点燃艾灸盒放于腰阳关穴上灸治，至局部温热舒适而不灼烫为宜。

神阙「健运脾胃、温阳固脱」

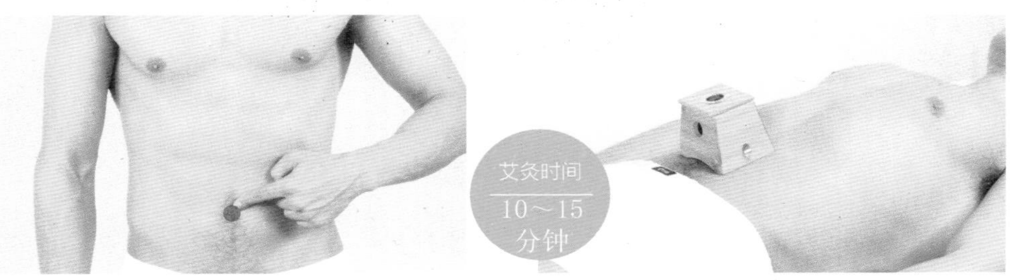

定位 | 位于腹中部，脐中央。

艾灸方法 | 点燃艾灸盒放于神阙穴上灸治，至皮肤潮红发热为宜。

关元「培元固本、降浊升清」

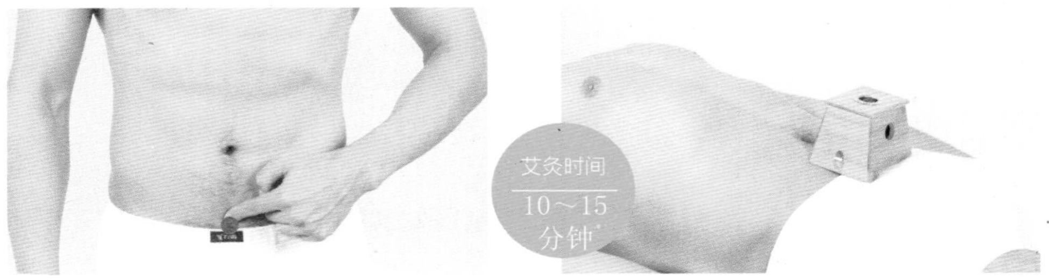

定位 | 位于下腹部，前正中线上，当脐中下 3 寸。

艾灸方法 | 点燃艾灸盒放于关元穴上灸治，至局部温热舒适而不灼烫为宜。

中极「健脾益气、益肾固精」

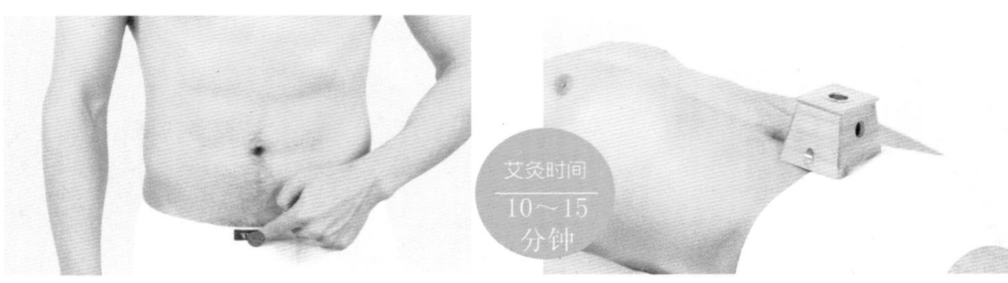

定位 | 位于下腹部，前正中线上，当脐中下 4 寸。

艾灸方法 | 点燃艾灸盒放于中极穴上灸治，至皮肤潮红发热为宜。

阳痿

男科

艾灸方法

临床症状： 阳痿即勃起功能障碍，是指在企图性交时，阴茎勃起硬度不足以插入阴道，或阴茎勃起硬度维持时间不足以完成满意的性生活。男性勃起是一个复杂的过程，与大脑、激素、情感、神经、肌肉和血管等都有关联。

基础治疗： 关元、中极、命门、肾俞、腰阳关。

随症加穴： 食欲不振，加灸脾俞；精神抑郁，加灸神门。

关元「培元固本、降浊升清」

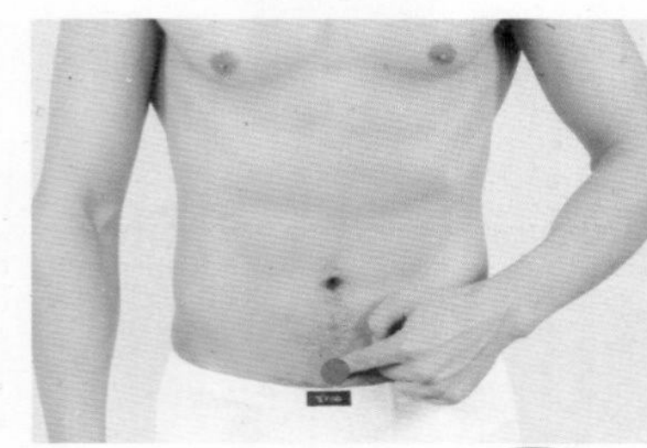

定位

位于下腹部，前正中线上，当脐中下3寸。

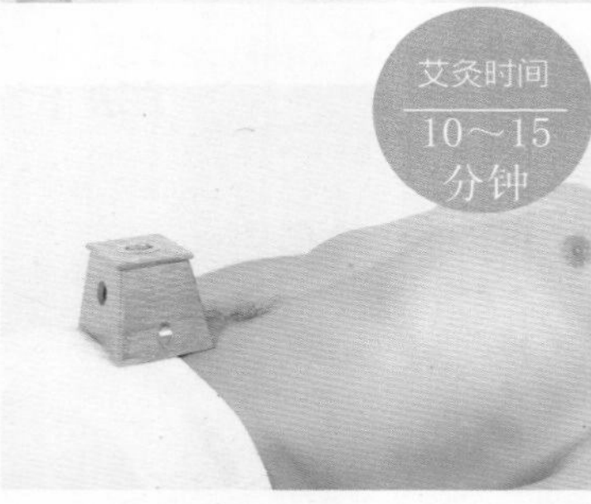

艾灸方法

点燃艾灸盒放于关元穴上灸治，至局部温热舒适而不灼烫为宜。

中极「健脾益气、益肾固精」

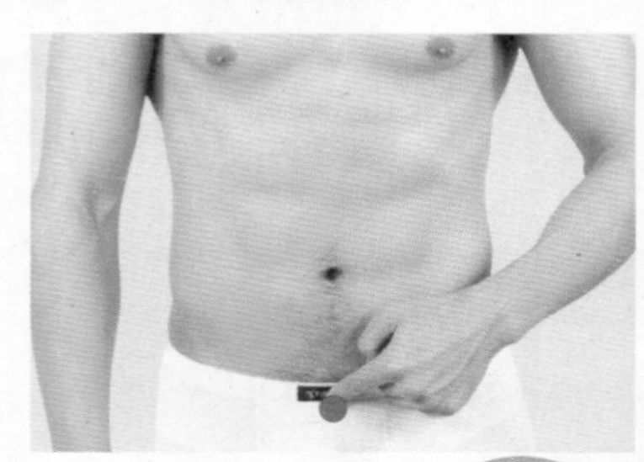

定位

位于下腹部，前正中线上，当脐中下4寸。

艾灸时间

10～15

分钟

艾灸方法

点燃艾灸盒放于中极穴上灸治，至皮肤潮红发热为宜。

命门「温和肾阳、健腰益肾」

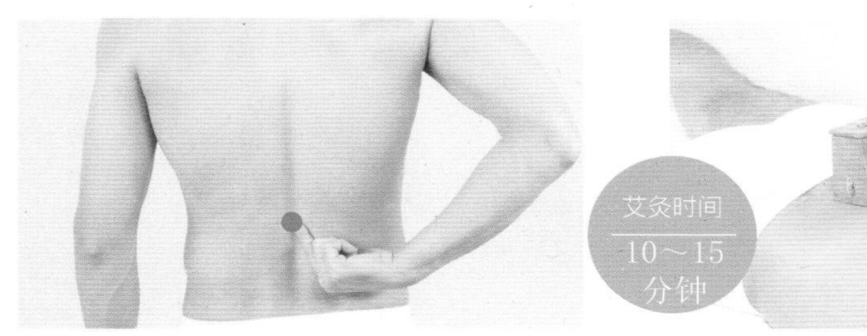

定位 位于腰部，当后正中线上，第二腰椎棘突下凹陷中。

艾灸方法 点燃艾灸盒放于命门穴上灸治，至局部温热舒适而不灼烫为宜。

肾俞「调节生殖功能」

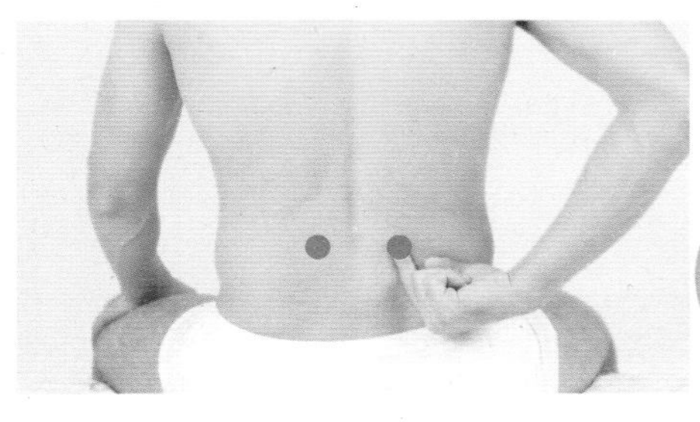

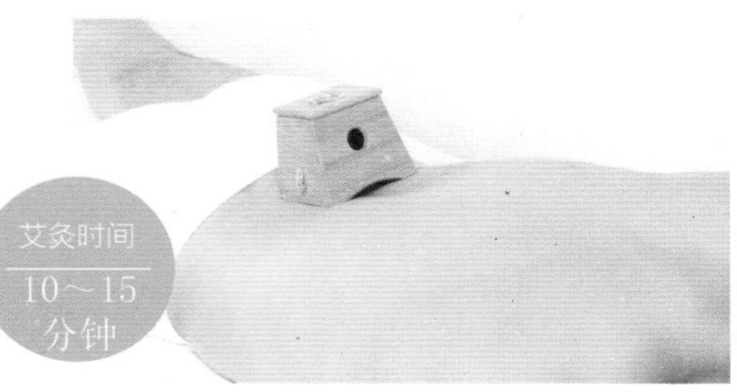

定位 位于腰部，当第二腰椎棘突下，旁开 1.5 寸。

艾灸方法 点燃艾灸盒放于肾俞穴上灸治，至局部温热舒适而不灼烫为宜。

腰阳关「除湿降浊、强健腰肌」

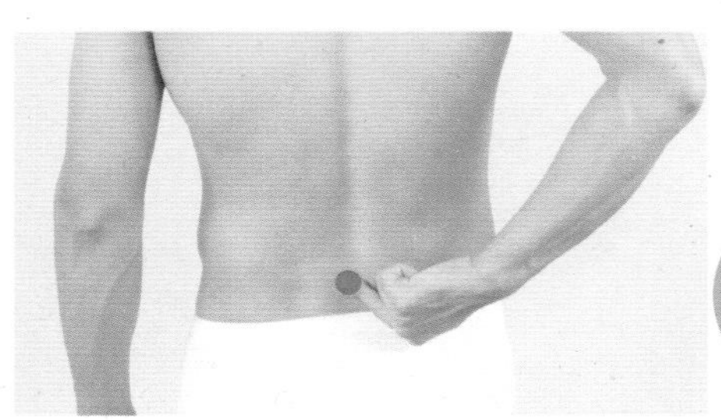

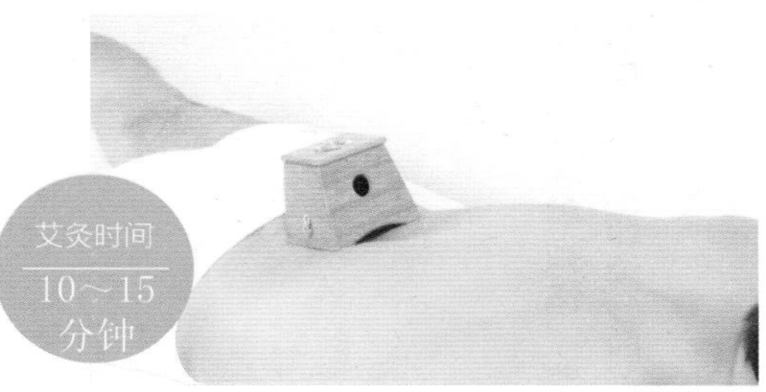

定位 位于腰部，当后正中线上，第四腰椎棘突下凹陷中。

艾灸方法 点燃艾灸盒放于腰阳关穴上灸治，至局部温热舒适而不灼烫为宜。

遗精

男科

艾灸方法

临床症状：遗精是指无性交而精液自行外泄的一种男性疾病。睡眠时精液外泄者为梦遗；清醒时精液外泄者为滑精。无论是梦遗还是滑精都统称为遗精。

基础治疗：肾俞、腰眼、气海、关元、足三里。

随症加穴：遗精频作，加灸志室；心悸怔忡，加灸心俞；梦中遗精，加灸太溪。

肾俞「调节生殖功能」

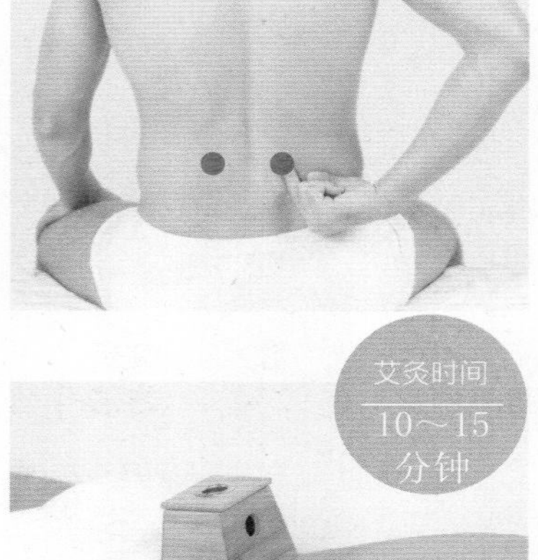

定位

位于腰部，当第二腰椎棘突下，旁开1.5寸。

艾灸时间 10～15分钟

艾灸方法

点燃艾灸盒放于肾俞穴上灸治，至皮肤潮红发热为宜。

腰眼「强腰健肾、畅达气血」

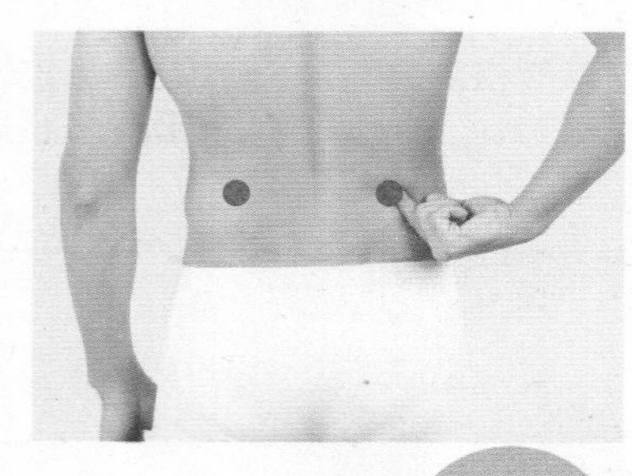

定位

位于腰部，当第四腰椎棘突下，旁开约3.5寸凹陷中。

艾灸时间 10～15分钟

艾灸方法

点燃艾灸盒放于腰眼穴上灸治，至皮肤潮红发热为宜。

气海「补益回阳、益肾固精」

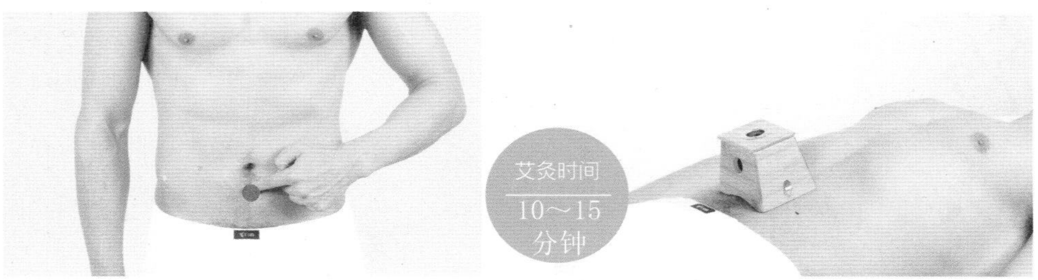

定位 位于下腹部，前正中线上，当脐中下 1.5 寸。

艾灸方法 点燃艾灸盒放于气海穴上灸治，至皮肤潮红发热为宜。

关元「培元固本、降浊升清」

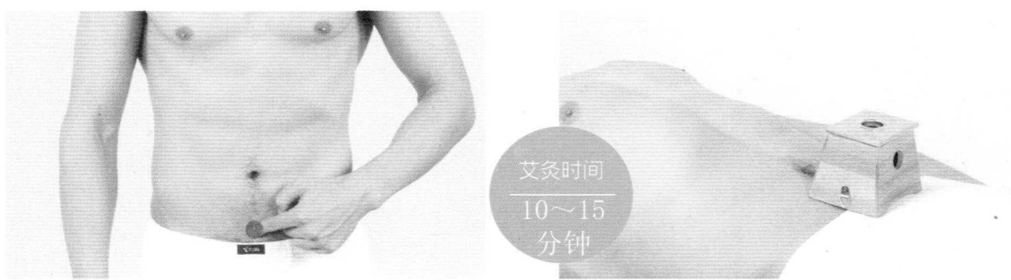

定位 位于下腹部，前正中线上，当脐中下 3 寸。

艾灸方法 点燃艾灸盒放于关元穴上灸治，至皮肤潮红发热为宜。

足三里「调理脾胃、补中益气」

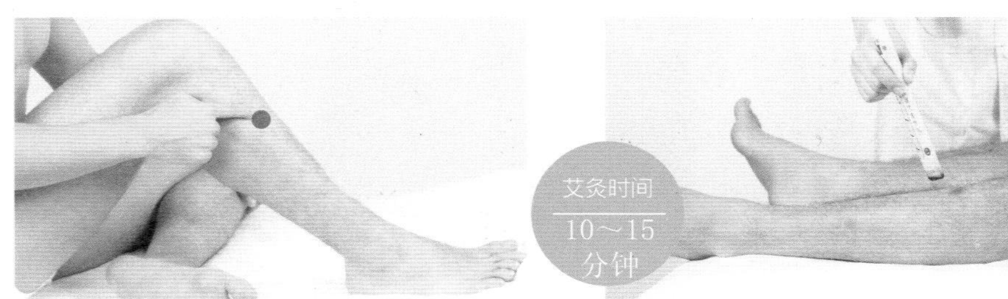

定位 位于小腿前外侧，当犊鼻下 3 寸，距胫骨前缘一横指。

艾灸方法 用艾条雀啄灸法灸治足三里穴。对侧以同样的方法操作。

性冷淡

男科

艾灸方法

临床症状：性冷淡是指由于疾病、精神、年龄等因素导致的性欲缺乏，即对性生活缺乏兴趣。性冷淡的生理症状主要体现在：性爱抚无反应或快感反应不足；无性爱快感或快感不足，迟钝，缺乏性高潮。

基础治疗：膻中、乳根、气海、命门、次髎。

随症加穴：五心烦热，加灸太溪；头晕头痛，加灸印堂；失眠健忘，加灸四神聪。

膻中「活血通络、清肺止喘」

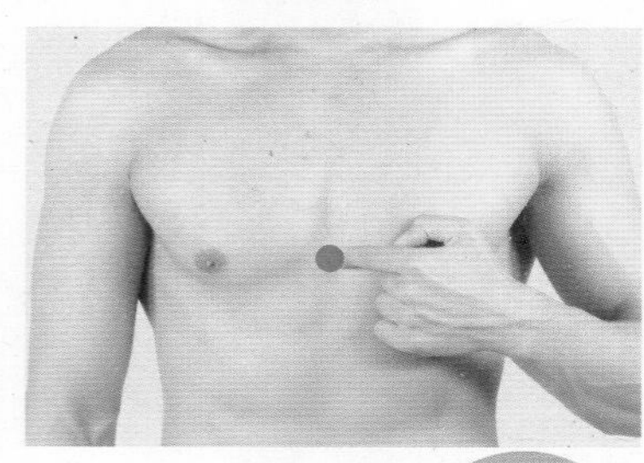

定位

位于胸部正中线上，当两乳头中间，平第四肋间隙。

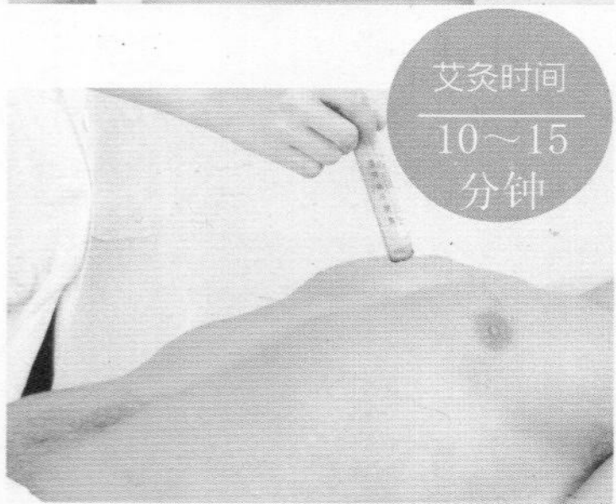

艾灸方法

用艾条回旋灸法灸治膻中穴，至皮肤潮红发热为宜。

乳根「燥化脾湿」

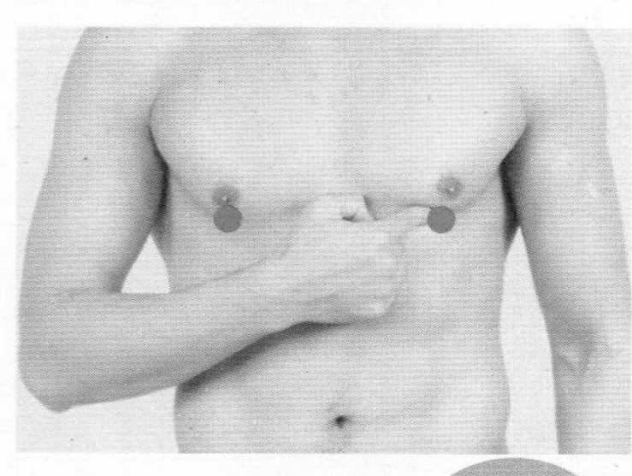

定位

位于胸部，当乳头直下，乳房根部，第五肋间隙，距前正中线 4 寸。

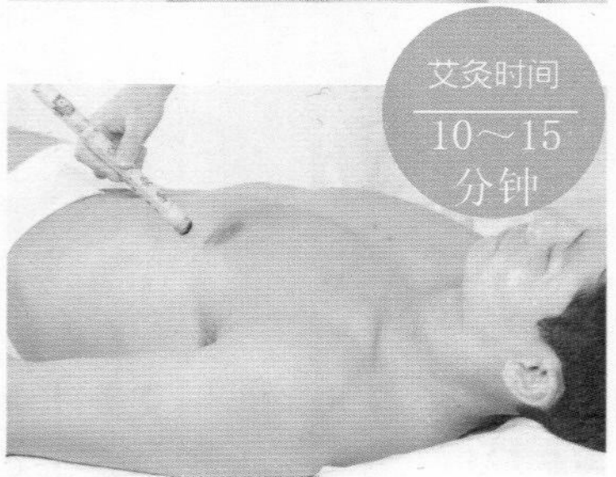

艾灸方法

用艾条回旋灸法灸治乳根穴，至皮肤潮红发热为宜。

气海「补益回阳、调经固经」

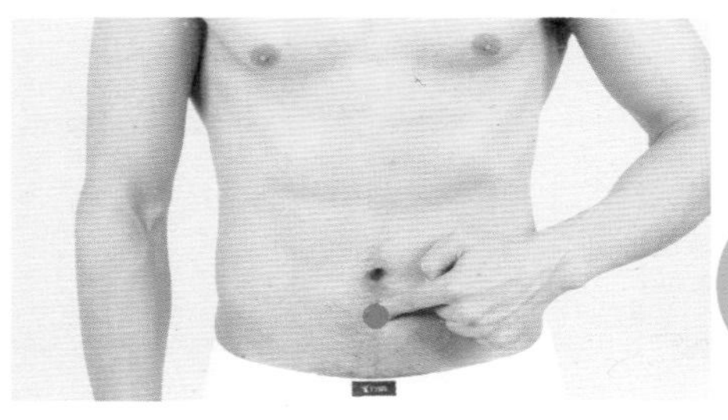

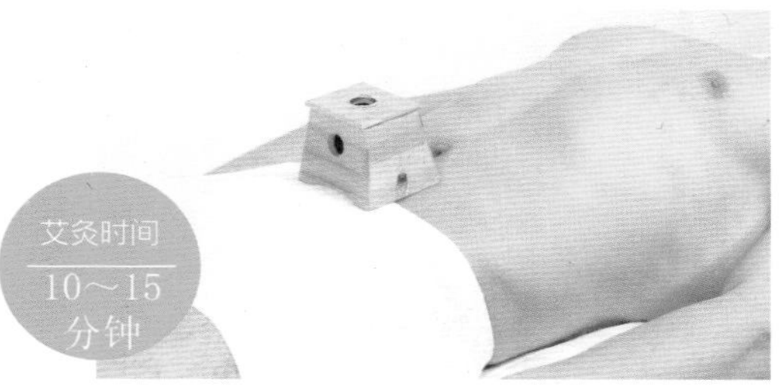

定位 | 位于下腹部，前正中线上，当脐中下 1.5 寸。

艾灸方法 | 点燃艾灸盒放于气海穴上灸治，至皮肤潮红发热为宜。

命门「温和肾阳、健腰益肾」

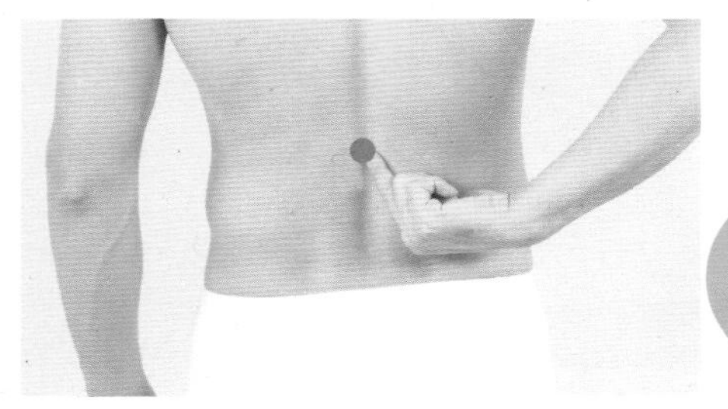

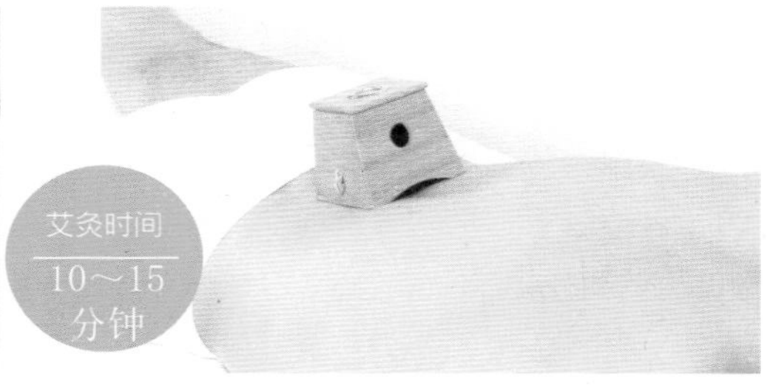

定位 | 位于腰部，当后正中线上，第二腰椎棘突下凹陷中。

艾灸方法 | 点燃艾灸盒放于命门穴上灸治，至皮肤潮红发热为宜。

次髎「调经活血、理气止痛」

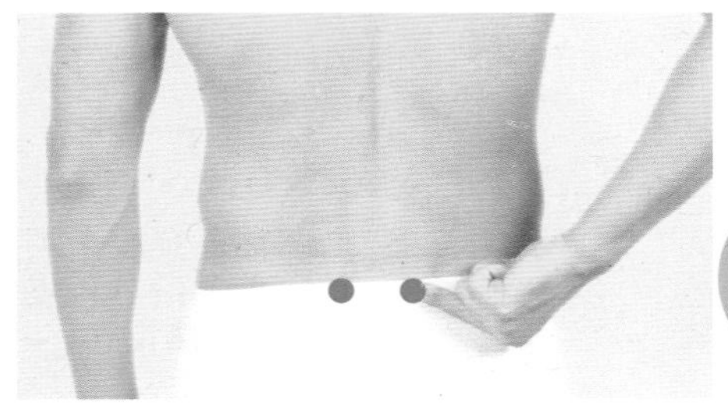

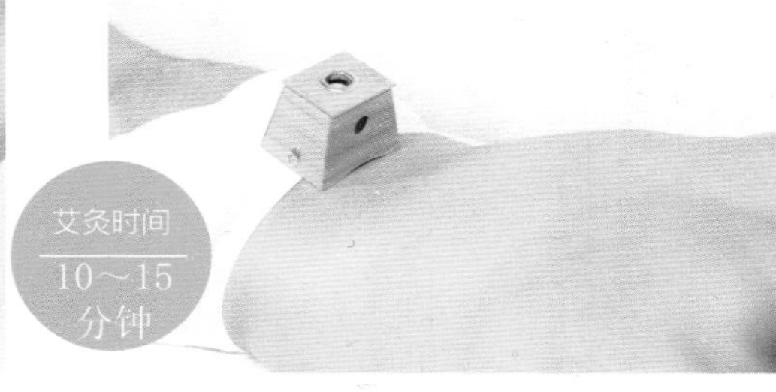

定位 | 位于骶部，当髂后上棘内下方，适对第二骶后孔处。

艾灸方法 | 点燃艾灸盒放于次髎穴上灸治，至皮肤潮红发热为宜。

不育症

男科

艾灸方法

临床症状：生育的基本条件是要具有正常的性功能和能与卵子结合的正常精子。不育症指正常育龄夫妇婚后有正常性生活，长期不避孕，却未生育。男性多由于男性内分泌疾病、生殖道感染、男性性功能障碍等引起。

基础治疗：气海、关元、足三里、三阴交、复溜。

随症加穴：精液量少，加灸太溪；面色萎黄，加灸脾俞。

气海「补益回阳、益肾固精」

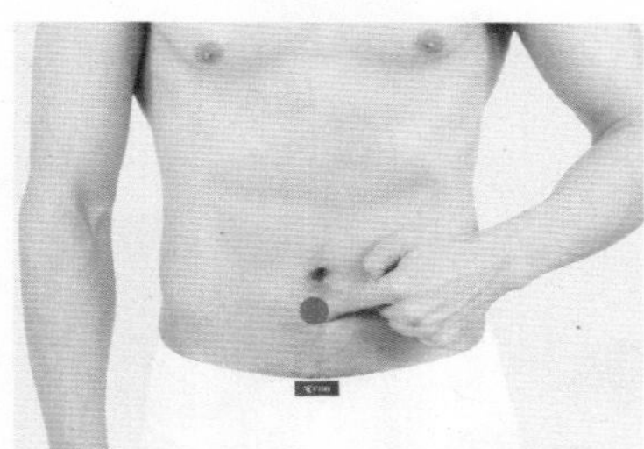

定位

位于下腹部，前正中线上，当脐中下1.5寸。

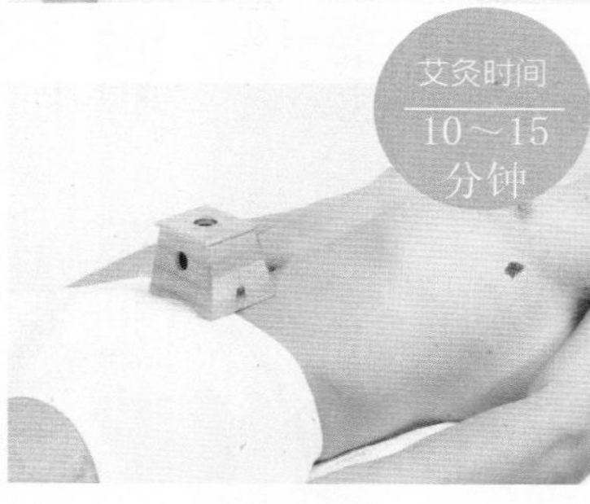

艾灸方法

点燃艾灸盒放于气海穴上灸治，至皮肤潮红发热为宜。

关元「培元固本、降浊升清」

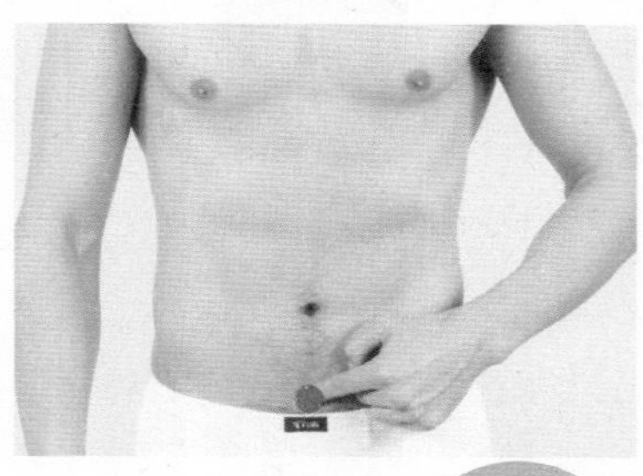

定位

位于下腹部，前正中线上，当脐中下3寸。

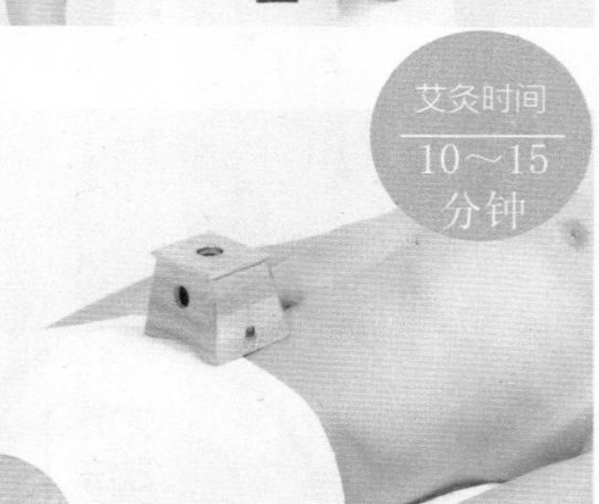

艾灸方法

点燃艾灸盒放于关元穴上灸治，至皮肤潮红发热为宜。

足三里「调理脾胃、补中益气」

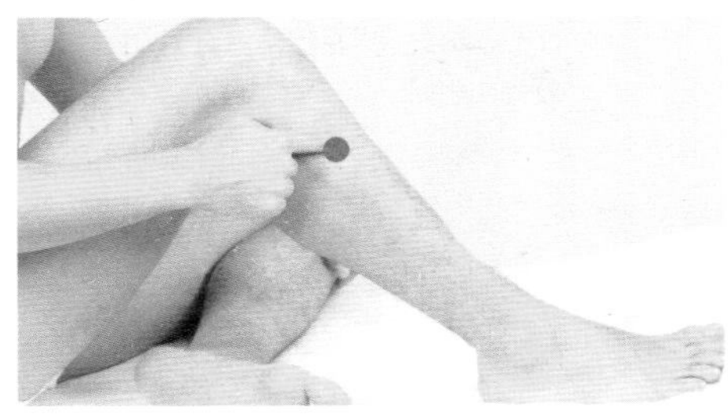

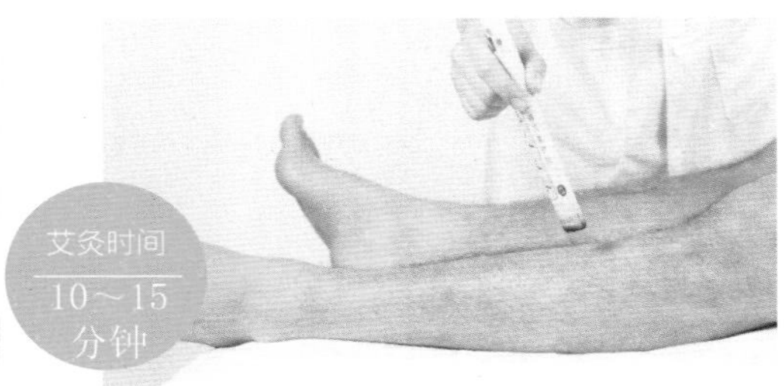

定位 | 位于小腿前外侧，当犊鼻下 3 寸，距胫骨前缘一横指（中指）。

艾灸方法 | 用艾条温和灸法灸治足三里穴。对侧以同样的方法操作。

三阴交「健脾利湿、兼调肝肾」

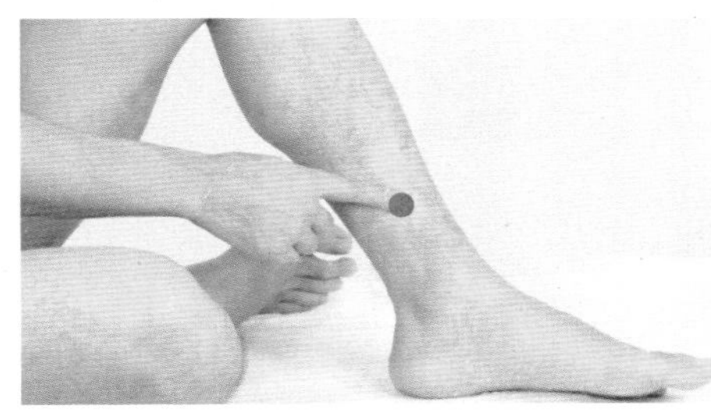

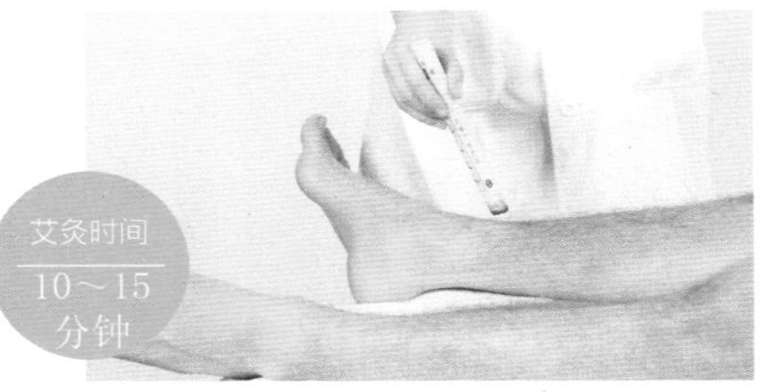

定位 | 位于小腿内侧，当足内踝尖上 3 寸，胫骨内侧缘后方。

艾灸方法 | 用艾条温和灸法灸治三阴交穴。对侧以同样的方法操作。

复溜「补肾益阴、温阳利水」

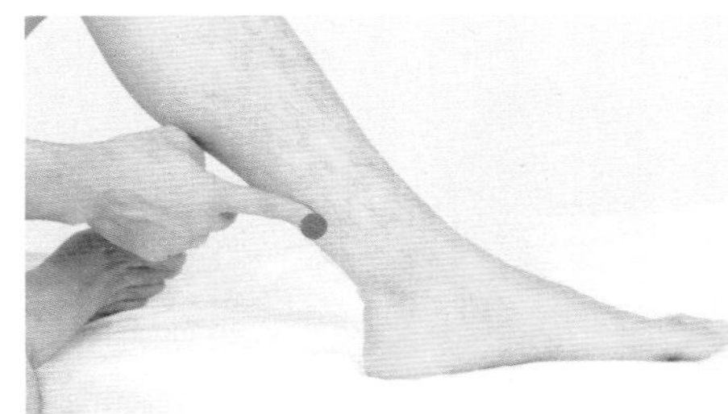

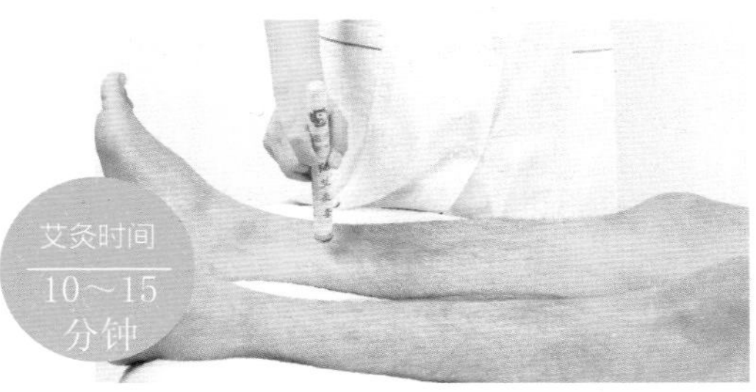

定位 | 位于小腿内侧，太溪直上 2 寸，跟腱的前方。

艾灸方法 | 用艾条回旋灸法灸治复溜穴。对侧以同样的方法操作。

尿道炎

泌尿科

艾灸方法

临床症状： 尿道炎是由于尿道损伤、尿道内异物、尿道梗阻、邻近器官出现炎症或性生活不洁等原因引起的尿道细菌感染。患有尿道炎的人常会有尿频、尿急、排尿时有烧灼感以致排尿困难症状，而且有的还有较多尿道分泌物。

基础治疗： 神阙、膀胱俞。

随症加穴： 排尿困难，加灸中极；排尿刺痛，加灸天枢。

神阙「通经行气」

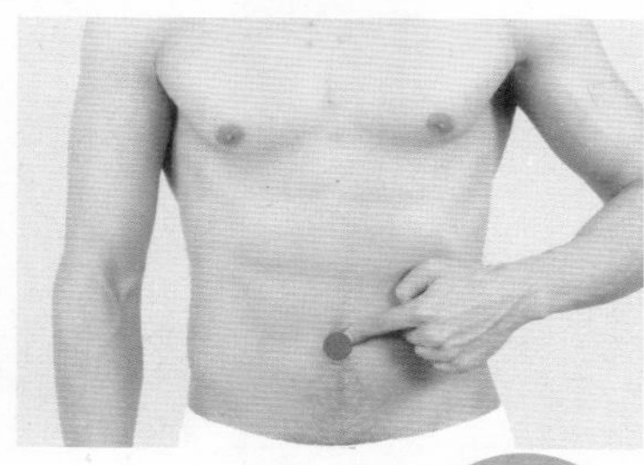

定位

位于腹中部，脐中央。

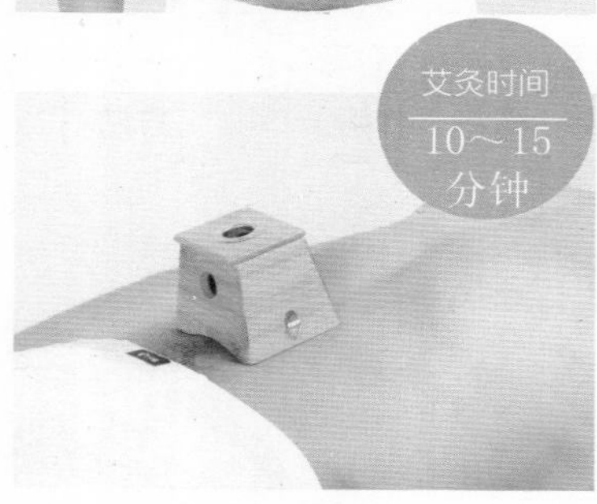

艾灸方法

点燃艾灸盒放于神阙穴上灸治，至局部温热舒适而不灼烫为宜。

膀胱俞「清热、利尿、通便」

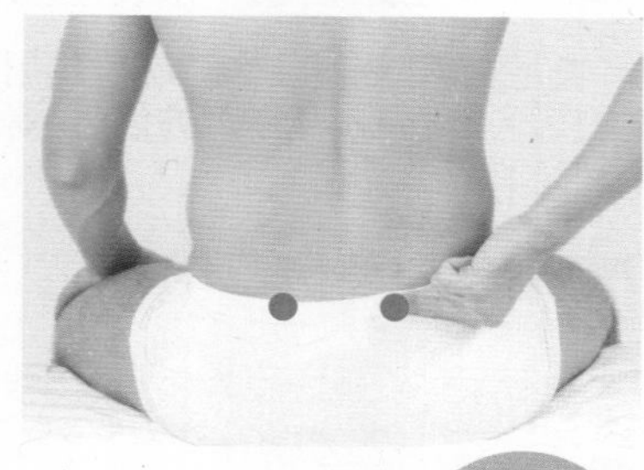

定位

位于骶部，当骶正中嵴旁1.5寸，平第二骶后孔。

艾灸时间
10～15
分钟

艾灸方法

点燃艾灸盒放于膀胱俞穴上灸治，至局部温热舒适而不灼烫为宜。

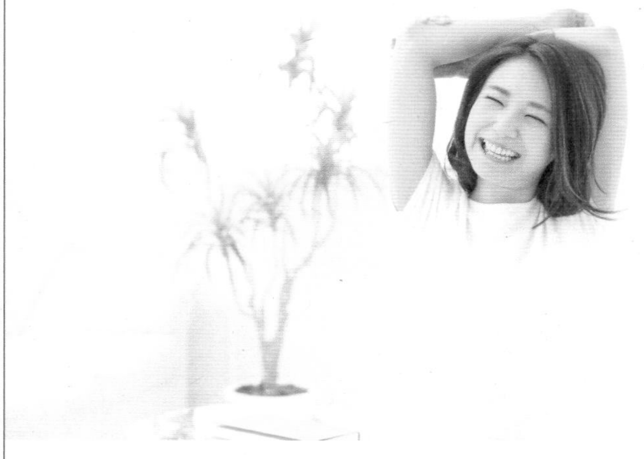

第7章 艾灸调节内分泌，让“火”力变“活”力

内分泌系统由内分泌腺和分布于其他器官的内分泌细胞组成。它和神经系统一起调节人体的代谢和生理功能。当环境、营养、心情和精神等因素改变时，就会影响到激素的平衡，平衡被打破就造成了内分泌失调，这样也会引起不同的临床表现。女性出现内分泌紊乱，往往会表现为肌肤变得粗糙、脾气急躁等，并引发各种妇科疾病、肥胖等；对于男性则会影响到其生殖系统，造成男性不育，还会降低其免疫力，导致男性精神萎靡，影响工作等。

高脂血症

内科

艾灸方法

临床症状：血脂主要是指血清中的胆固醇和三酰甘油。高血脂可直接引起一些严重危害人体健康的疾病，如脑卒中、冠心病、心肌梗死、心脏猝死等危险病症，也是导致高血压、糖耐量异常、糖尿病的一个重要危险因素。

基础治疗：关元、足三里、脾俞、丰隆、期门。

随症加穴：头晕头痛，加灸太阳；胸闷胸痛，加灸肝俞。

关元「培元固本、降浊升清」

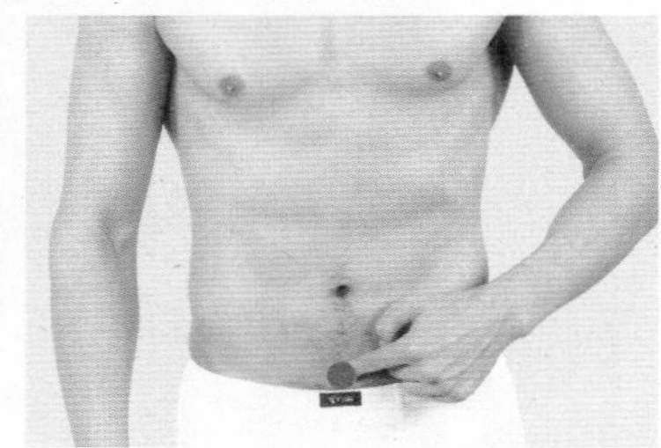

定位

位于下腹部，前正中线上，当脐中下3寸。

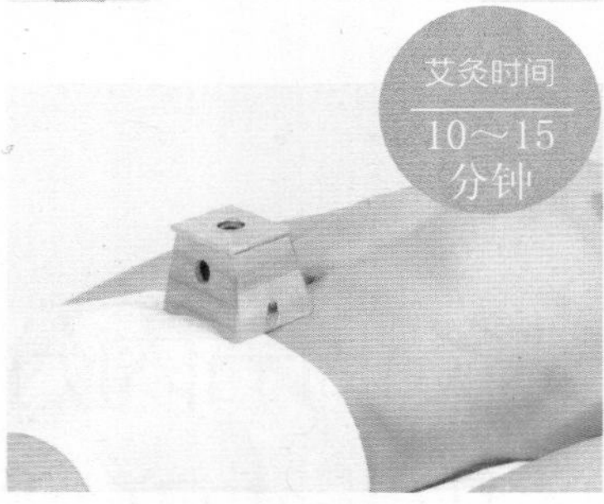

艾灸方法

点燃艾灸盒放于关元穴上灸治，至局部皮肤温热舒适而不灼烫为度。

足三里「调理脾胃、补中益气」

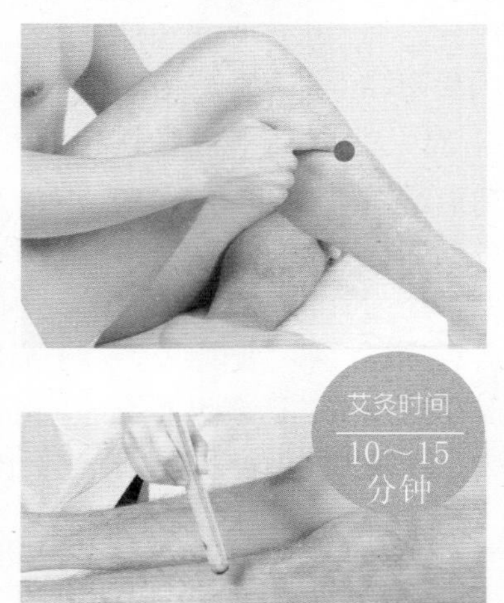

定位

位于小腿前外侧，当犊鼻下3寸，距胫骨前缘一横指。

艾灸方法

用艾条温和灸法灸治足三里穴。对侧以同样的方法操作。

脾俞「清热利湿、健脾养肝」

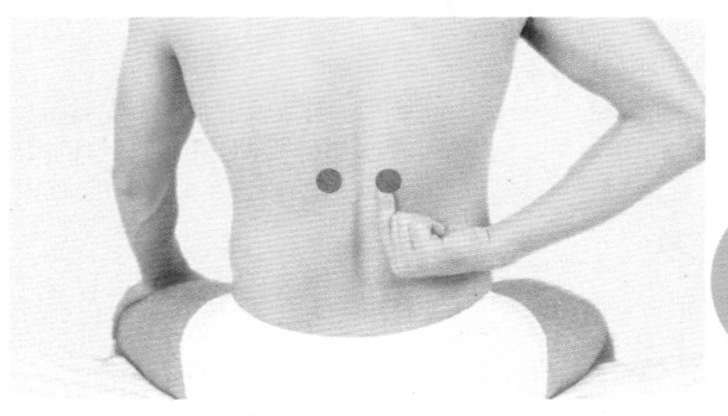

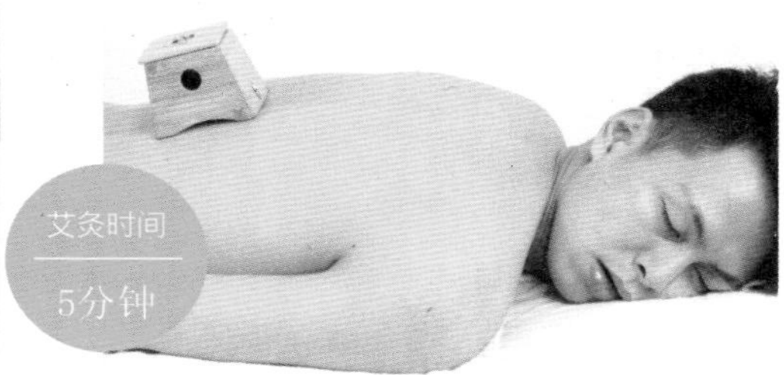

定位 位于背部，当第十一胸椎棘突下，旁开 1.5 寸。

艾灸方法 点燃艾灸盒放于脾俞穴上灸治，以局部有温热感为宜。

丰隆「健脾化痰、和胃降逆」

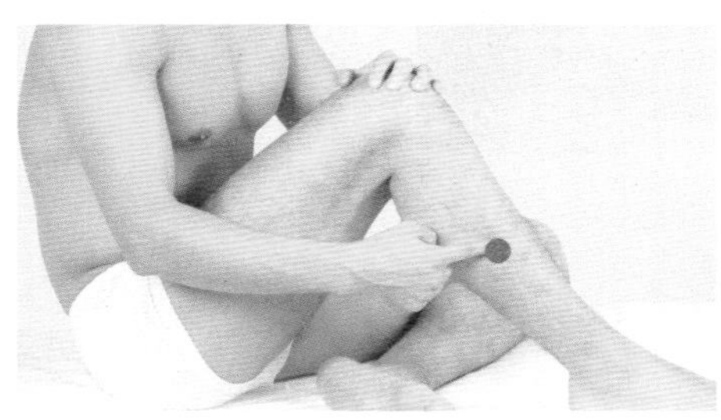

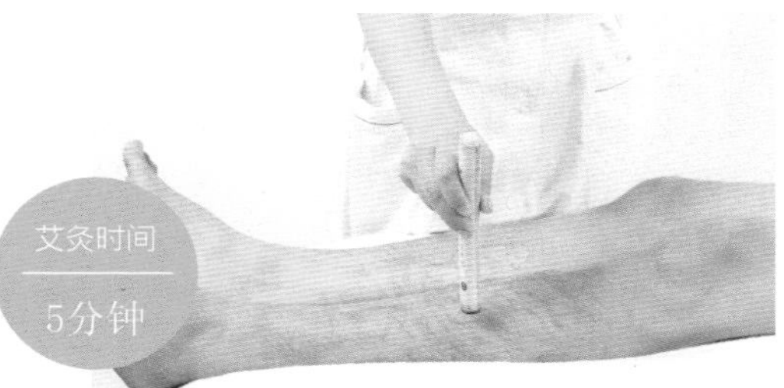

定位 位于小腿前外侧，当外踝尖上 8 寸，条口外，距胫骨前缘二横指。

艾灸方法 用艾条温和灸法灸治丰隆穴，以局部温热舒适为宜。

期门「疏肝、和胃、利胁」

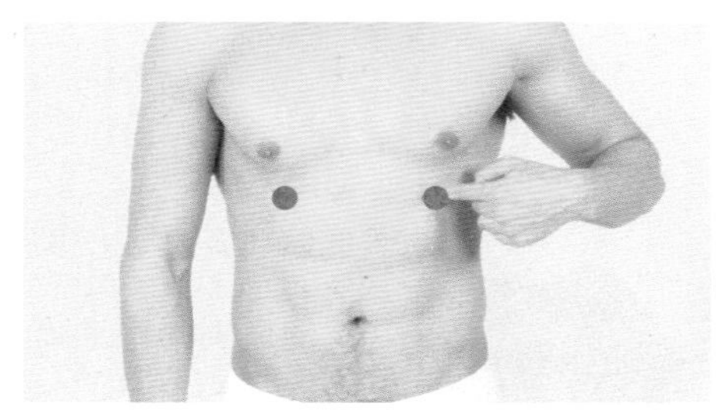

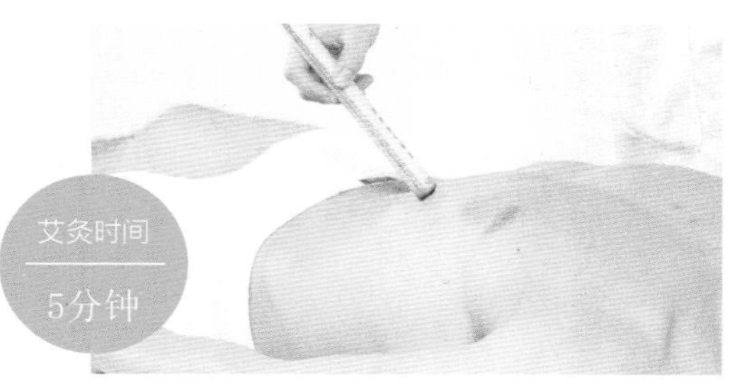

定位 位于胸部，当乳头直下，第六肋间隙，前正中线旁开 4 寸。

艾灸方法 用艾条温和灸法灸治期门穴，以出现明显的循经感传现象为佳。

糖尿病

内科

艾灸方法

临床症状：糖尿病是由于血中胰岛素相对不足，导致血糖过高，出现糖尿，进而引起脂肪和蛋白质代谢紊乱的常见的内分泌代谢性疾病。临床上可出现多尿、烦渴、多饮、多食、消瘦等表现。

基础治疗：大椎、肺俞、脾俞、神阙、关元。

随症加穴：烦渴多饮，加灸风府；大便秘结，加灸建里；尿多浑浊，加灸太溪。

大椎「促进胰岛素分泌」

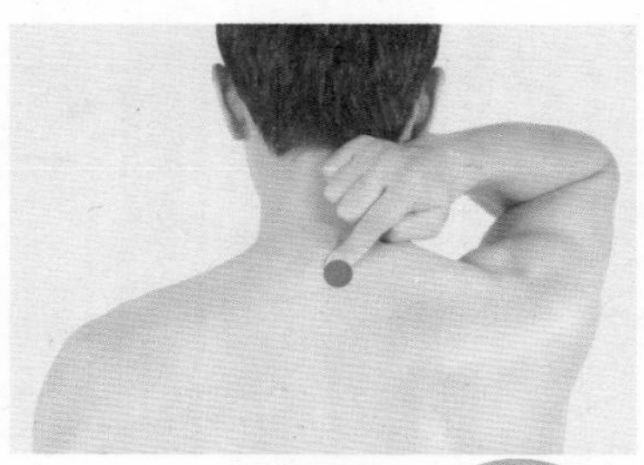

定位

位于后正中线上，第七颈椎棘突下凹陷中。

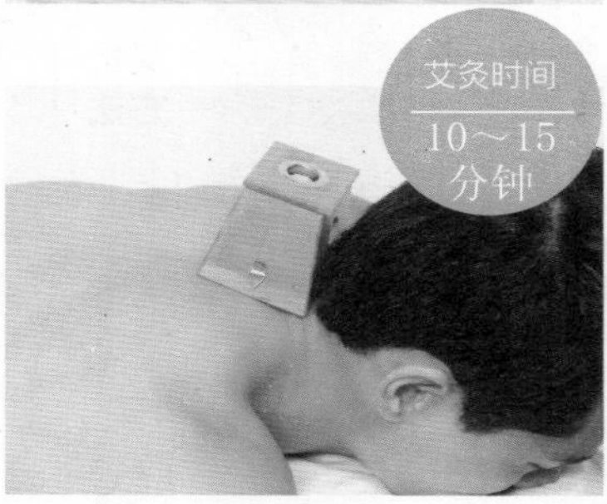

艾灸方法

点燃艾灸盒放于大椎穴上灸治，至局部皮肤温热舒适而不灼烫为度。

肺俞「调补肺气、补虚清热」

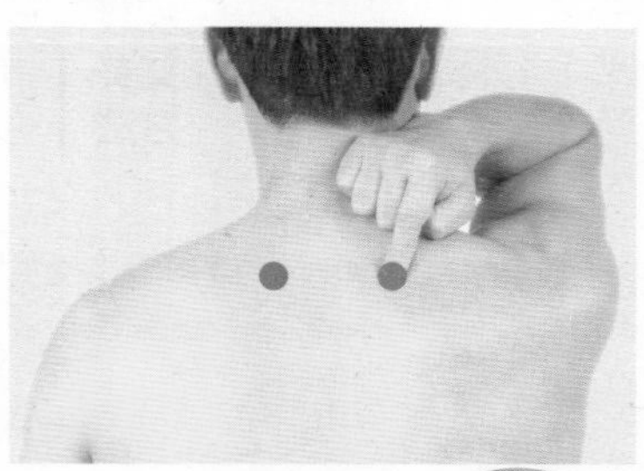

定位

位于背部，当第三胸椎棘突下，旁开1.5寸。

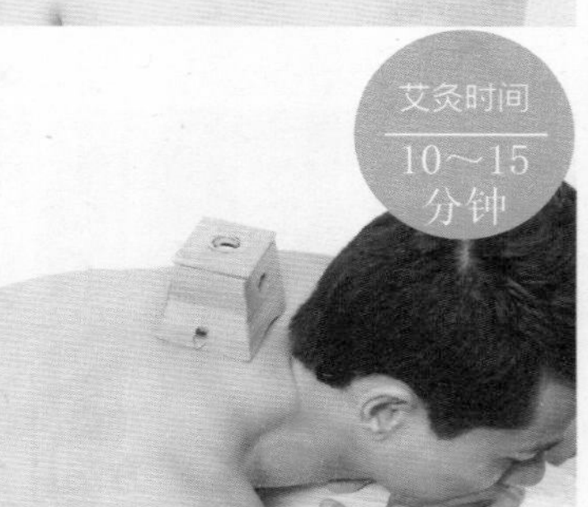

艾灸方法

点燃艾灸盒放于肺俞穴上灸治，至局部皮肤温热舒适而不灼烫为度。

脾俞 「健脾和胃、利湿升清」

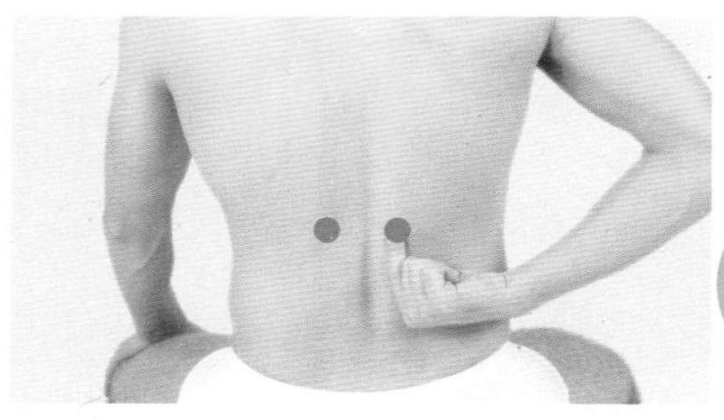

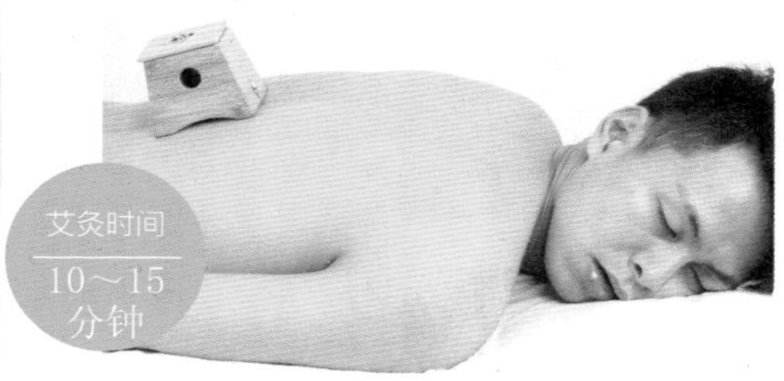

定位 位于背部，当第十一胸椎棘突下，旁开 1.5 寸。

艾灸方法 点燃艾灸盒放于脾俞穴上灸治，至局部皮肤温热舒适而不灼烫为度。

神阙 「健运脾胃、温阳固脱」

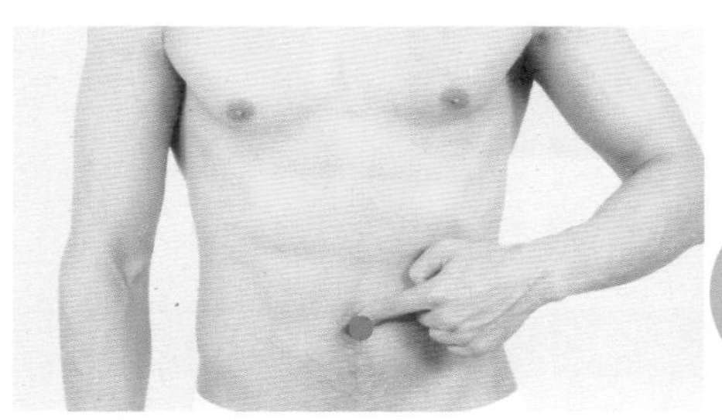

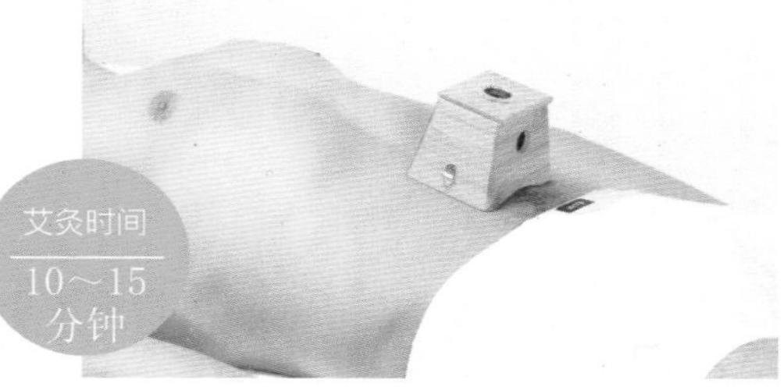

定位 位于腹中部，脐中央。

艾灸方法 点燃艾灸盒放于神阙穴上灸治，至局部皮肤温热舒适而不灼烫为度。

关元 「培元固本、降浊升清」

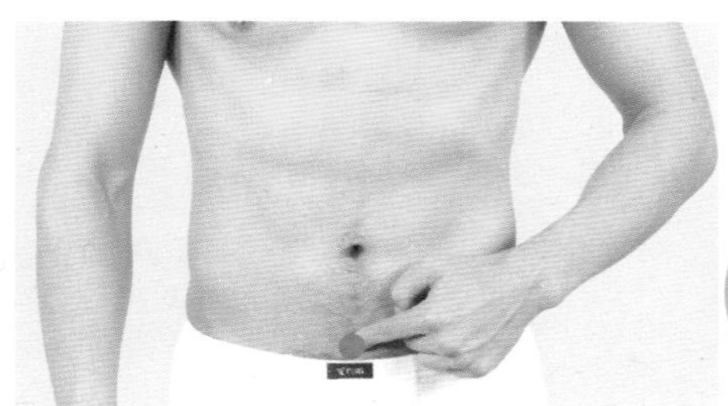

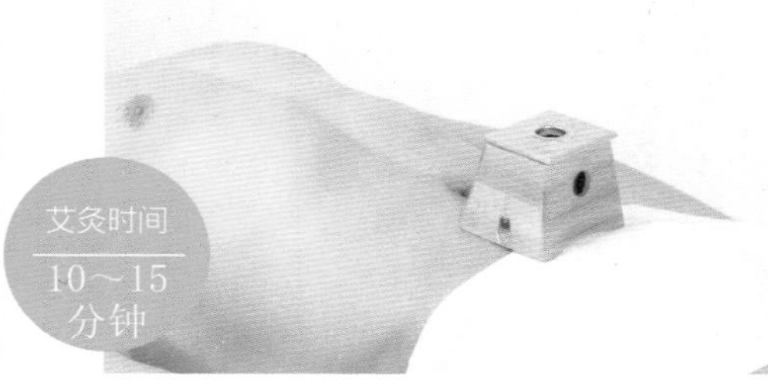

定位 位于下腹部，前正中线上，当脐中下 3 寸。

艾灸方法 点燃艾灸盒放于关元穴上灸治，至局部皮肤温热舒适而不灼烫为度。

甲亢

内科

艾灸方法

临床症状：甲亢也叫甲状腺功能亢进，俗称『大脖子病』。由于甲状腺激素分泌增多，造成身体功能各系统的兴奋和代谢亢进。主要临床表现为：多食、消瘦、畏热、好动、多汗、失眠、激动等。

基础治疗：天突、膻中、中脘、风池、大椎。

随症加穴：多食易饥，加灸胃俞；多汗，加灸气海；失眠多梦，加灸三阴交。

天突「理气平喘」

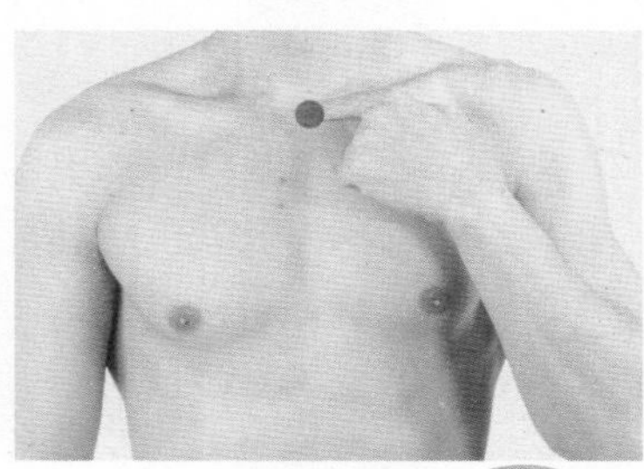

定位

位于颈部，当前正中线上，胸骨上窝中央。

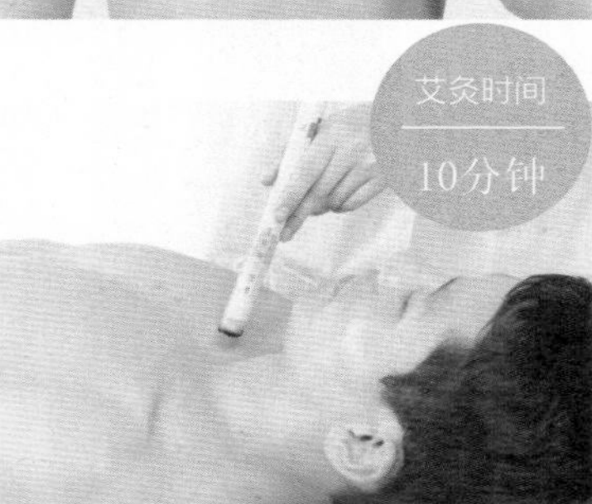

艾灸方法

用艾条温和灸法灸治天突穴，至局部皮肤温热舒适而不灼烫为度。

膻中「活血通络、清肺止喘」

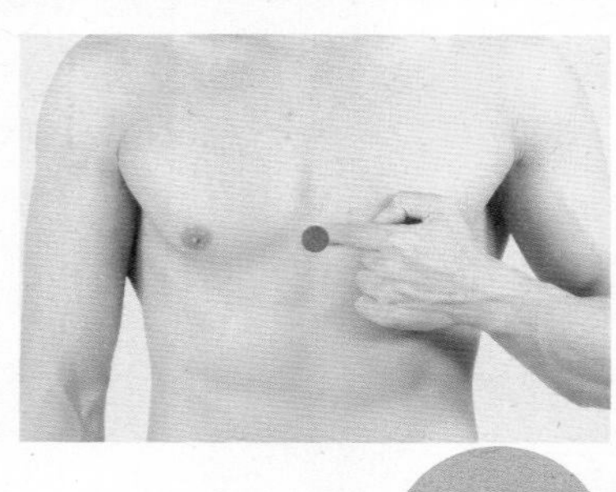

定位

位于胸部，当前正中线上，平第四肋间，两乳头连线的中点。

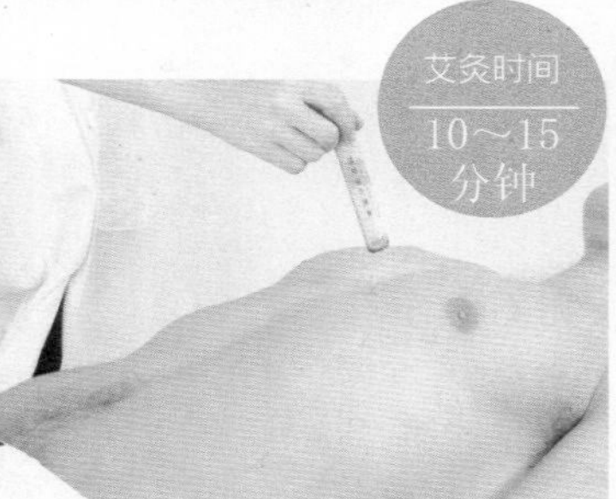

艾灸方法

用艾条温和灸法灸治膻中穴，使局部皮肤潮红、发热为度。

中脘「健脾化湿、促进消化」

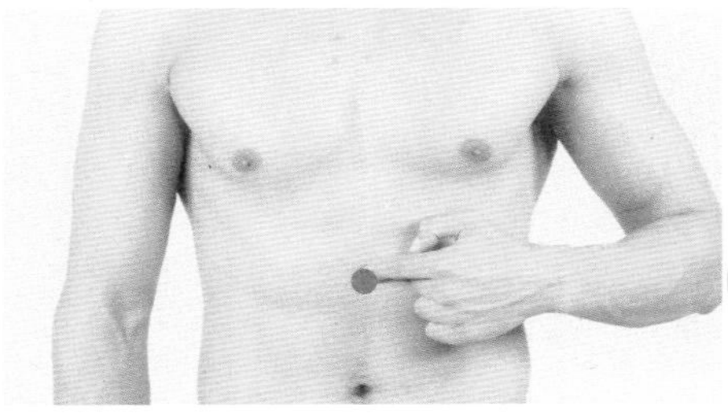

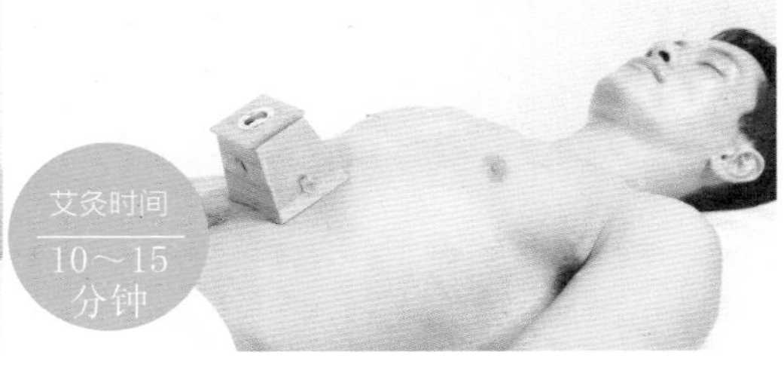

定位 位于上腹部，前正中线上，当脐中上 4 寸。

艾灸方法 点燃艾灸盒放于中脘穴上灸治，至局部皮肤温热舒适而不灼烫为度。

风池「疏风清热、开窍镇痛」

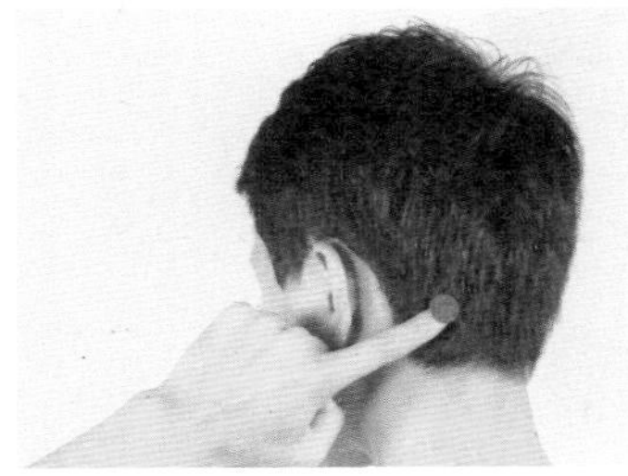

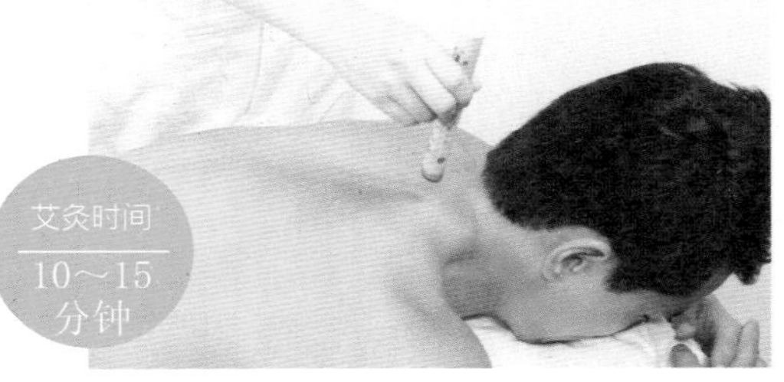

定位 位于后颈部，后头骨下，胸锁乳突肌与斜方肌上端之间的凹陷处。

艾灸方法 用艾条回旋灸法灸治两侧风池穴，至局部皮肤温热舒适而不灼烫为度。

大椎「祛风散寒、清脑宁神」

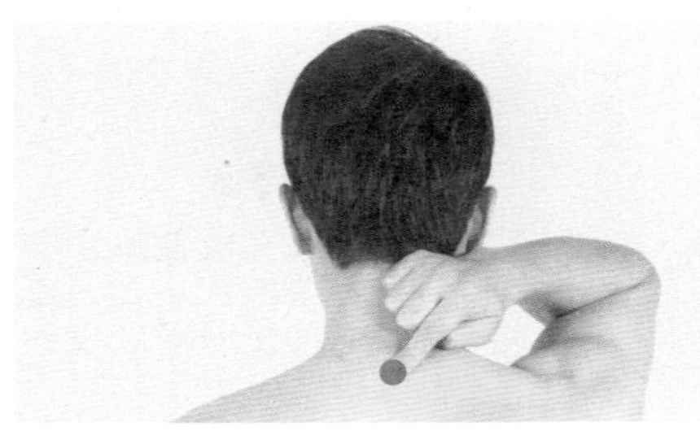

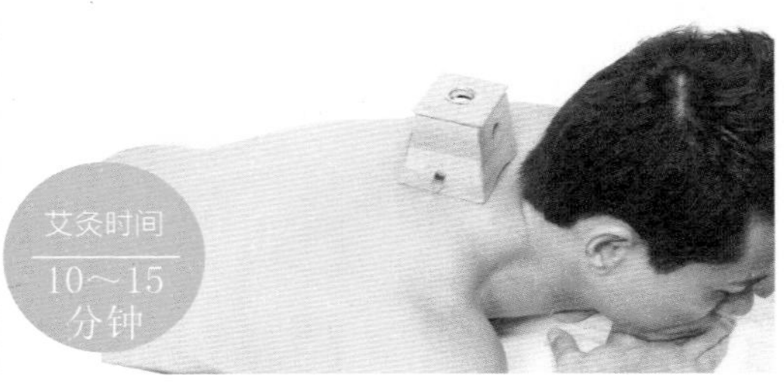

定位 位于后正中线上，第七颈椎棘突下凹陷中。

艾灸方法 点燃艾灸盒放于大椎穴上灸治，至局部皮肤温热舒适而不灼烫为度。

痛风

内科

艾灸方法

临床症状：痛风又称『高尿酸血症』，是由于人体体内嘌呤的物质新陈代谢发生紊乱，导致尿酸产生过多或排出减少所引起的疾病，属于关节炎的一种。

基础治疗：大椎、腰阳关、神阙、中脘、商丘。

随症加穴：关节红肿，加灸太冲；心烦失眠，加灸三阴交；头晕头痛，加灸太阳。

大椎「祛风散寒、清脑宁神」

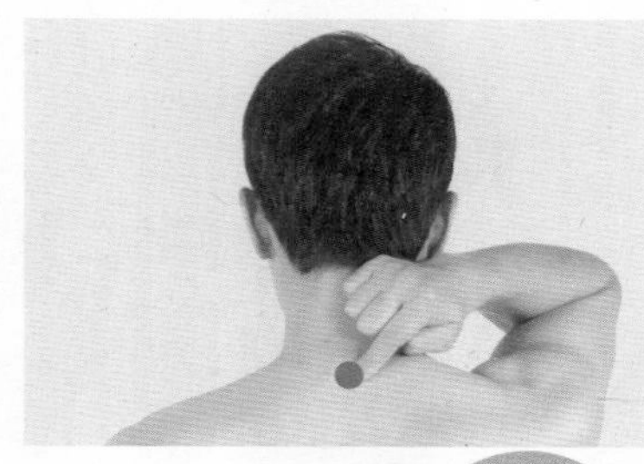

定位

位于后正中线上，第七颈椎棘突下凹陷中。

艾灸时间 10～15分钟

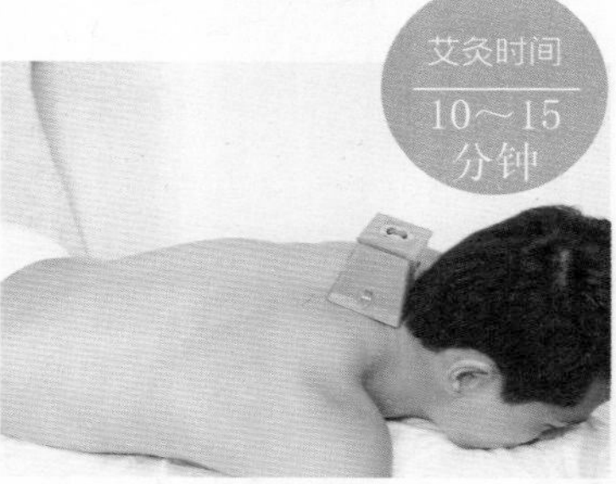

艾灸方法

点燃艾灸盒放于大椎穴上灸治，至局部皮肤温热舒适而不灼烫为度。

腰阳关「除湿降浊、强健腰肌」

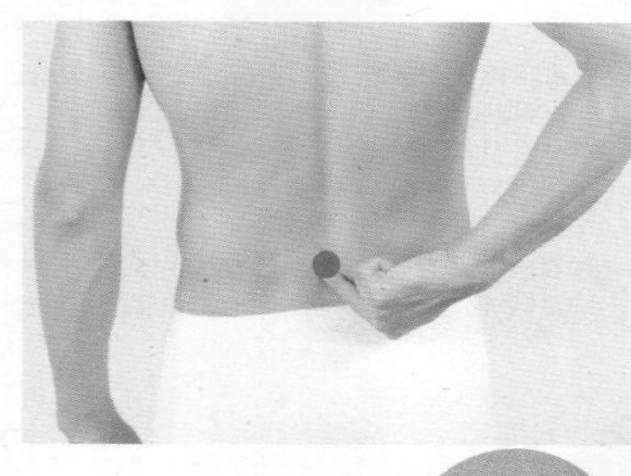

定位

位于腰部，当后正中线上，第四腰椎棘突下凹陷中。

艾灸时间 10～15分钟

艾灸方法

点燃艾灸盒放于腰阳关穴上灸治，至局部皮肤潮红发热为度。

神阙「健运脾胃、温阳固脱」

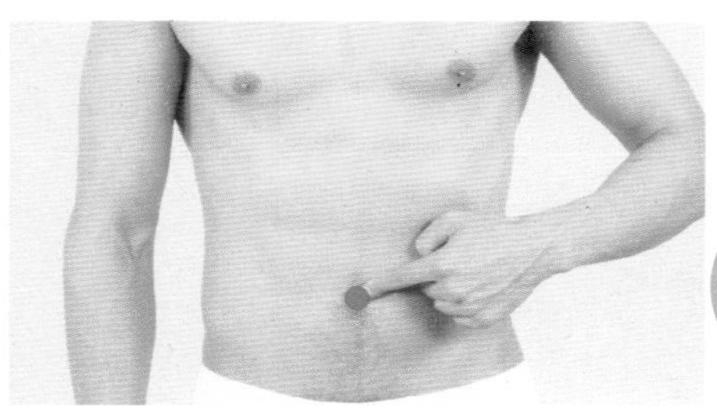

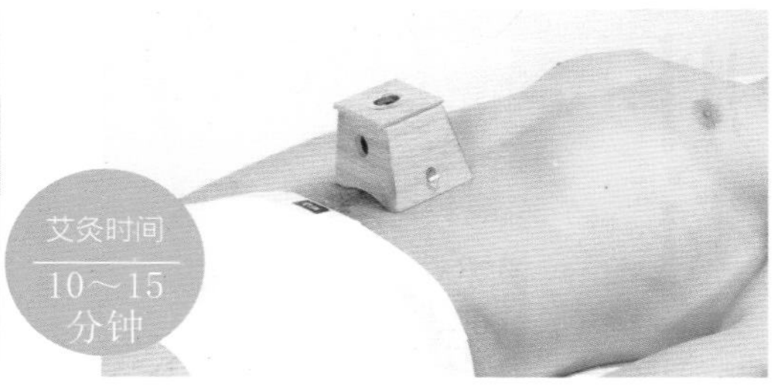

定位 | 位于腹中部，脐中央。

艾灸方法 | 点燃艾灸盒放于神阙穴上灸治，至局部皮肤温热舒适而不灼烫为度。

中脘「健脾化湿、促进消化」

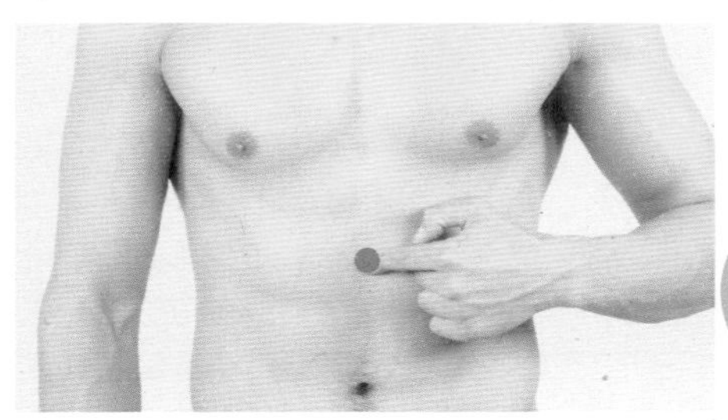

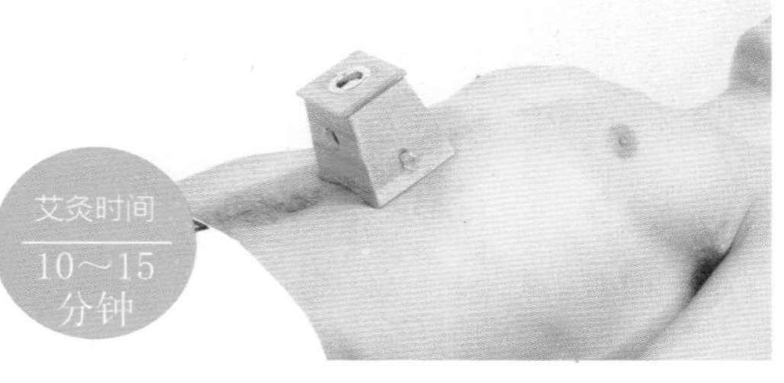

定位 | 位于上腹部，前正中线上，当脐中上 4 寸。

艾灸方法 | 点燃艾灸盒放于中脘穴上灸治，至局部皮肤温热舒适而不灼烫为度。

商丘「健脾化湿、肃降肺气」

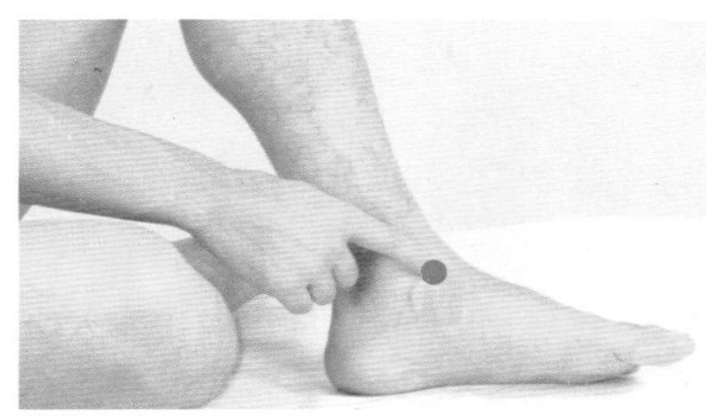

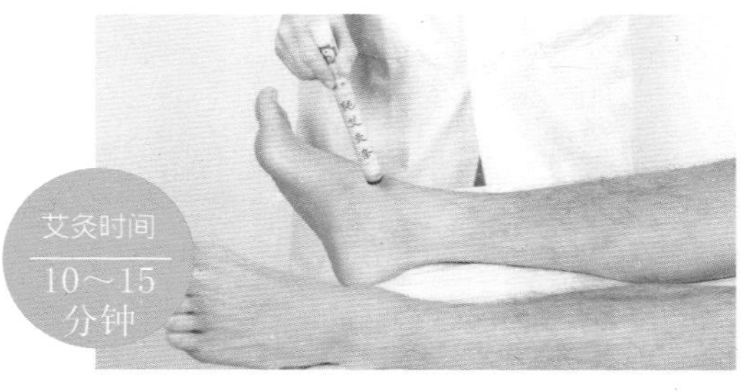

定位 | 位于足内踝前下方凹陷中，当舟骨结节与内踝尖连线的中点处。

艾灸方法 | 用艾条温和灸法灸治商丘穴，至局部皮肤潮红发热为度。

肥胖症

内科

艾灸方法

临床症状：肥胖是指一定程度的明显超重与脂肪层过厚，是体内脂肪尤其是三酰甘油积聚过多而导致的一种状态。肥胖严重者容易引起血压高、心血管病、肝脏病变、肿瘤、睡眠呼吸暂停等一系列的问题。

基础治疗：神阙、足三里、丰隆、三阴交、涌泉。

随症加穴：心悸，加灸内关；倦怠乏力，加灸气海；四肢不温，加灸关元。

神阙「健运脾胃、温阳固脱」

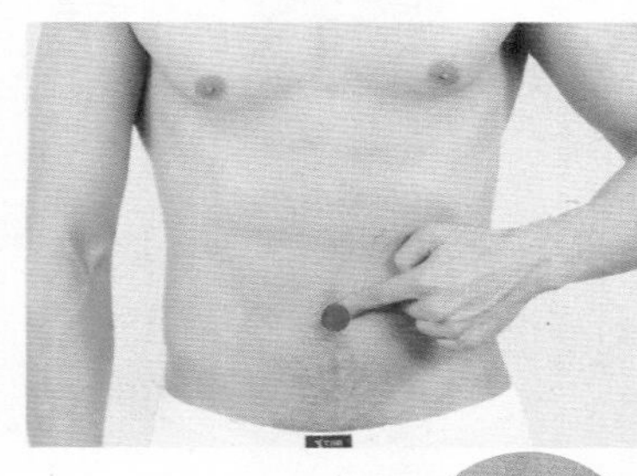

定位

位于腹中部，脐中央。

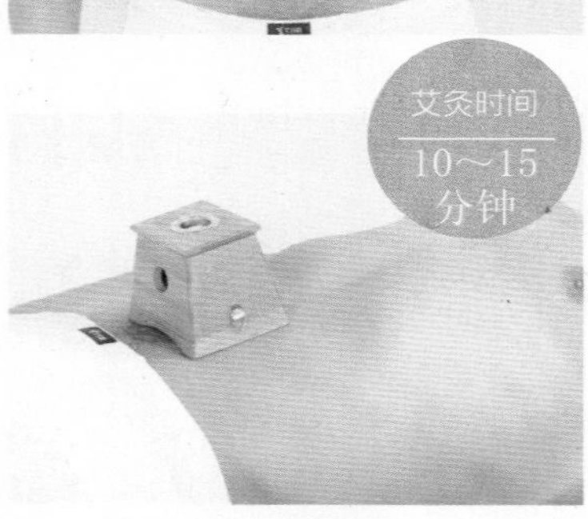

艾灸方法

点燃艾灸盒放于神阙穴上灸治，至局部皮肤温热舒适而不灼烫为度。

足三里「调理脾胃、补中益气」

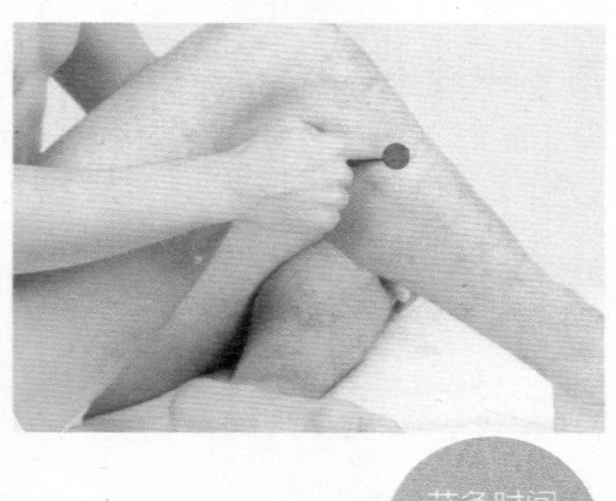

定位

位于小腿前外侧，当犊鼻下 3 寸，距胫骨前缘一横指。

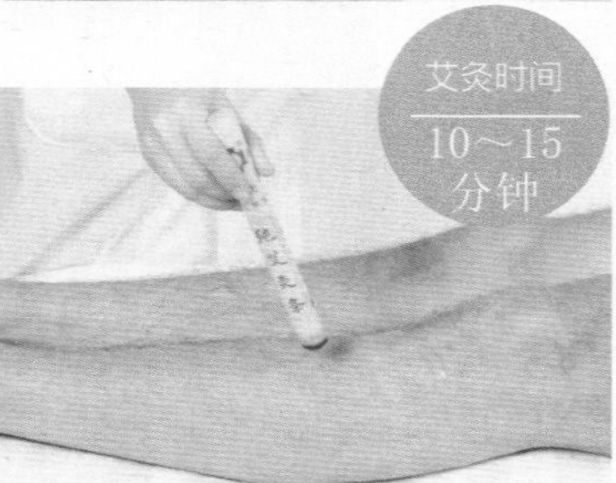

艾灸方法

用艾条回旋灸法来回灸治足三里穴。对侧以同样的方法操作。

丰隆 「健脾祛湿」

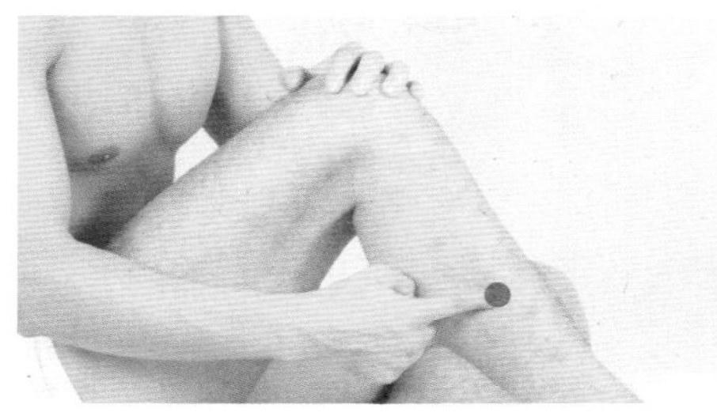

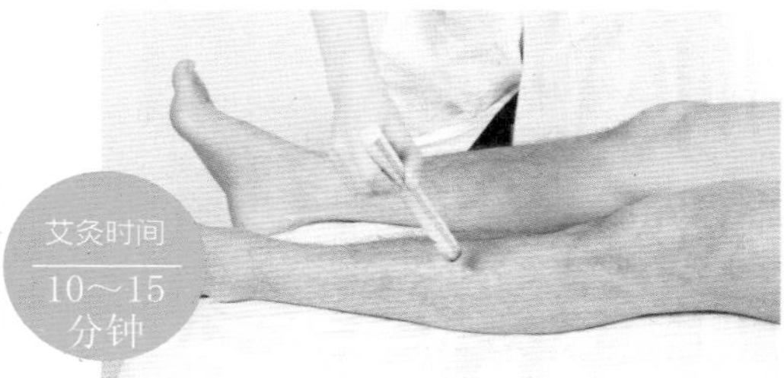

定位 位于小腿前外侧，当外踝尖上8寸，条口外，距胫骨前缘二横指。

艾灸方法 用艾条温和灸法灸治丰隆穴。对侧以同样的方法操作。

三阴交「健脾利湿、兼调肝肾」

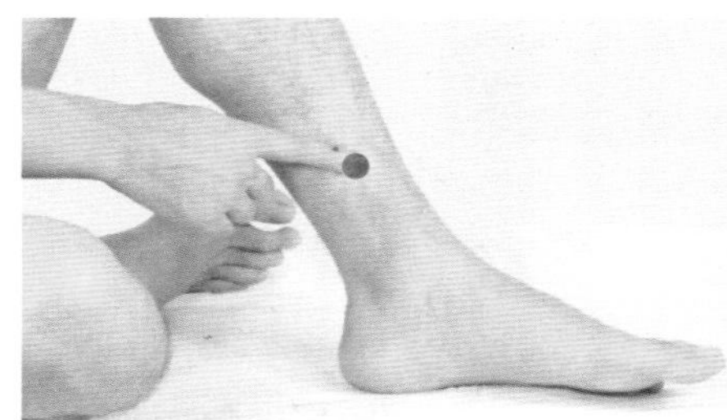

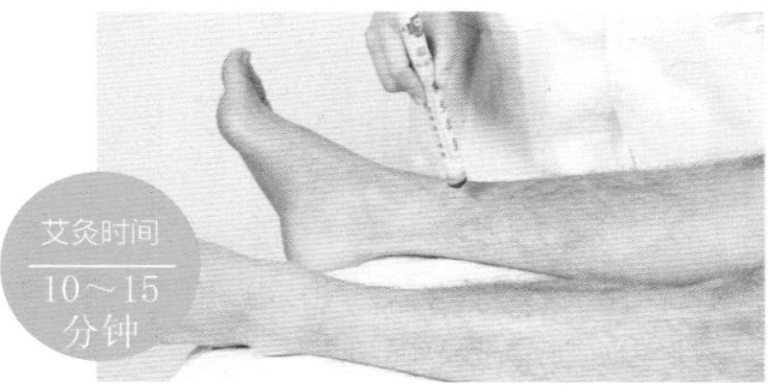

定位 位于小腿内侧，当足内踝尖上3寸，胫骨内侧缘后方。

艾灸方法 用艾条温和灸法灸治三阴交穴。对侧以同样的方法操作。

涌泉 「平肝熄风、滋阴益肾」

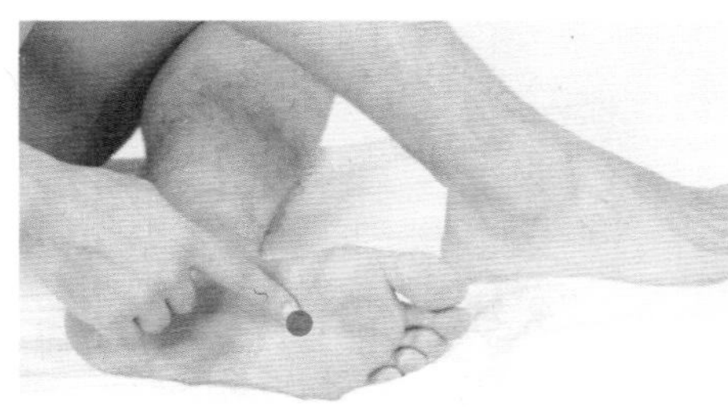

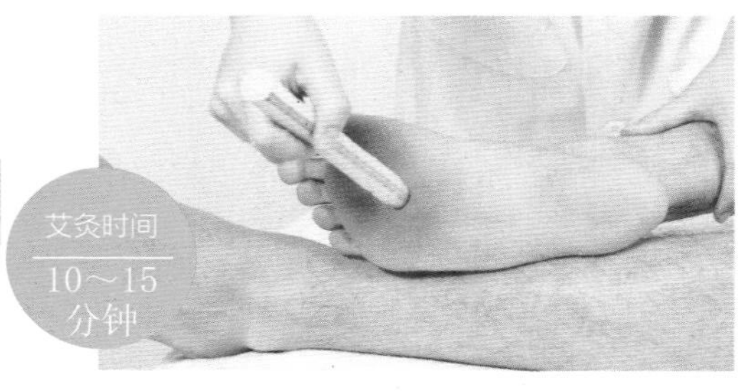

定位 位于足底二、三趾趾缝纹头端与足跟连线的前1/3与后2/3交点上。

艾灸方法 用艾条温和灸法灸治涌泉穴。对侧以同样的方法操作。

水肿

内科

艾灸方法

临床症状：水肿是指血管外的组织间隙中有过多的体液积聚，为临床常见症状之一。水肿是全身出现气化功能障碍的一种表现，与肺、脾、肾、三焦各脏腑密切相关。常见于肾炎、肝硬化及内分泌失调等疾病。

基础治疗：水分、脾俞。

随症加穴：腹胀，加灸天枢；四肢肿胀，加灸阴陵泉；心悸，加灸内关。

水分「理气止痛」

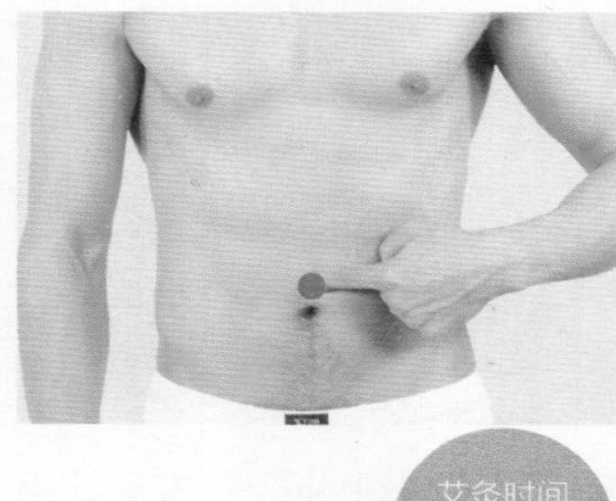

定位

位于上腹部，前正中线上，当脐中上1寸。

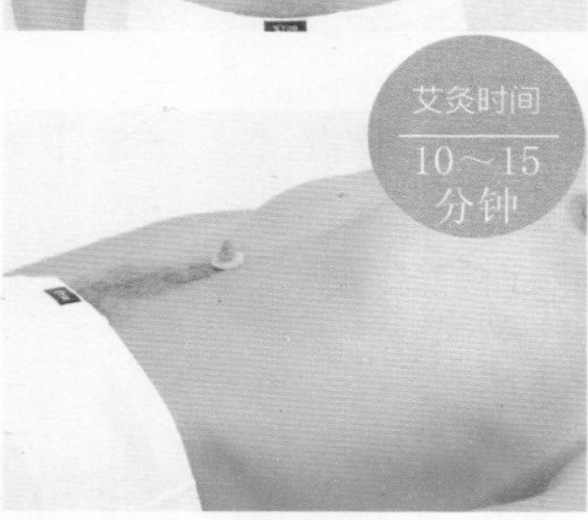

艾灸方法

用艾炷隔姜灸法灸治水分穴，有灼痛感时，更换艾炷再灸。每次施灸7壮。

脾俞「健脾和胃、利湿升清」

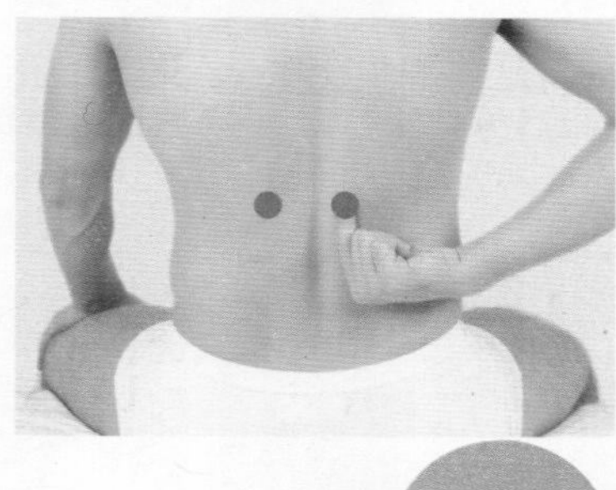

定位

位于背部，当第十一胸椎棘突下，旁开1.5寸。

艾灸时间
10～15
分钟

艾灸方法

点燃艾灸盒放于脾俞穴上灸治，至局部皮肤温热舒适而不灼烫为度。

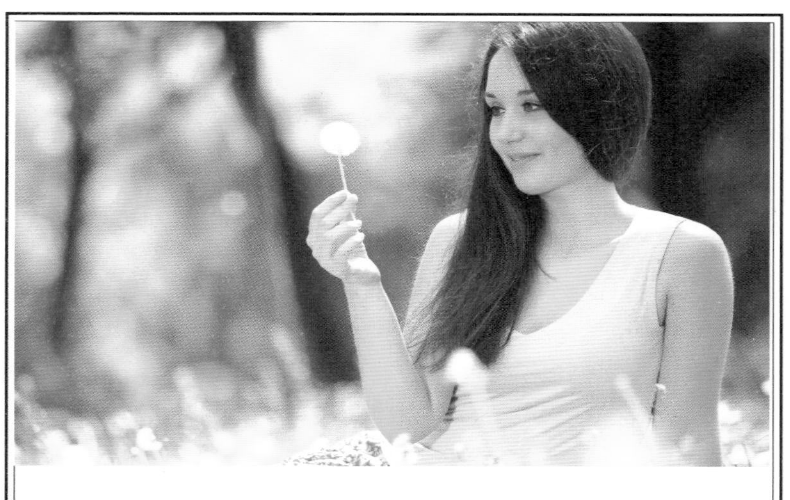

第8章 女人恋上“艾”，气血足、衰老慢

妇产科疾病主要是发生在阴道、子宫、卵巢、乳房、输卵管、盆腔和外阴，是女性的常见病和多发病。此类病多是由于脏腑功能失调、气血失和以及精神因素和各种不良生活习惯等引起的。妇科疾病在早期症状可能不明显，一般是做妇科检查才被发现，到后期，则会出现月经不调、痛经、白带增多、分泌物有异味，有的还会有外阴瘙痒、尿频、尿急等症状。女性在孕产期间护理不当，则会出现妊娠呕吐、产后抑郁、少乳、乳腺炎，过早的负重还有可能导致子宫脱垂等病症。

月经不调

妇产科

艾灸方法

临床症状：月经是机体由于受垂体前叶及卵巢内分泌激素的调节而呈现的有规律的周期性子宫内膜脱落现象。月经不调是指月经的周期、经色、经量、经质发生了改变。如垂体前叶或卵巢功能异常，就会发生月经不调。

基础治疗：关元、足三里、三阴交、血海、复溜。

随症加穴：血虚，加灸脾俞；肾虚，加灸肾俞。

关元「培元固本、降浊升清」

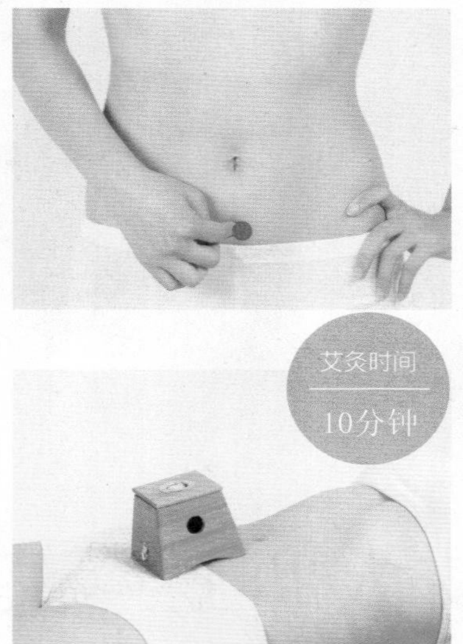

定位

位于下腹部，前正中线上，当脐中下3寸。

艾灸方法

点燃艾灸盒放于关元穴上灸治，至皮肤潮红发热为宜。

足三里「扶正培元、补中益气」

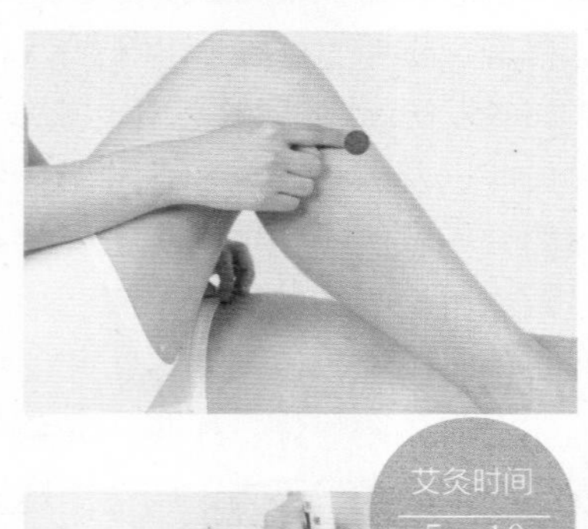

定位

位于小腿前外侧，当犊鼻下3寸，距胫骨前缘一横指。

艾灸时间

5～10分钟

艾灸方法

用艾条温和灸法灸治足三里穴。对侧以同样的方法操作。

三阴交「健脾利湿、兼调肝肾」

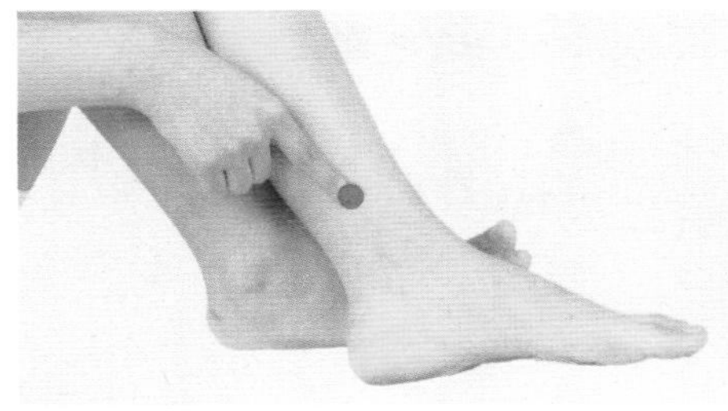

艾灸时间
5～10分钟

定位 | 位于小腿内侧，当足内踝尖上3寸，胫骨内侧缘后方。

艾灸方法 | 用艾条温和灸法灸治三阴交穴。对侧以同样的方法操作。

血海「健脾化湿、调经统血」

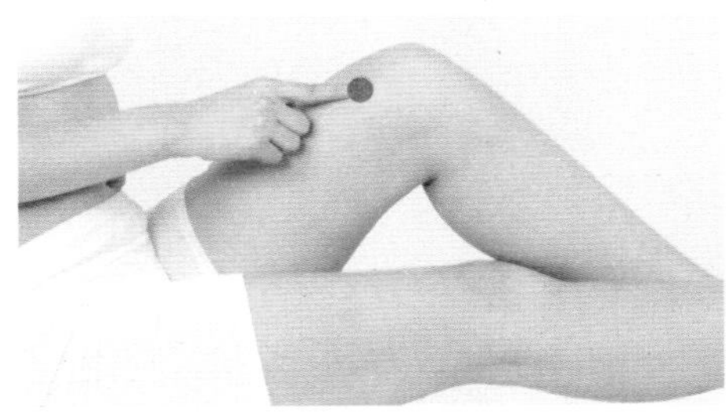

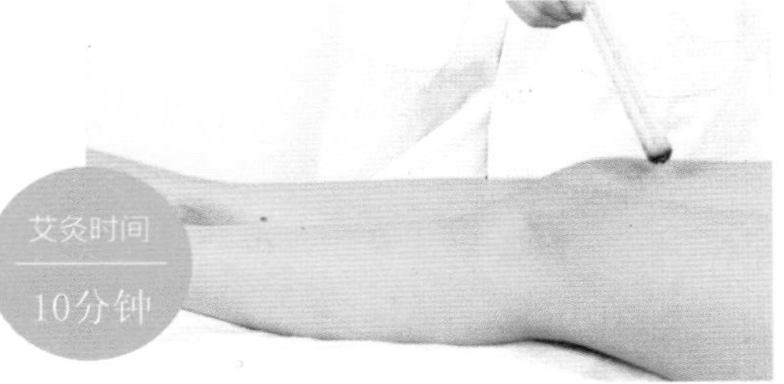

定位 | 屈膝，位于大腿内侧，髌底内侧端上2寸，当股四头肌内侧头的隆起处。

艾灸方法 | 用艾条温和灸法灸治血海穴。对侧以同样的方法操作。

复溜「补肾益阴、温阳利水」

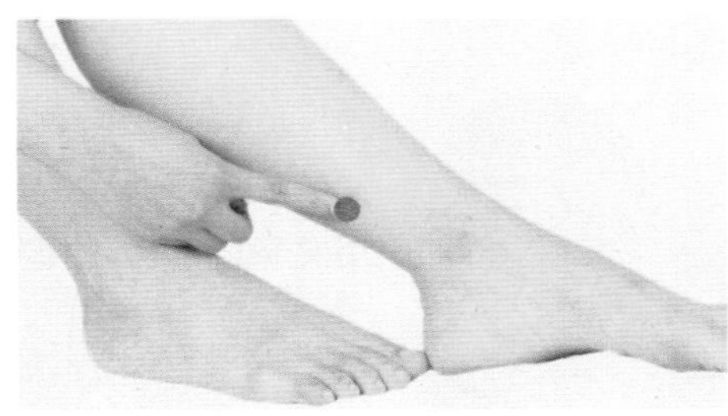

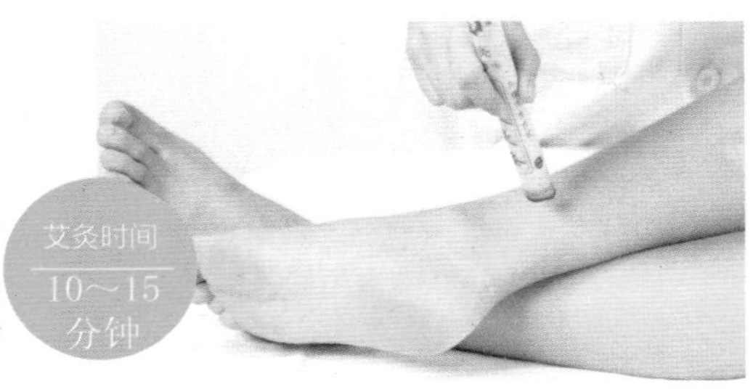

定位 | 位于小腿内侧，太溪直上2寸，跟腱的前方。

艾灸方法 | 用艾条温和灸法灸治复溜穴。对侧以同样的方法操作。

痛经

妇产科

艾灸方法

临床症状：痛经又称『月经痛』，是指妇女在月经前后或经期，出现的下腹部或腰骶部剧烈疼痛，严重时伴有恶心、呕吐、腹泻，甚则昏厥。其发病原因常与精神因素、内分泌及生殖器局部病变有关。

基础治疗：关元、三阴交、八髎、血海、地机。

随症加穴：小腹胀满，加灸水道；头晕，加灸合谷；少腹痛，加灸天枢。

关元「培元固本、降浊升清」

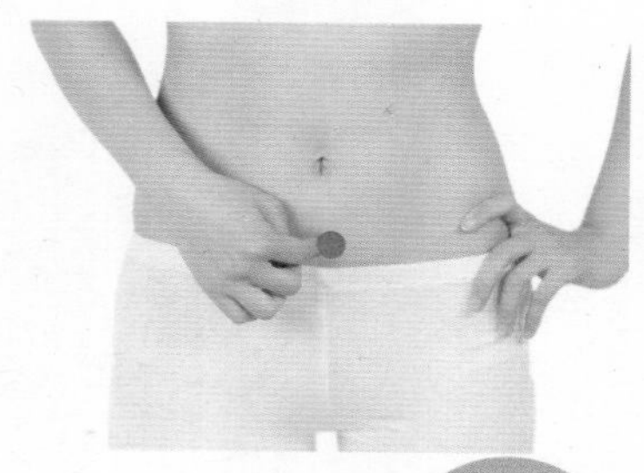

定位

位于下腹部，前正中线上，当脐中下3寸。

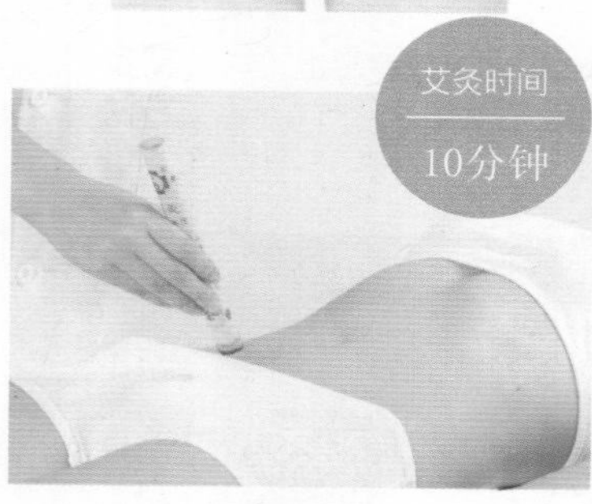

艾灸方法

用艾条温和灸法灸关元穴，至皮肤潮红发热为宜。

三阴交「调经止痛、兼调肝肾」

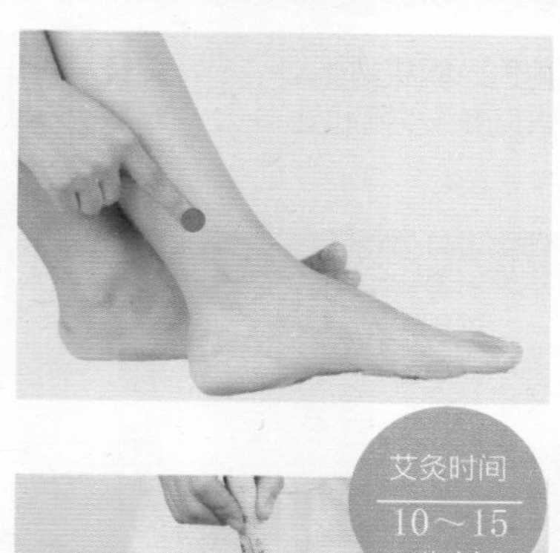

定位

位于小腿内侧，当足内踝尖上 3 寸，胫骨内侧缘后方。

艾灸方法

用艾条温和灸法灸治三阴交穴。对侧以同样的方法操作。

八髎「调经活血、理气止痛」

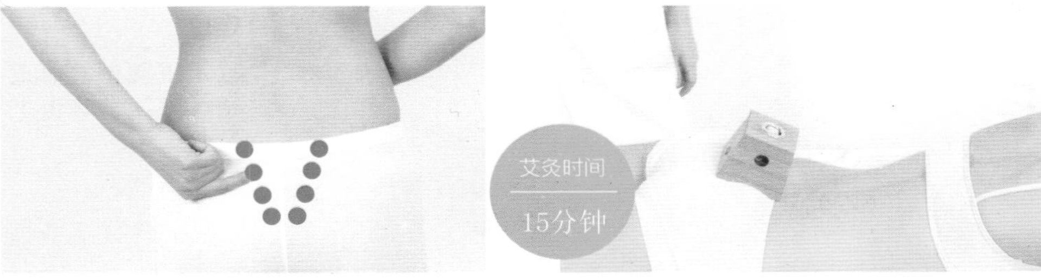

定位 分为上、次、中、下髎，左右共八个，分别在第一、二、三、四骶后孔中。

艾灸方法 点燃艾灸盒固定在八髎穴上施灸，以局部皮肤潮红为度。

血海「健脾化湿、调经统血」

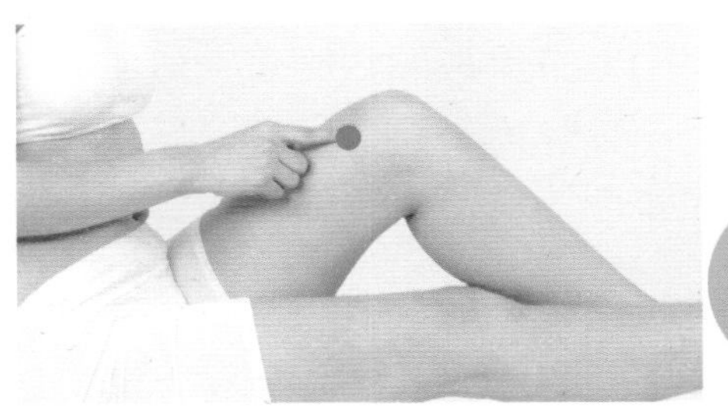

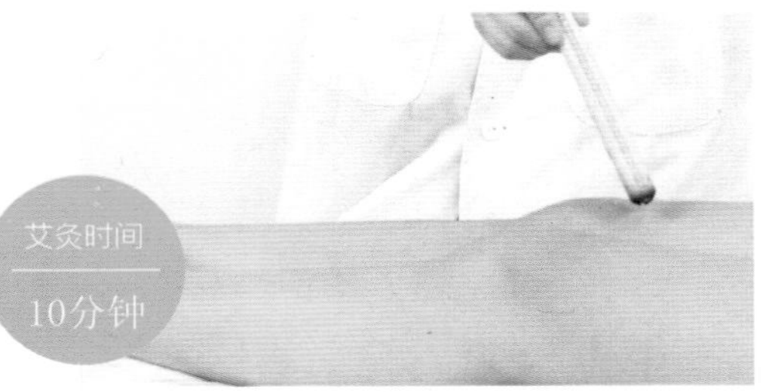

定位 位于大腿内侧，髌底内侧端上2寸，当股四头肌内侧头的隆起处。

艾灸方法 用艾条温和灸法灸治血海穴。对侧以同样的方法操作。

地机「健脾渗湿、调理月经」

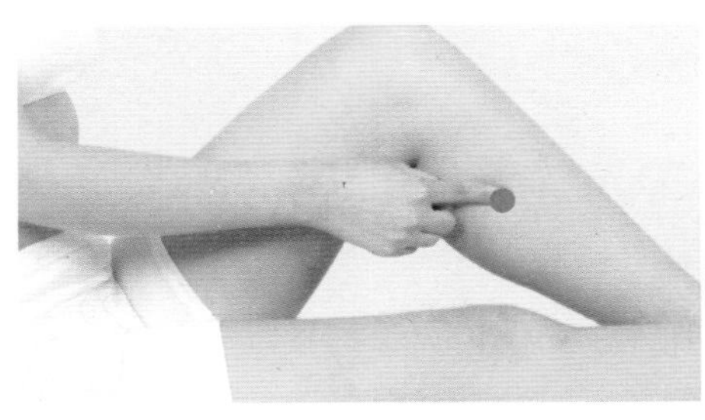

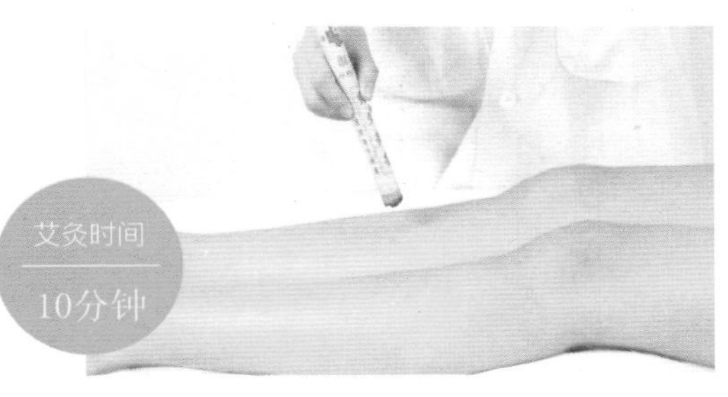

定位 位于小腿内侧，当内踝尖与阴陵泉的连线上，阴陵泉下3寸。

艾灸方法 用艾条温和灸法灸治地机穴。对侧以同样的方法操作。

闭经

妇产科

艾灸方法

临床症状：闭经是指妇女应有月经而超过一定时限仍未来潮者。正常女子一般 14 岁左右月经来潮，凡超过 18 岁尚未来潮者，为原发性闭经。月经周期建立后，又停经 6 个月以上者，为继发性闭经。

基础治疗：中极、血海、足三里、三阴交、太冲。

随症加穴：月经超龄未至，加灸肝俞；小腹胀痛拒按，加灸曲骨。

中极「健脾益气、益肾固精」

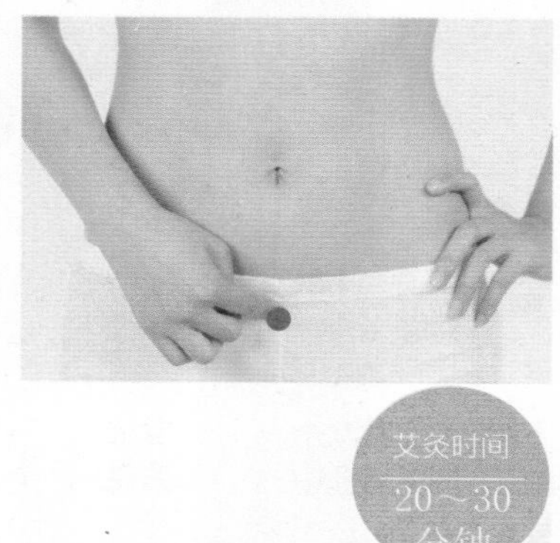

定位

位于下腹部，前正中线上，当脐中下 4 寸。

艾灸时间 20～30 分钟

艾灸方法

点燃艾灸盒放于中极穴上灸治，至皮肤潮红发热为宜。

血海「健脾化湿、调经统血」

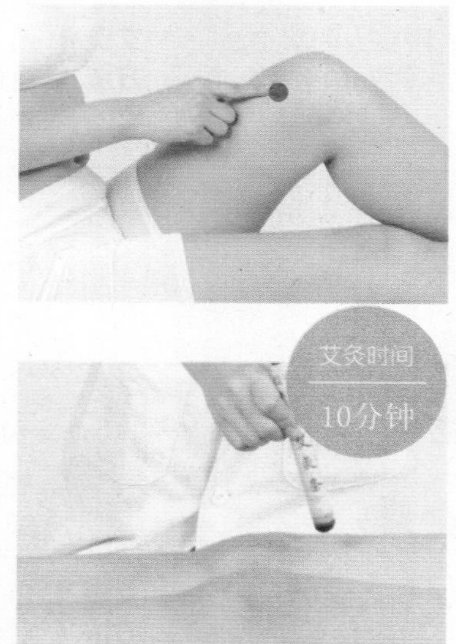

定位

屈膝，位于大腿内侧，髌底内侧端上 2 寸，当股四头肌内侧头的隆起处。

艾灸方法

用艾条温和灸法灸治血海穴。对侧以同样的方法操作。

足三里「扶正培元、补中益气」

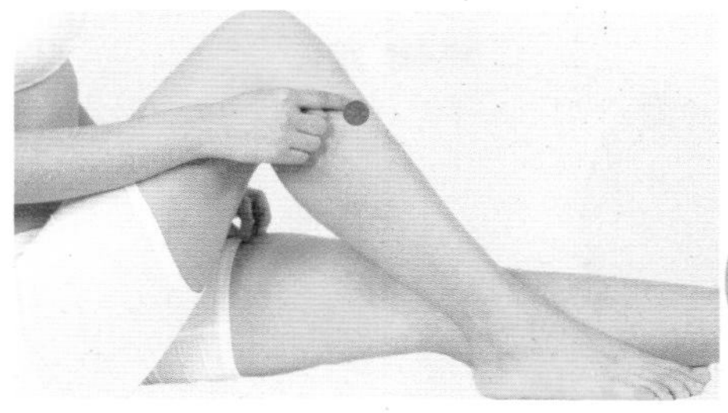

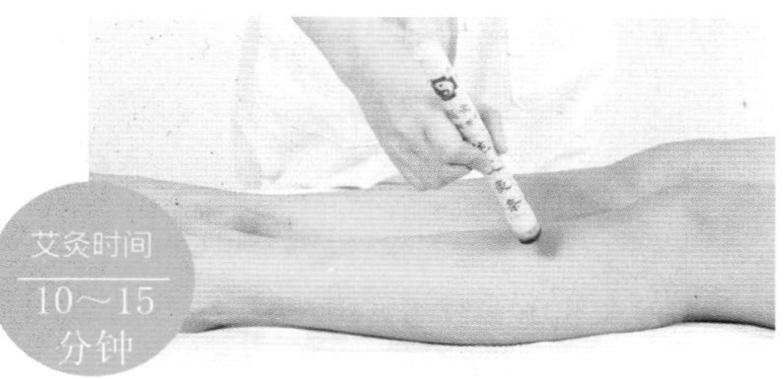

定位 位于小腿前外侧，当犊鼻下3寸，距胫骨前缘一横指（中指）。

艾灸方法 用艾条温和灸法灸治足三里穴。对侧以同样的方法操作。

三阴交「健脾利湿、兼调肝肾」

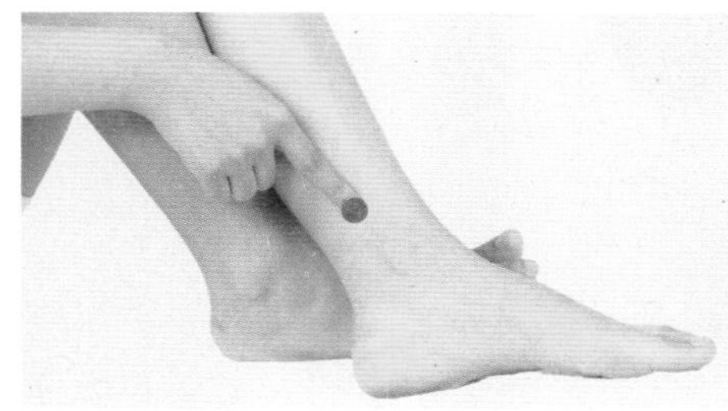

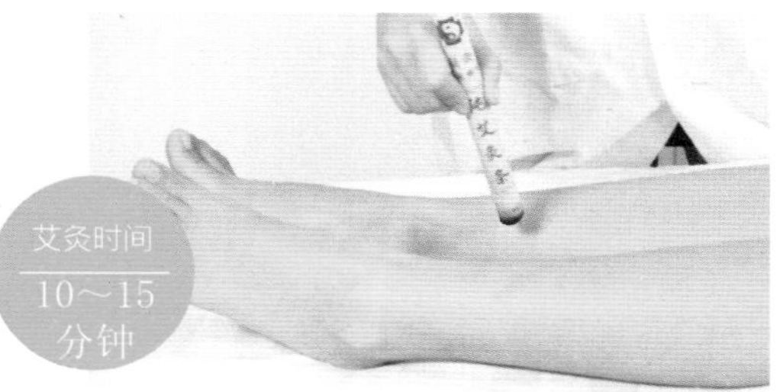

定位 位于小腿内侧，当足内踝尖上3寸，胫骨内侧缘后方。

艾灸方法 用艾条温和灸法灸治三阴交穴。对侧以同样的方法操作。

太冲「疏肝解郁」

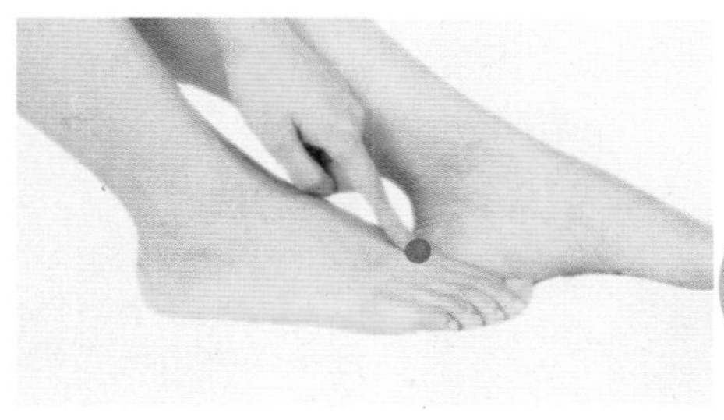

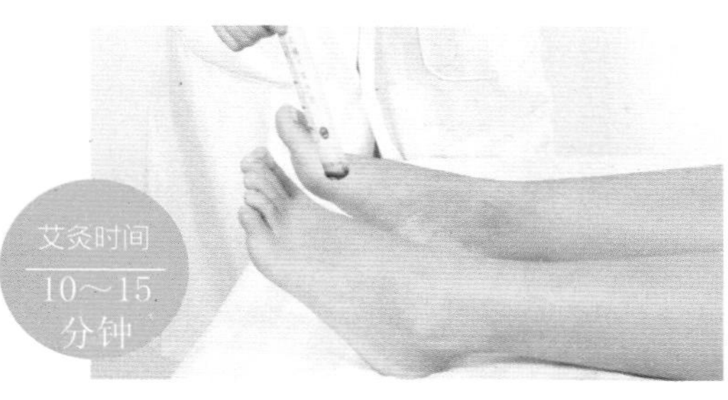

定位 位于足背侧，当第一跖骨间隙的后方凹陷处。

艾灸方法 用艾条温和灸法灸治太冲穴。对侧以同样的方法操作。

崩漏

妇产科

艾灸方法

临床症状：崩漏相当于西医的功能性子宫出血，是指妇女非周期性子宫出血，其发病急骤，暴下如注，大量出血者为『崩』；病势缓，出血量少，淋漓不绝者为『漏』。

基础治疗：百会、气海、血海、三阴交、大敦。

随症加穴：经血量多，加灸行间；月经色暗或黑，加灸太冲。

百会「平肝熄风、升阳固脱」

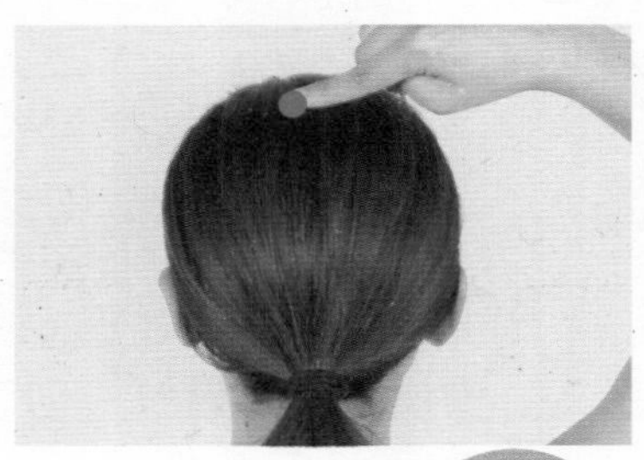

定位

位于头部，当前发际正中直上5寸，或两耳尖连线的中点处。

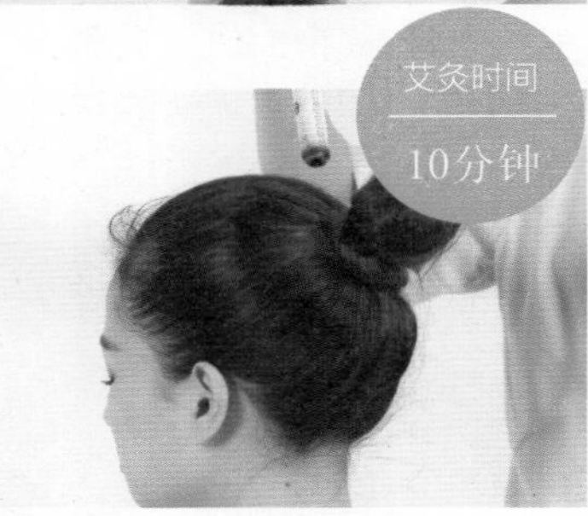

艾灸方法

用艾条雀啄灸法灸治百会穴，至皮肤潮红发热为宜。

气海「补益回阳、调经固经」

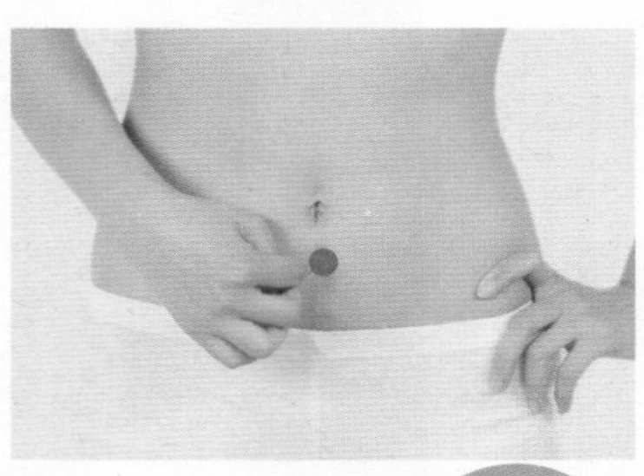

定位

位于下腹部，前正中线上，当脐中下1.5寸。

艾灸时间

10～15分钟

艾灸方法

点燃艾灸盒固定于气海穴上施灸，以施灸部位出现红晕为度。

血海「健脾化湿、调经统血」

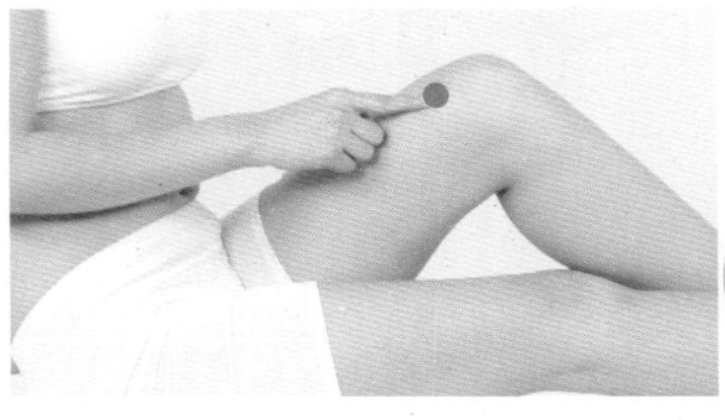

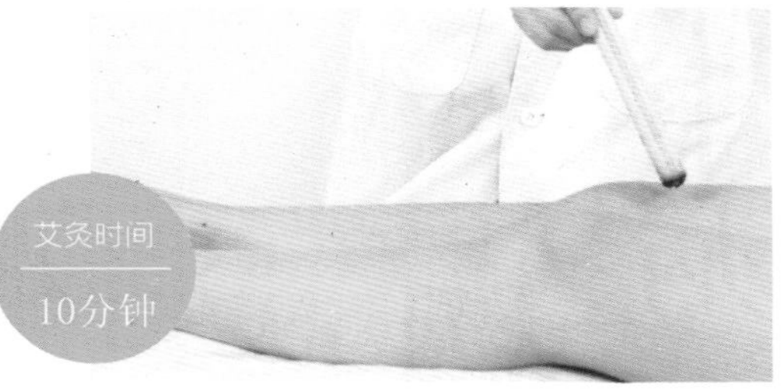

定位 | 位于大腿内侧，髌底内侧端上2寸，当股四头肌内侧头隆起处。

艾灸方法 | 用艾条温和灸法灸治血海穴。对侧以同样的方法操作。

三阴交「健脾利湿、兼调肝肾」

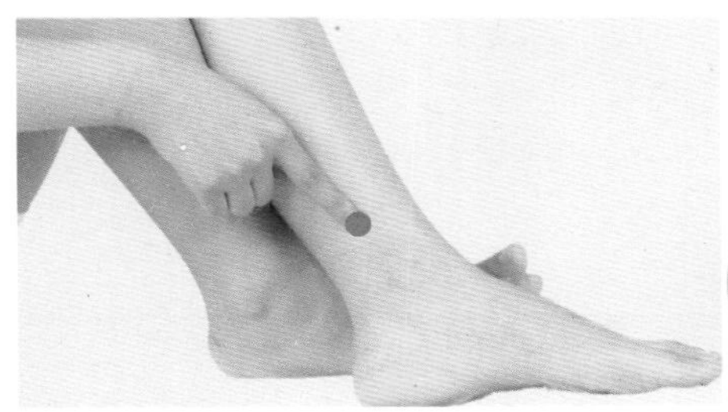

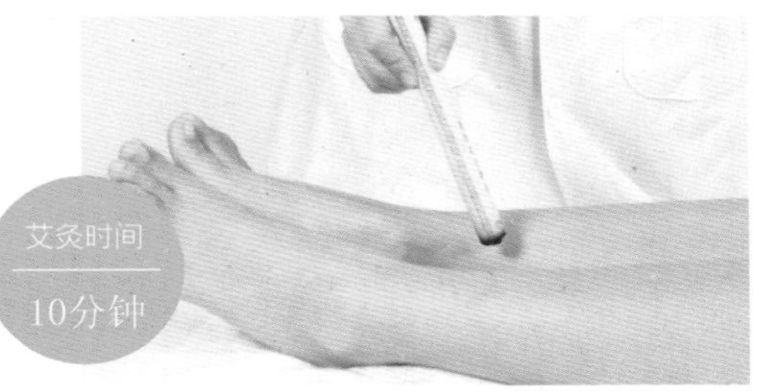

定位 | 位于小腿内侧，当足内踝尖上3寸，胫骨内侧缘后方。

艾灸方法 | 用艾条温和灸法灸治三阴交穴。对侧以同样的方法操作。

大敦「疏调肝肾、熄风宁神」

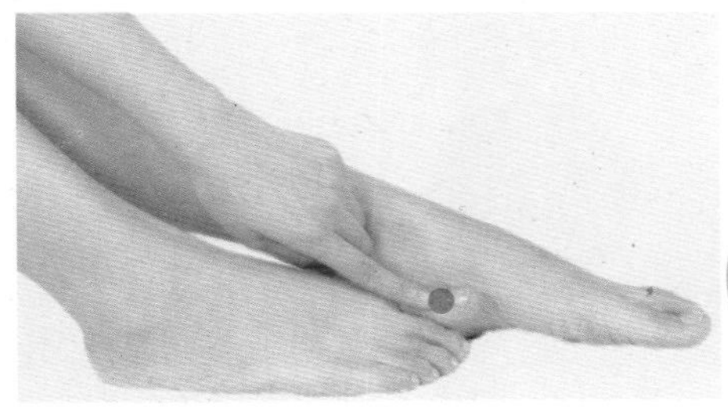

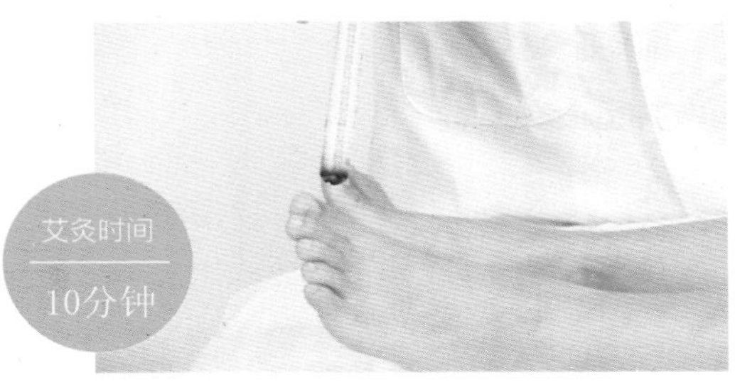

定位 | 位于足大趾末节外侧，距趾甲角0.1寸（指寸）。

艾灸方法 | 用艾条温和灸法灸治大敦穴。对侧以同样的方法操作。

带下病

妇产科

艾灸方法

临床症状：带下病指阴道分泌多量或少量的白色分泌物，有臭味及异味，色泽异常，常与生殖系统局部炎症、肿瘤或身体虚弱等因素有关。中医学认为本病多因湿热下注或气血亏虚，致带脉失约，冲任失调而成。

基础治疗：带脉、神阙、蠡沟、隐白、肾俞。

随症加穴：若带下量多，色黄黏稠，加灸中极；若带下量多，色白质稀，加灸脾俞。

带脉 「通调气血、温补肝肾」

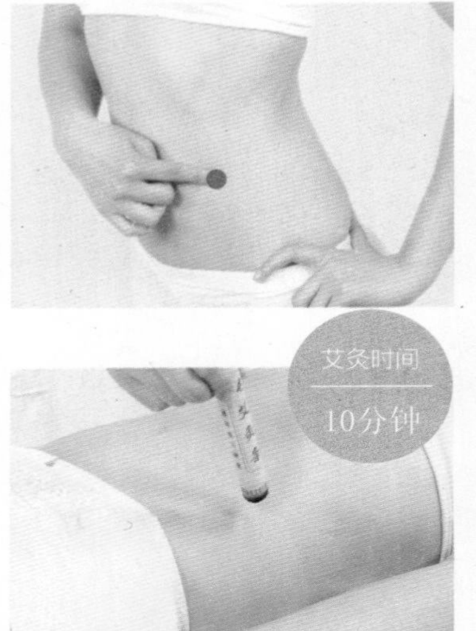

定位

位于侧腹部，章门下1.8寸，当第十一肋骨游离端下方垂线与脐水平线的交点上。

艾灸方法

用艾条温和灸法灸治带脉穴。对侧以同样的方法操作。

神阙 「健运脾胃、温阳固脱」

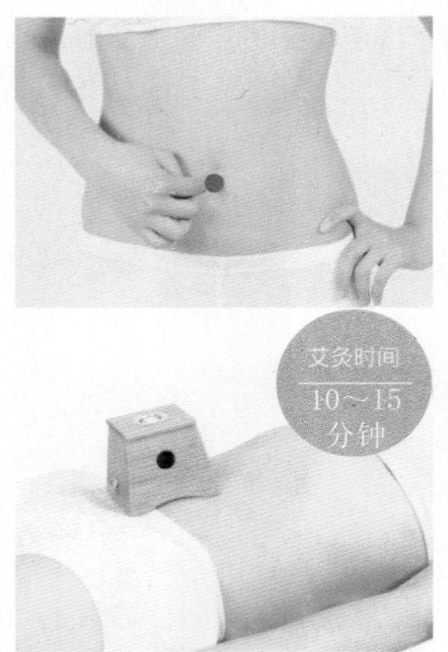

定位

位于腹中部，脐中央。

艾灸方法

点燃艾灸盒放于神阙穴上灸治，至感觉局部皮肤温热舒适而不灼烫为度。

蠡沟 「疏肝理气、调经止带」

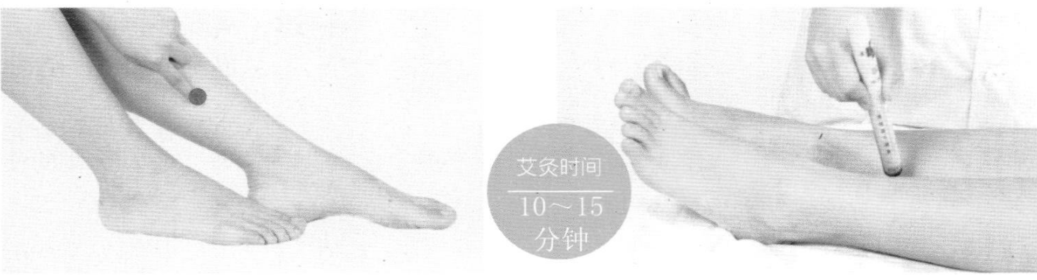

定位 | 位于小腿内侧，当足内踝尖上5寸，胫骨内侧面的中央。

艾灸方法 | 用艾条温和灸法灸治蠡沟穴。对侧以同样的方法操作。

隐白 「健脾宁神、调经统血」

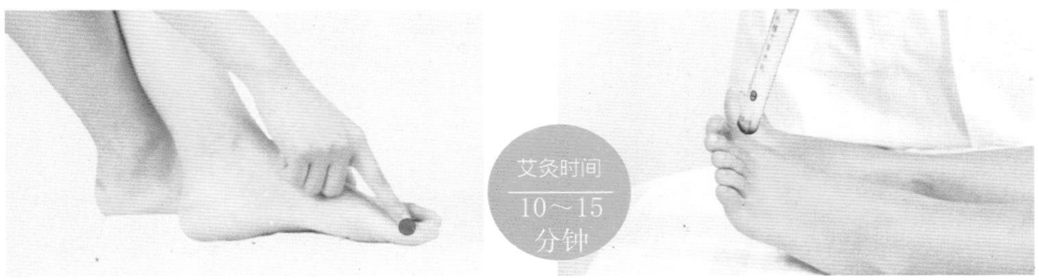

定位 | 位于足大趾末节内侧，距趾甲角0.1寸（指寸）。

艾灸方法 | 用艾条温和灸法灸治隐白穴。对侧以同样的方法操作。

肾俞 「培补肾气、调节生殖功能」

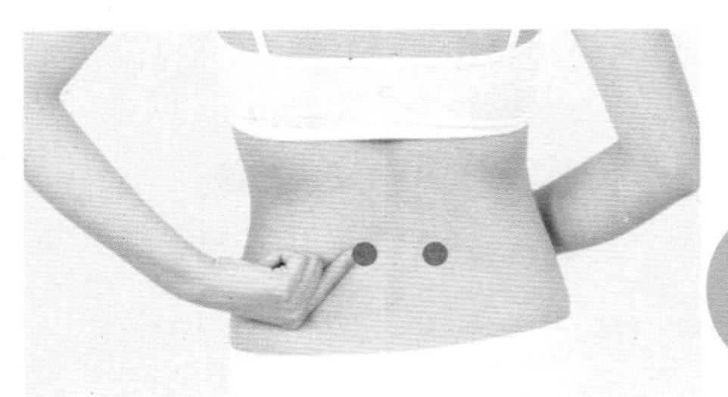

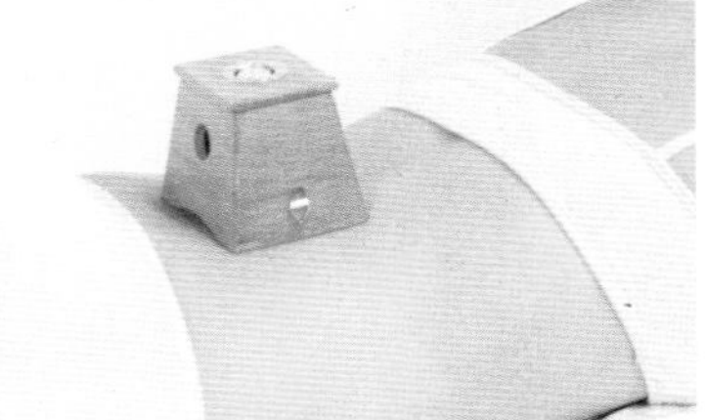

定位 | 位于腰部，当第二腰椎棘突下，旁开1.5寸。

艾灸方法 | 点燃艾灸盒放于肾俞穴上灸治，至皮肤潮红发热为宜。

子宫脱垂

妇产科

艾灸方法

临床症状：子宫脱垂又名子宫脱出。本病是指子宫从正常位置沿阴道向下移位。其病因为支托子宫及盆腔脏器的组织损伤或失去支托力，以及骤然或长期增加腹压所致。常见症状为腹部下坠、腰酸。

基础治疗：带脉、气海、足三里、三阴交、照海。

随症加穴：小腹及阴部坠胀，加灸归来；若子宫脱出，加灸中极。

带脉「通调气血、温补肝肾」

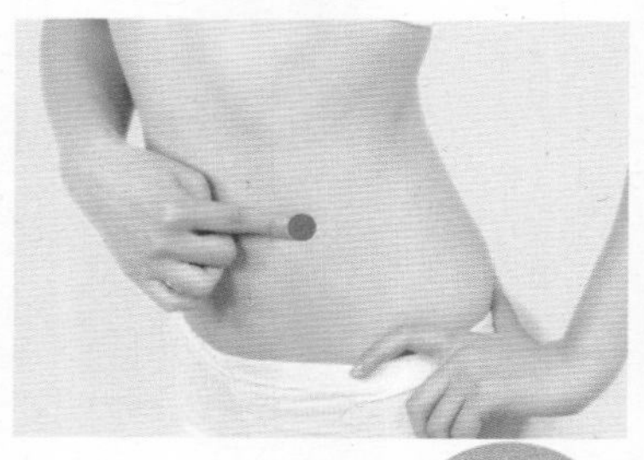

定位

位于侧腹部，章门下1.8寸，当第十一肋骨游离端下方垂线与脐水平线的交点上。

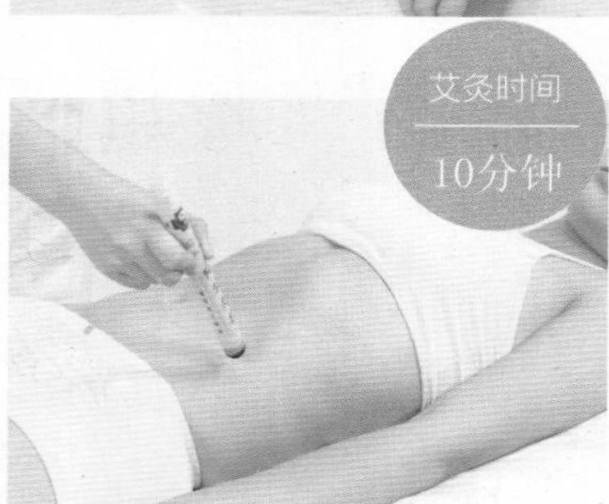

艾灸方法

用艾条温和灸法灸治带脉穴。对侧以同样的方法操作。

气海「益气助阳、调经固经」

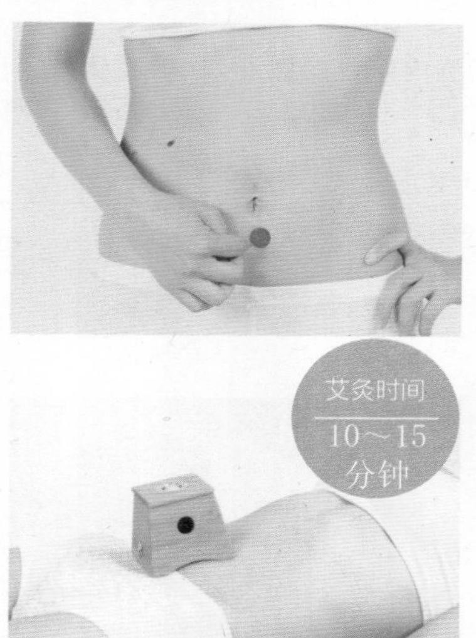

定位

位于下腹部，前正中线上，当脐中下1.5寸。

艾灸方法

点燃艾灸盒放于气海穴上灸治，至皮肤潮红发热为宜。

足三里「扶正培元、补中益气」

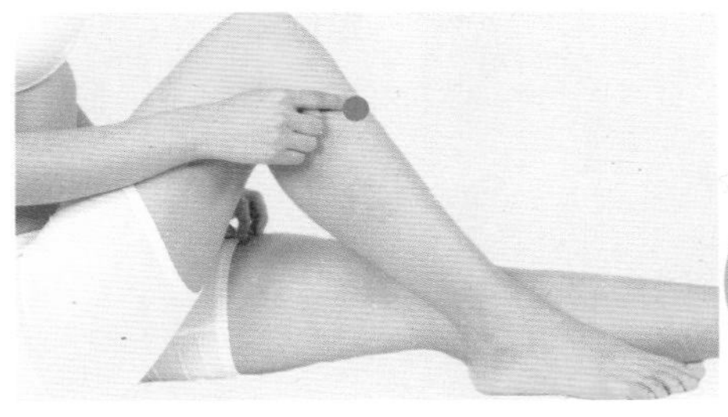

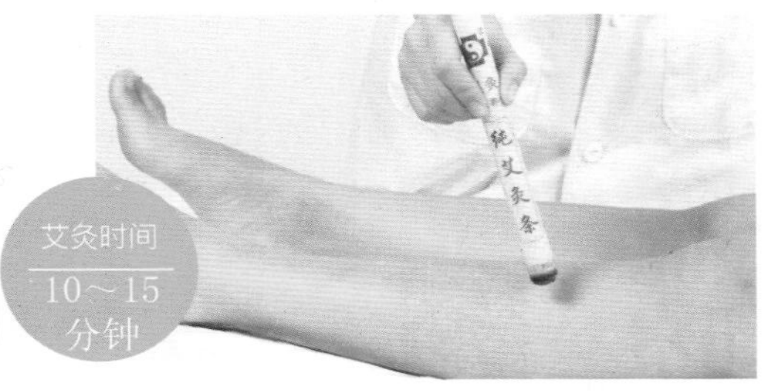

定位 位于小腿前外侧，当犊鼻下3寸，距胫骨前缘一横指（中指）。

艾灸方法 用艾条温和灸法灸治足三里穴。对侧以同样的方法操作。

三阴交「健脾利湿、兼调肝肾」

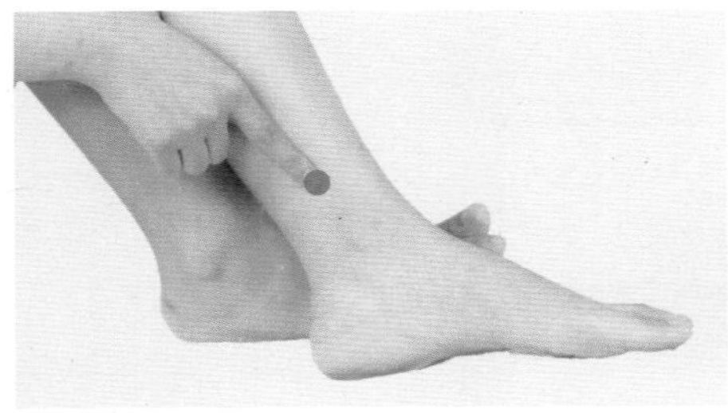

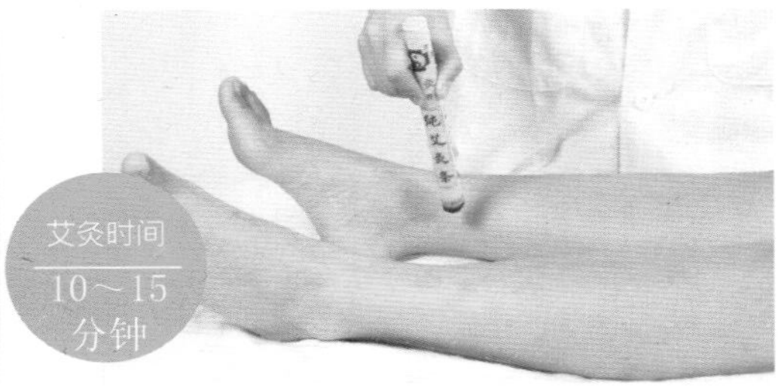

定位 位于小腿内侧，当足内踝尖上3寸，胫骨内侧缘后方。

艾灸方法 用艾条温和灸法灸治三阴交穴。对侧以同样的方法操作。

照海「滋阴清热、调经止痛」

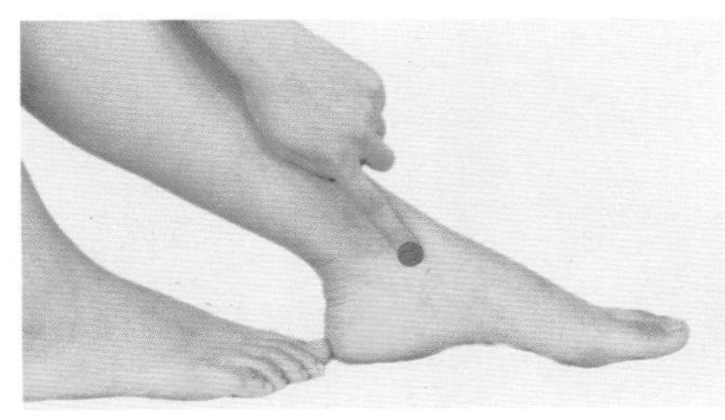

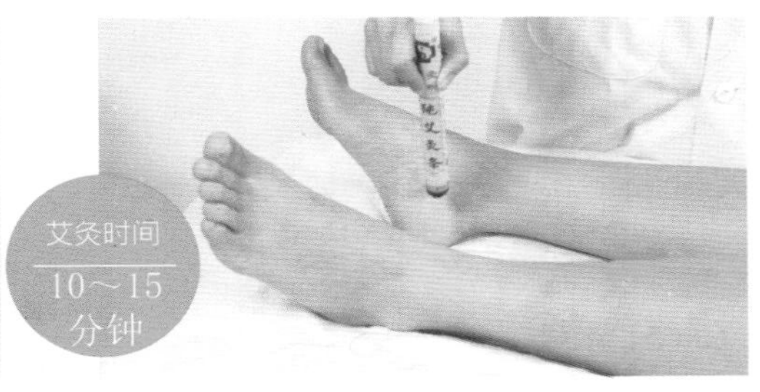

定位 位于足内侧，内踝尖下方凹陷处。

艾灸方法 用艾条温和灸法灸治照海穴。对侧以同样的方法操作。

慢性盆腔炎

妇产科

艾灸方法

临床症状：慢性盆腔炎指的是女性内生殖器官、周围结缔组织及盆腔腹膜发生慢性炎症，反复发作，经久不愈。临床表现主要有下腹坠痛或腰骶部酸痛、拒按，伴有低热、白带多、不孕等。

基础治疗：中脘、子宫、血海、足三里、三阴交。

随症加穴：小腹胀痛，加灸中极；带下量多腥臭，加灸阴陵泉。

中脘「健脾化湿、促进消化」

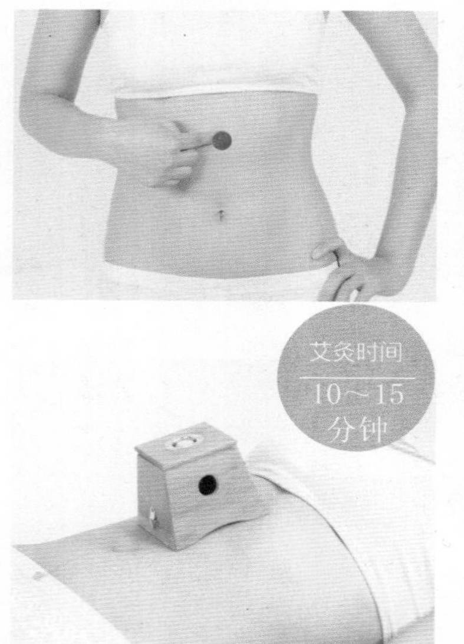

定位

位于上腹部，前正中线上，当脐中上4寸。

艾灸方法

点燃艾灸盒放于中脘穴上灸治，至皮肤潮红发热为宜。

子宫「调经止痛、理气和血」

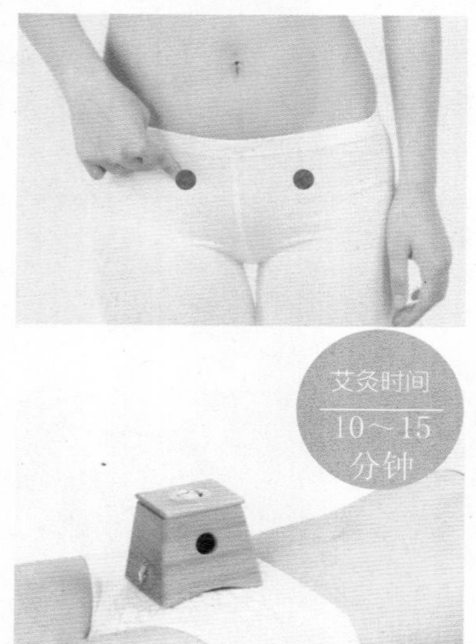

定位

位于下腹部，当脐中下4寸，中极旁开3寸。

艾灸方法

点燃艾灸盒放于子宫穴上灸治，至皮肤潮红发热为宜。

血海「健脾化湿、调经统血」

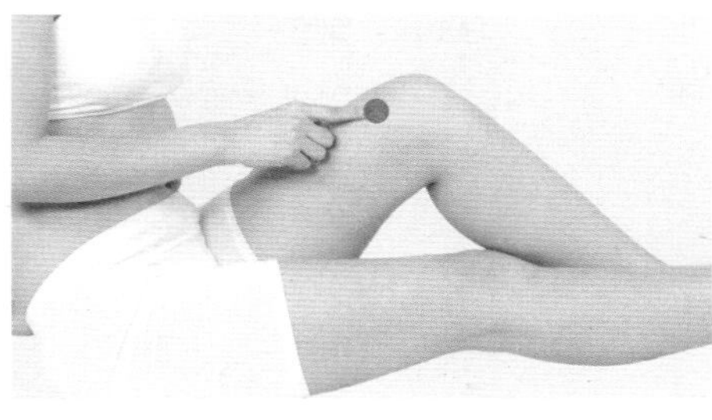

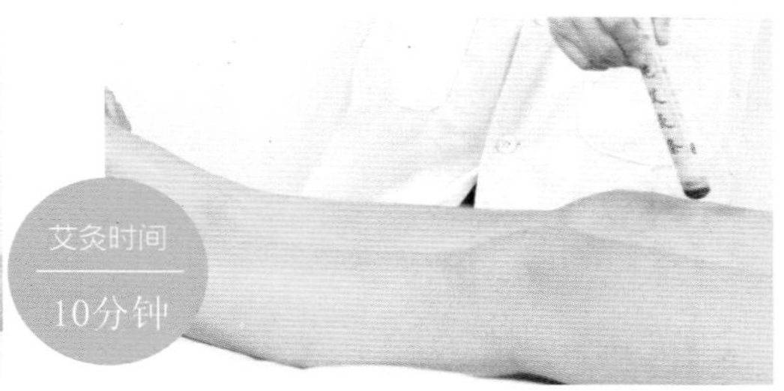

定位 位于大腿内侧，髌底内侧端上2寸，当股四头肌内侧头的隆起处。

艾灸方法 用艾条温和灸法灸治血海穴。对侧以同样的方法操作。

足三里「扶正培元、补中益气」

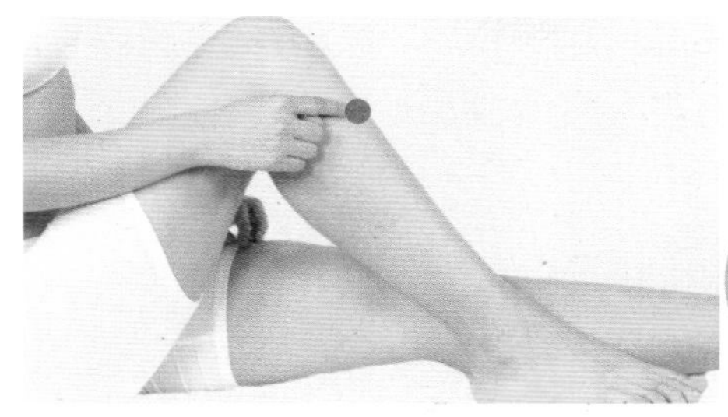

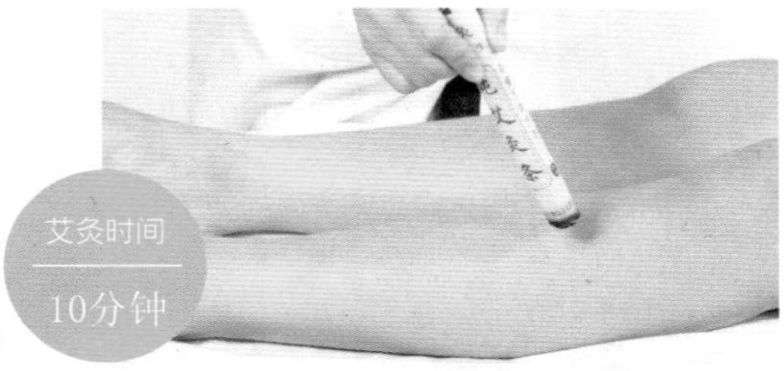

定位 位于小腿前外侧，当犊鼻下3寸，距胫骨前缘一横指（中指）。

艾灸方法 用艾条温和灸法灸治足三里穴。对侧以同样的方法操作。

三阴交「健脾利湿、兼调肝肾」

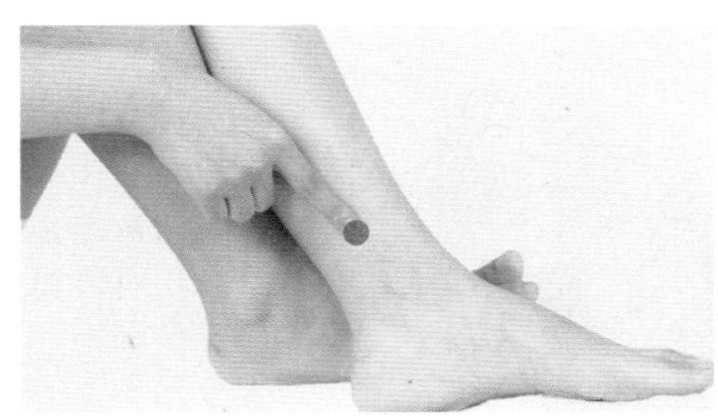

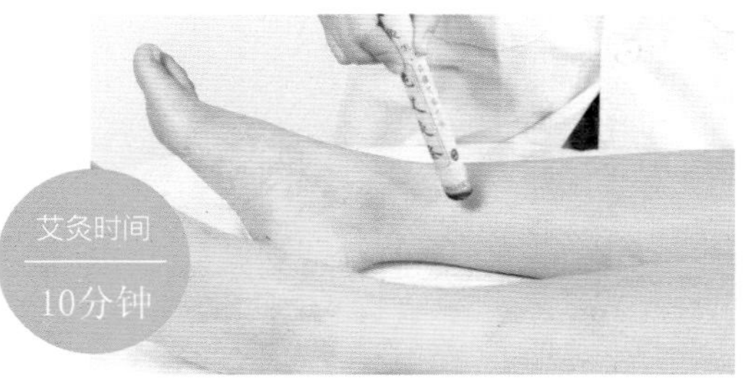

定位 位于小腿内侧，当足内踝尖上3寸，胫骨内侧缘后方。

艾灸方法 用艾条温和灸法灸治三阴交穴。对侧以同样的方法操作。

乳腺增生

妇产科

艾灸方法

临床症状：乳腺增生是女性最常见的乳房疾病，其发病率占乳腺疾病的首位。临床表现为乳房疼痛、乳房肿块及乳房溢液等。本病多认为由内分泌失调、精神、环境因素、服用激素保健品等所致。

基础治疗：天突、肩井、三阴交、肝俞、合谷。

随症加穴：乳房胀痛，加灸期门；心烦易怒，加灸太冲；月经不调，加灸肾俞。

天突「宣通肺气、化痰止咳」

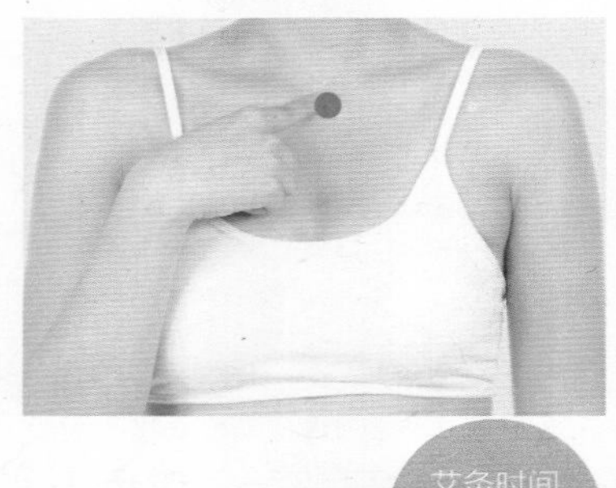

定位

位于颈部，当前正中线上，胸骨上窝中央。

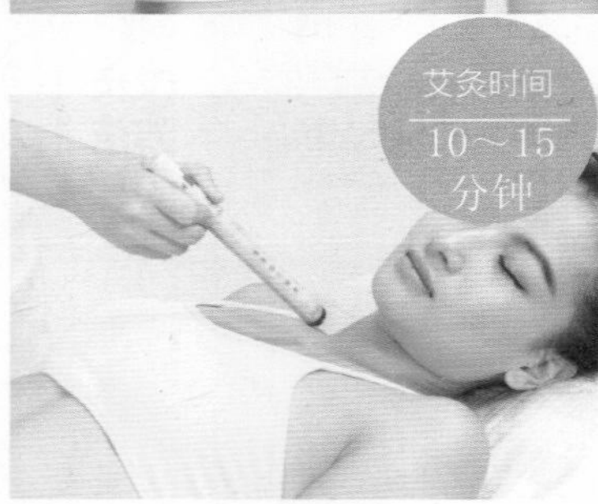

艾灸方法

用艾条温和灸法灸治天突穴，至皮肤潮红发热为宜。

肩井「祛风清热、活络消肿」

定位

位于肩上，前直乳中，当大椎与肩峰端连线的中点上。

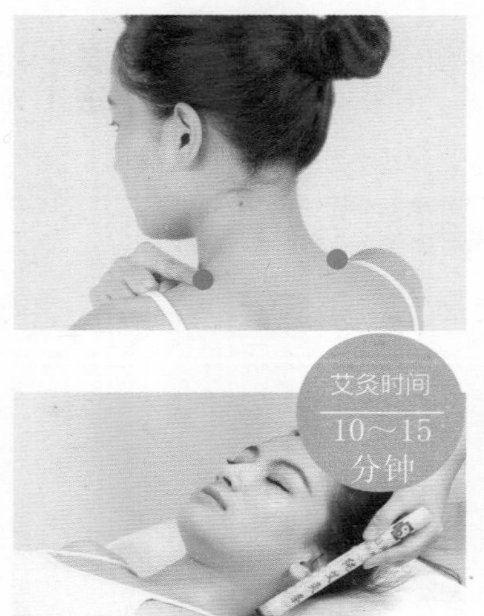

艾灸方法

用艾条温和灸法灸治肩井穴。对侧以同样的方法操作。

三阴交「健脾利湿、兼调肝肾」

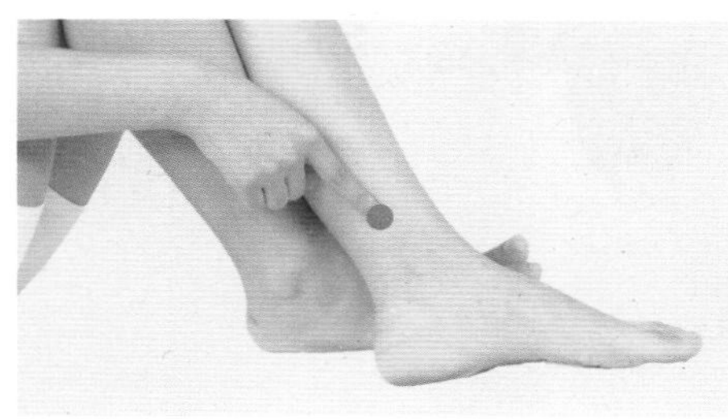

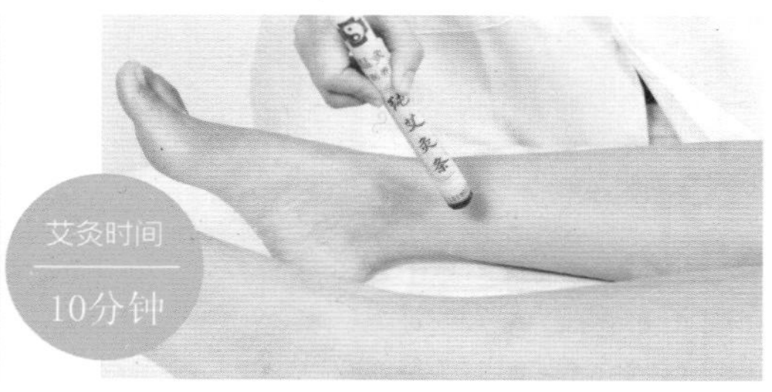

定位 | 位于小腿内侧，当足内踝尖上3寸，胫骨内侧缘后方。

艾灸方法 | 用艾条温和灸法灸治三阴交穴。对侧以同样的方法操作。

肝俞「通络利咽、疏肝理气」

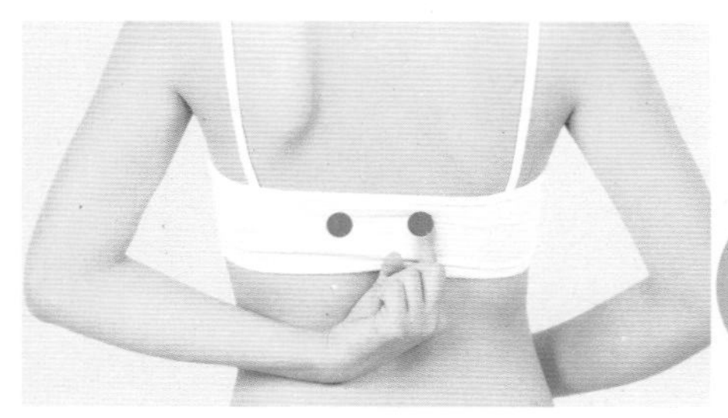

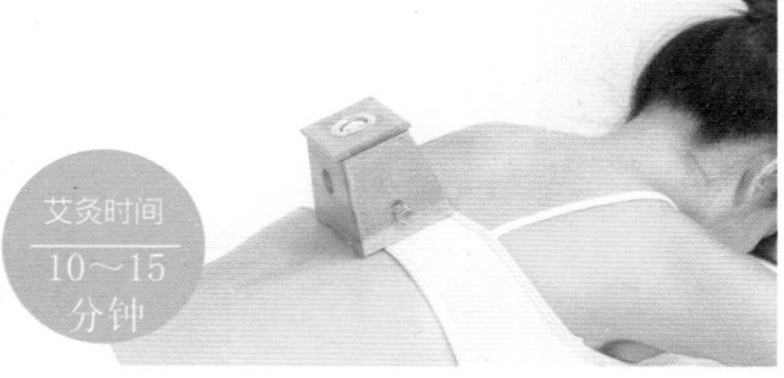

定位 | 位于背部，当第九胸椎棘突下，旁开1.5寸。

艾灸方法 | 点燃艾灸盒放于肝俞穴上灸治，至皮肤潮红发热为宜。

合谷「镇静止痛、通经活络」

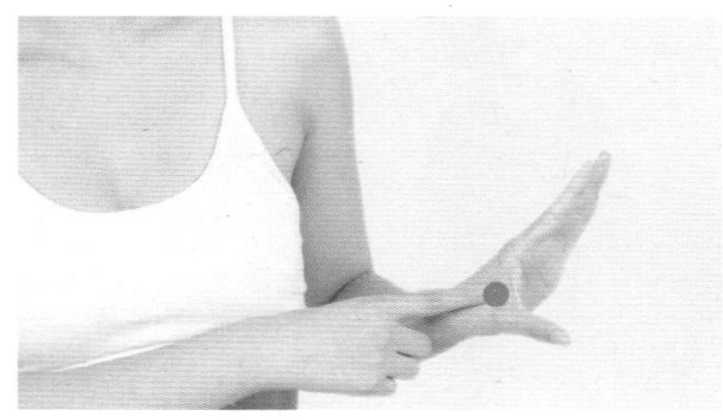

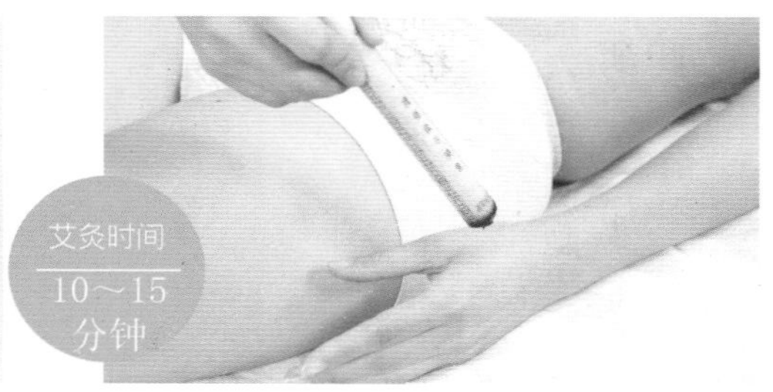

定位 | 位于手背，第一、二掌骨间，当第二掌骨桡侧的中点处。

艾灸方法 | 用艾条温和灸法灸治合谷穴。对侧以同样的方法操作。

急性乳腺炎

妇产科

艾灸方法

临床症状：急性乳腺炎大多是由金黄色葡萄球菌引起的急性化脓性感染。临床表现主要有乳房胀痛、畏寒、发热，局部红、肿、热、痛，可触及硬块。

基础治疗：肩井、乳根、内关、足三里、膈俞。

随症加穴：乳房刺痛，加灸期门；心烦易怒，加灸太冲；月经不调，加灸肾俞。

肩井「祛风清热、活络消肿」

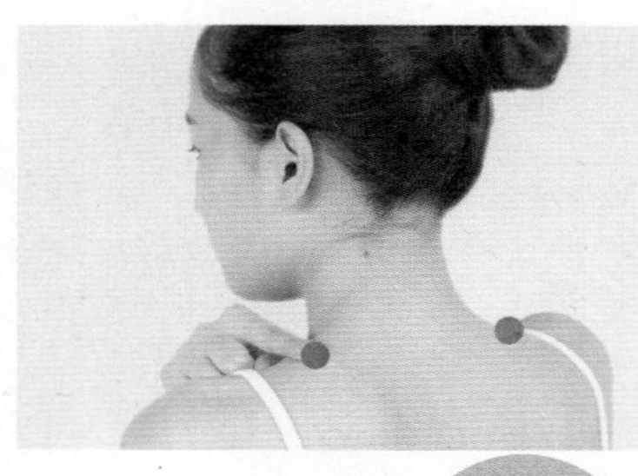

定位

位于肩上，前直乳中，当大椎与肩峰端连线的中点上。

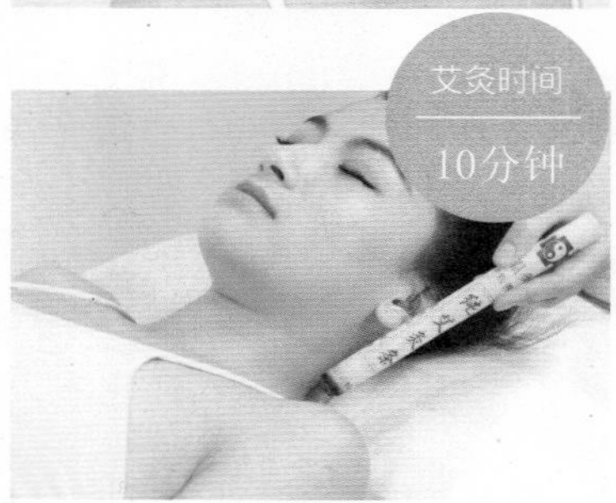

艾灸方法

用艾条温和灸法灸治两侧肩井穴，至皮肤潮红发热为宜。

乳根「燥化脾湿」

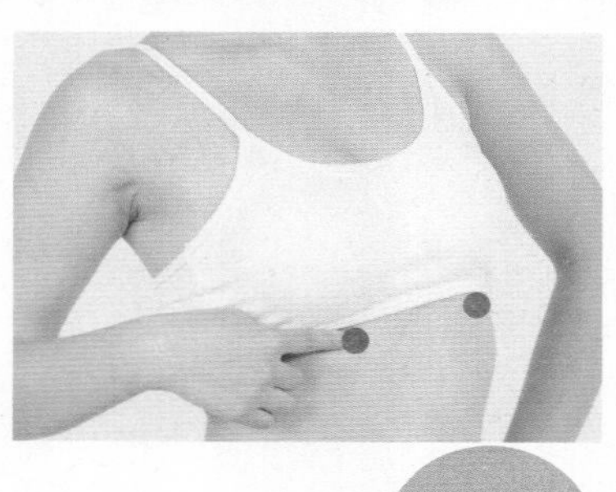

定位

位于胸部，当乳头直下，乳房根部，第五肋间隙，距前正中线 4 寸。

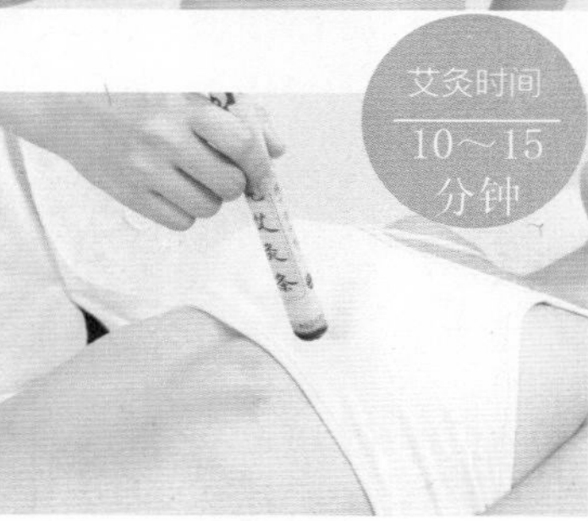

艾灸方法

用艾条回旋灸法灸治乳根穴。对侧以同样的方法操作。

内关「宁心安神、和胃理气」

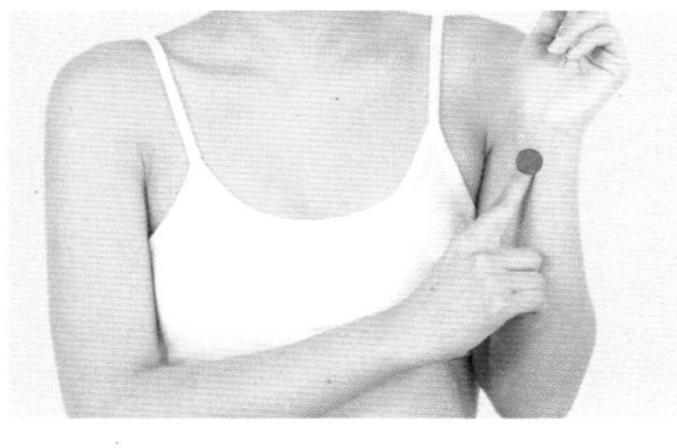
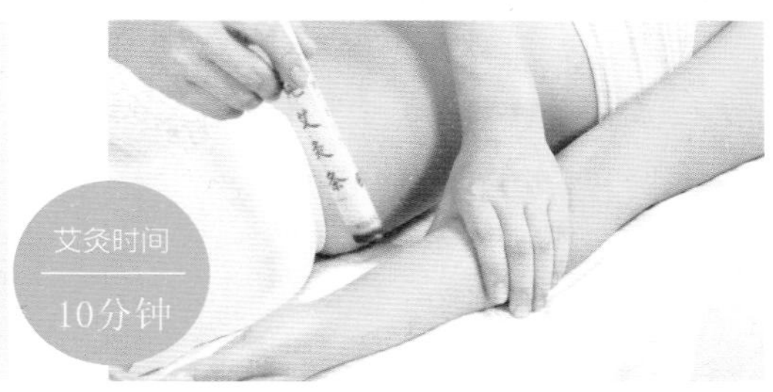

定位 位于前臂掌侧，当曲泽与大陵的连线上，腕横纹上 2 寸。

艾灸方法 用艾条温和灸法灸治内关穴。对侧以同样的方法操作。

足三里「调理脾胃、补中益气」

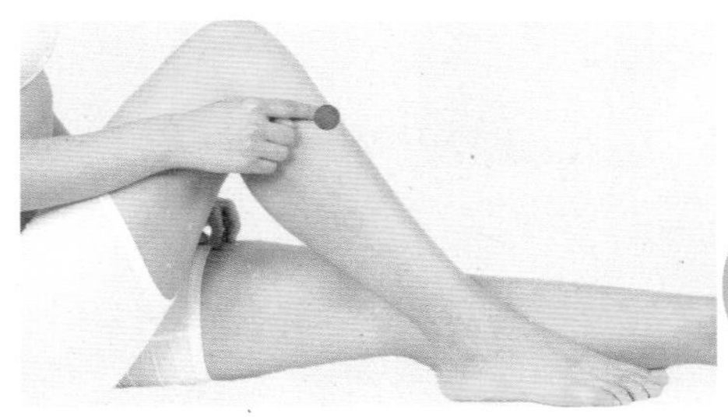
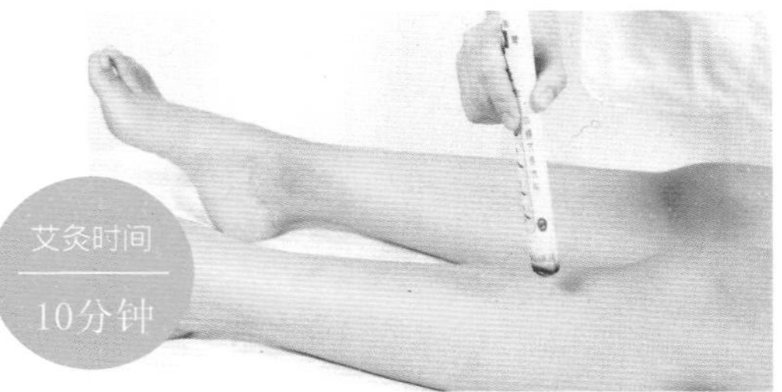

定位 位于小腿前外侧，当犊鼻下 3 寸，距胫骨前缘一横指（中指）。

艾灸方法 用艾条温和灸法灸治足三里穴。对侧以同样的方法操作。

膈俞「养血和营、理气止痛」

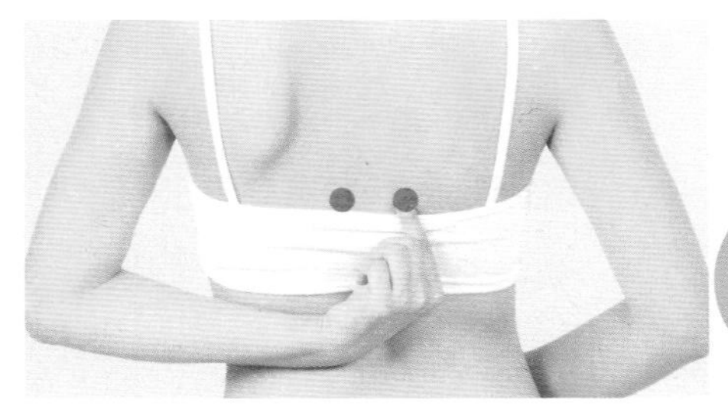
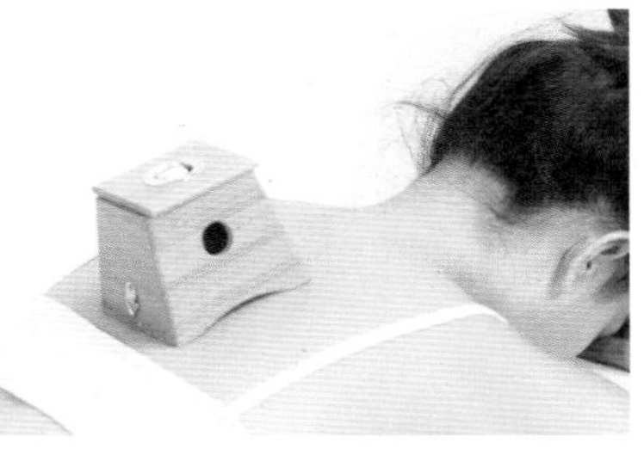

定位 位于背部，当第七胸椎棘突下，旁开 1.5 寸。

艾灸方法 点燃艾灸盒灸治膈俞穴，至局部皮肤潮红为止。

不孕症

妇产科

艾灸方法

临床症状：不孕症是指夫妇同居而未避孕，经过较长时间不怀孕者。临床上分原发性不孕和继发性不孕两种。同居3年以上未受孕者，称原发性不孕；婚后曾有过妊娠，相距3年以上未受孕者，称继发性不孕。

基础治疗：神阙、中极、足三里、三阴交、肝俞。

随症加穴：腰酸腹冷，加灸肾俞；月经推后，加灸血海；月经量少，加灸丰隆。

神阙 「健运脾胃、温阳固脱」

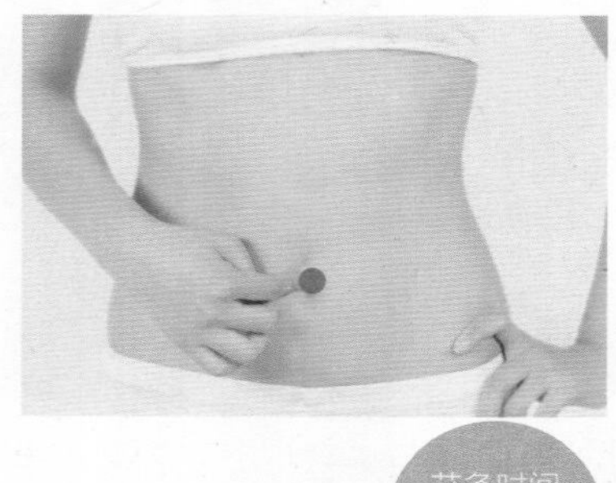

定位

位于腹中部，脐中央。

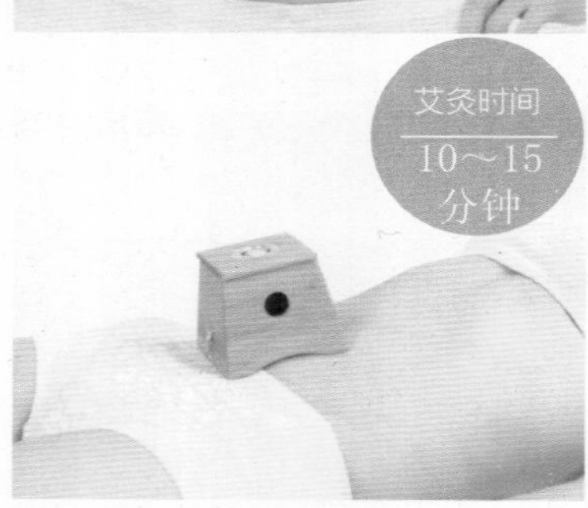

艾灸方法

点燃艾灸盒放于神阙穴上灸治，至皮肤潮红发热为宜。

中极 「健脾益气、益肾固精」

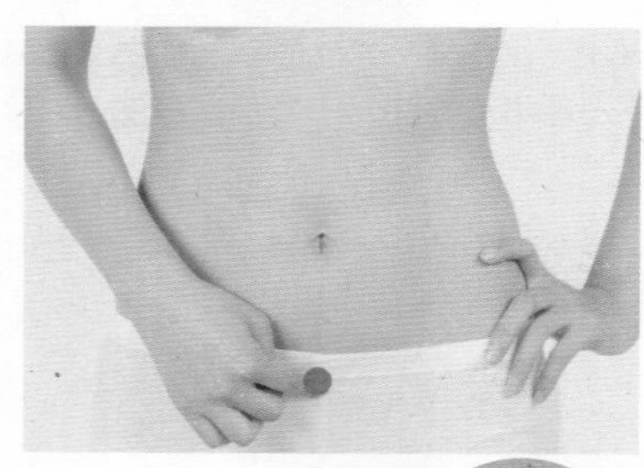

定位

位于下腹部，前正中线上，当脐中下4寸。

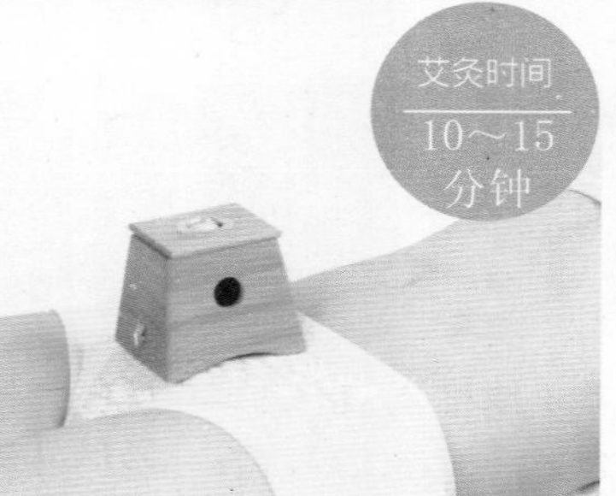

艾灸方法

点燃艾灸盒放于中极穴上灸治，至皮肤潮红发热为宜。

足三里「调理脾胃、补中益气」

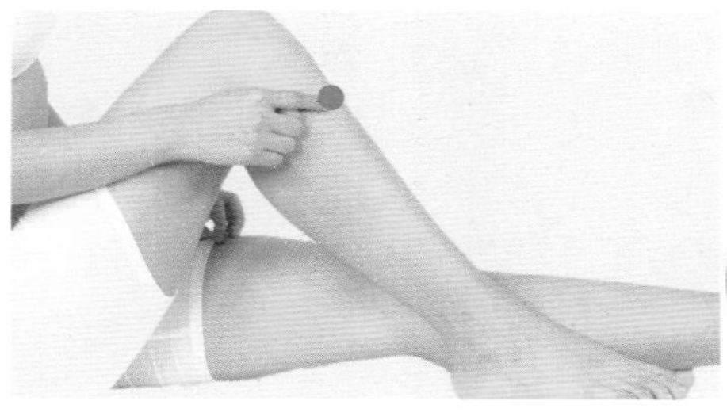

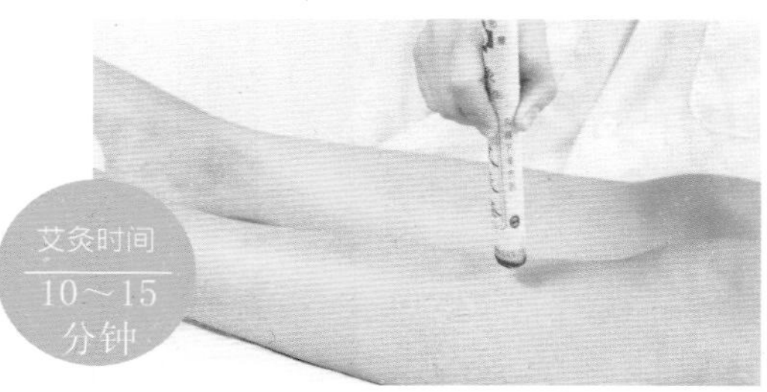

定位 位于小腿前外侧，当犊鼻下3寸，距胫骨前缘一横指（中指）。

艾灸方法 用艾条回旋灸法灸治足三里穴。对侧以同样的方法操作。

三阴交「健脾利湿、兼调肝肾」

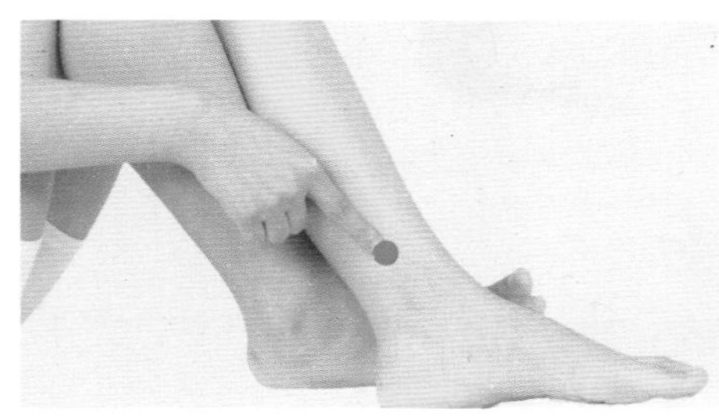

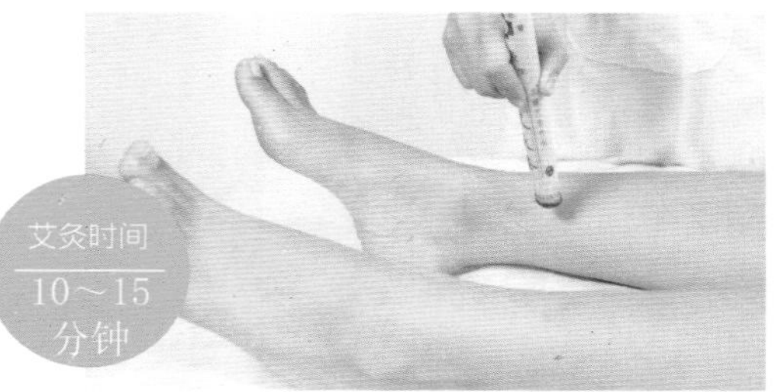

定位 位于小腿内侧，当足内踝尖上3寸，胫骨内侧缘后方。

艾灸方法 用艾条回旋灸法灸治三阴交穴。对侧以同样的方法操作。

肝俞「通络利咽、疏肝理气」

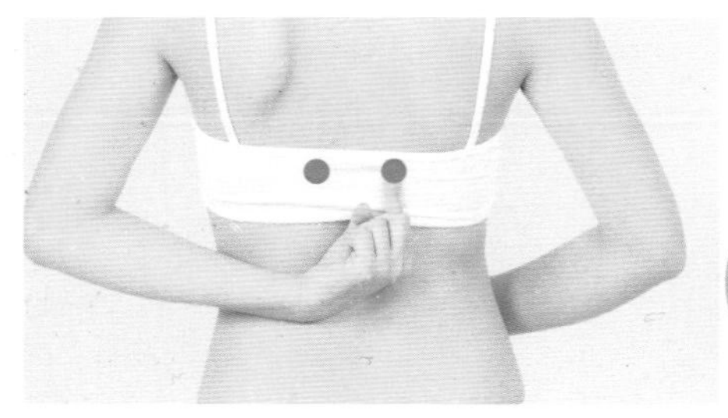

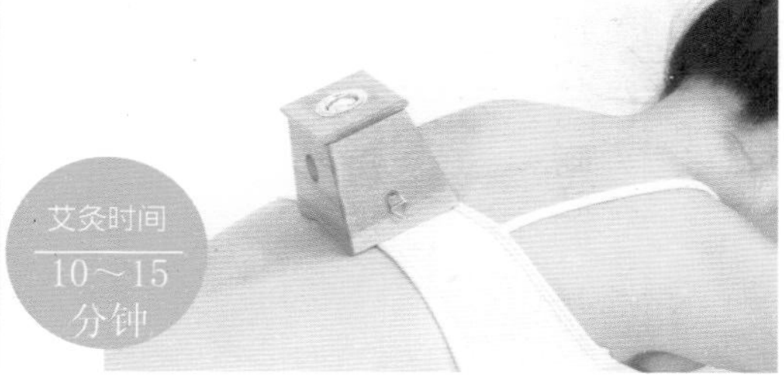

定位 位于背部，当第九胸椎棘突下，旁开1.5寸。

艾灸方法 点燃艾灸盒放于肝俞穴上灸治，至皮肤潮红发热为宜。

妊娠呕吐

妇产科

艾灸方法

临床症状：妊娠呕吐是指怀孕后2～3个月出现的恶心、呕吐。临床主要表现为恶心、呕吐、择食等，伴有全身乏力、精神萎靡、心悸气促、身体消瘦等症，一般在清晨空腹时较重。

基础治疗：天突、巨阙、建里、间使、内关。

随症加穴：呕吐酸腐，加灸天枢；情志不畅，加灸太冲；呕吐清水痰涎，加灸丰隆。

天突「宣通肺气、化痰止咳」

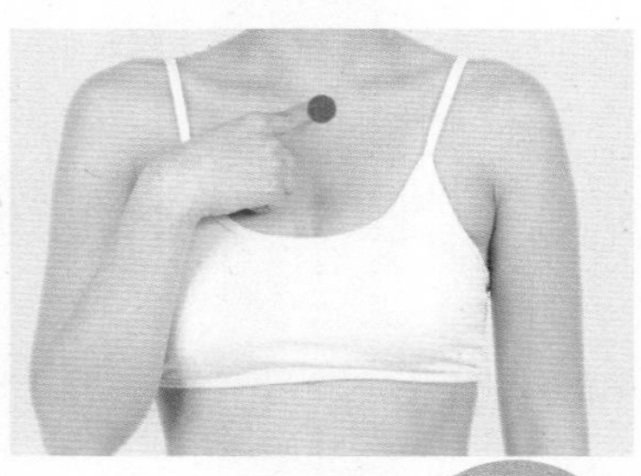

定位

位于颈部，当前正中线上，胸骨上窝中央。

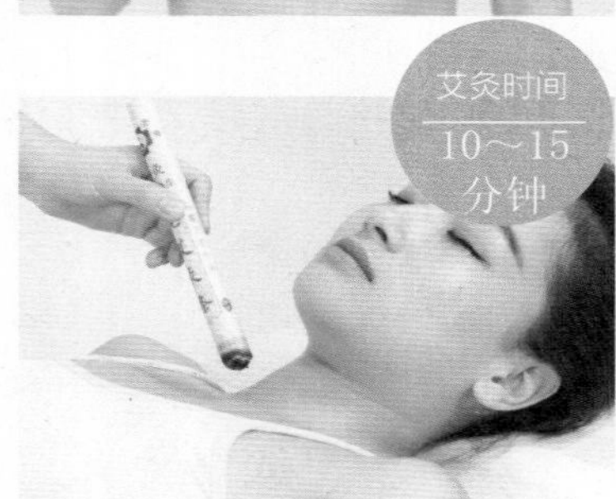

艾灸方法

用艾条温和灸法灸治天突穴，至皮肤潮红发热为宜。

巨阙「养心安神、活血化瘀」

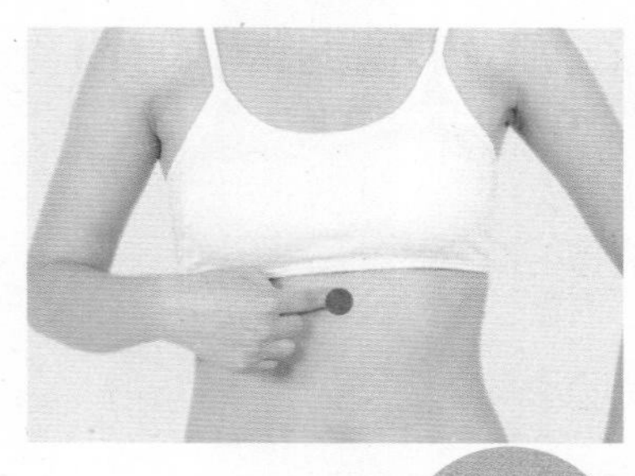

定位

位于上腹部，前正中线上，当脐中上6寸。

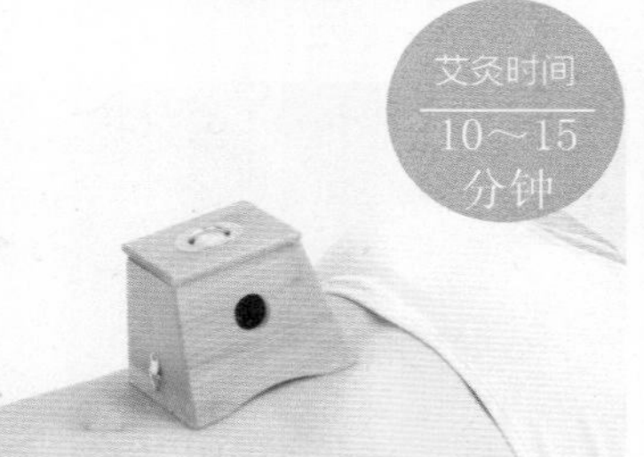

艾灸方法

点燃艾灸盒放于巨阙穴上灸治，至皮肤潮红发热为宜。

建里「和胃健脾、通降腑气」

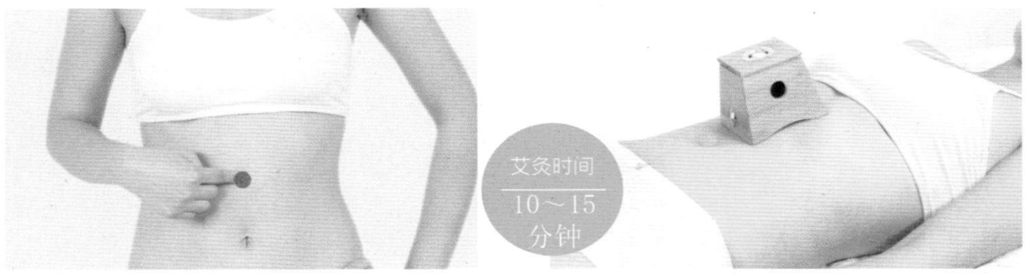

定位 | 位于上腹部，前正中线上，当脐中上 3 寸。

艾灸方法 | 点燃艾灸盒放于建里穴上灸治，至皮肤潮红发热为宜。

间使「宽胸和胃、清心安神」

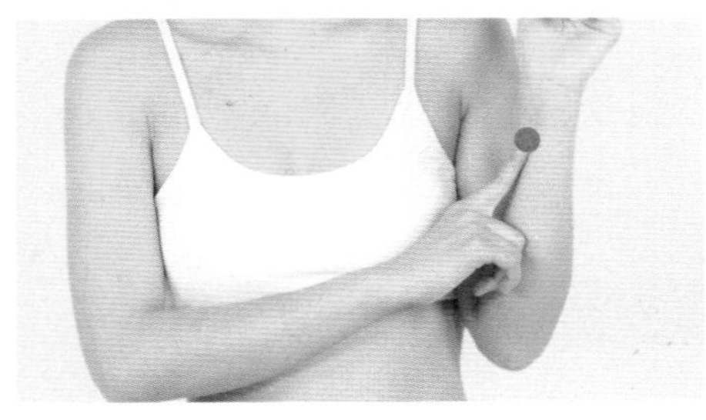

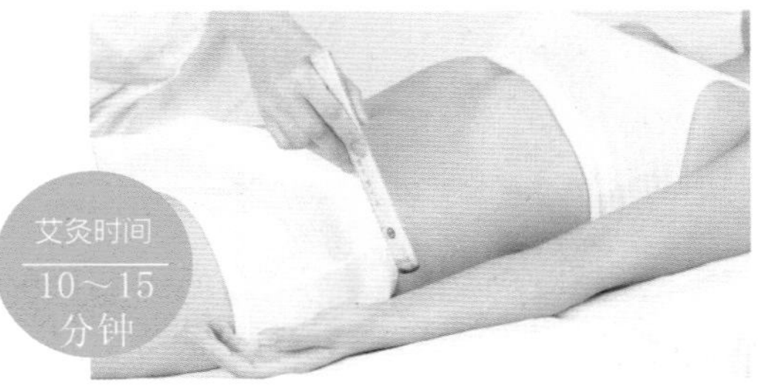

定位 | 位于前臂掌侧，当曲泽与大陵的连线上，腕横纹上 3 寸。

艾灸方法 | 用艾条回旋灸法灸治间使穴。对侧以同样的方法操作。

内关「宁心安神、和胃理气」

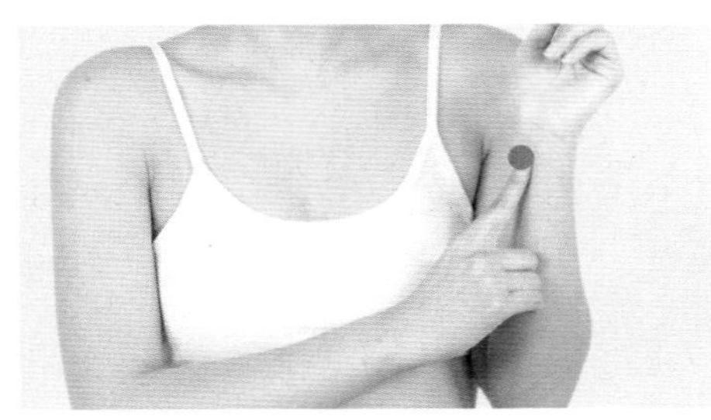

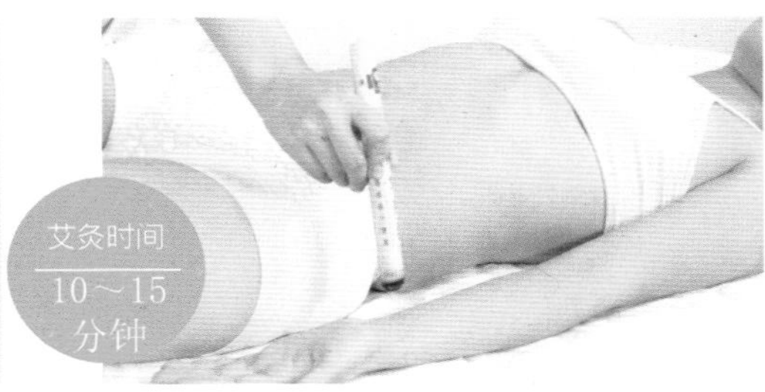

定位 | 位于前臂掌侧，当曲泽与大陵的连线上，腕横纹上 2 寸。

艾灸方法 | 用艾条回旋灸法灸治内关穴。对侧以同样的方法操作。

产后腹痛

妇产科

艾灸方法

临床症状：产后腹痛是指女性分娩后下腹部疼痛，属于分娩后的一种正常现象，一般疼痛2～3天，而后疼痛自然会消失，多则一周以内消失。若超过一周连续腹痛，伴有恶露量增多，有血块，有臭味等，预示为盆腔内有炎症。

基础治疗：关元、足三里。

随症加穴：小腹隐痛，加灸神阙；恶露色紫暗有块，加灸血海。

关元「培元固本、降浊升清」

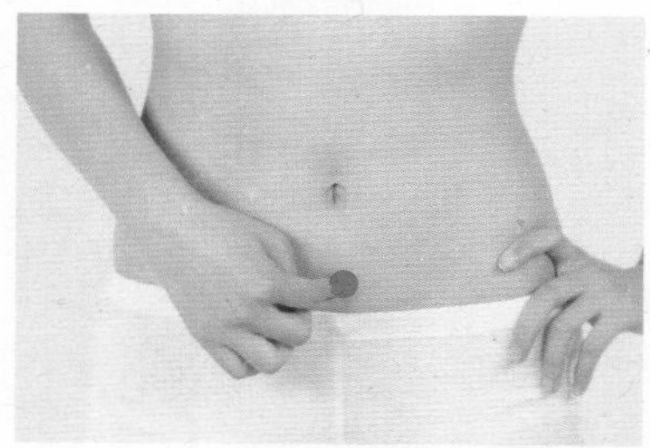

定位

位于下腹部，前正中线上，当脐中下3寸。

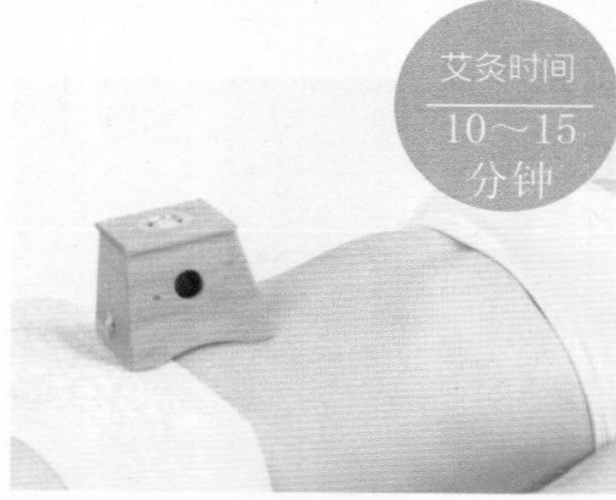

艾灸方法

点燃艾灸盒放于关元穴上灸治，至皮肤潮红发热为宜。

足三里「调理脾胃、补中益气」

定位

位于小腿前外侧，当犊鼻下3寸，距胫骨前缘一横指。

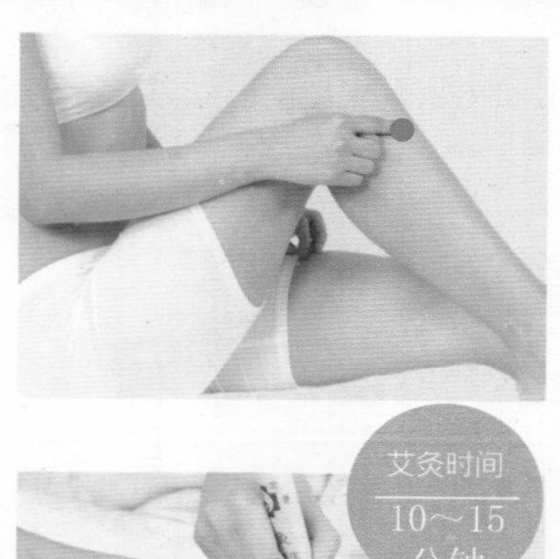

艾灸时间
10～15
分钟

艾灸方法

用艾条温和灸法灸治足三里穴。对侧以同样的方法操作。

宫颈炎

妇产科

艾灸方法

临床症状：宫颈炎是一种常见的妇科疾病，多发生于育龄妇女。常见的临床表现为白带增多，呈黏稠的黏液或脓性黏液，有时可伴有血丝或夹有血丝。引起宫颈炎的主要原因有性生活过频或习惯性流产等。

基础治疗：子宫、八髎。

随症加穴：小腹痛，加灸中极；阴道出血，加灸血海；月经不调，加灸肾俞。

子宫「调经止痛、理气和血」

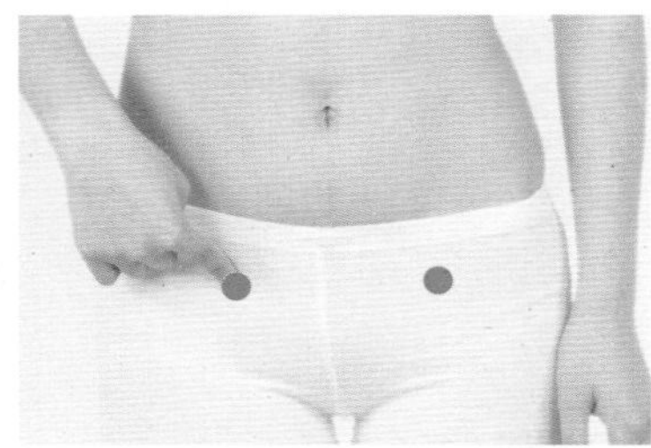

定位

位于下腹部，当脐中下 4 寸，中极旁开 3 寸。

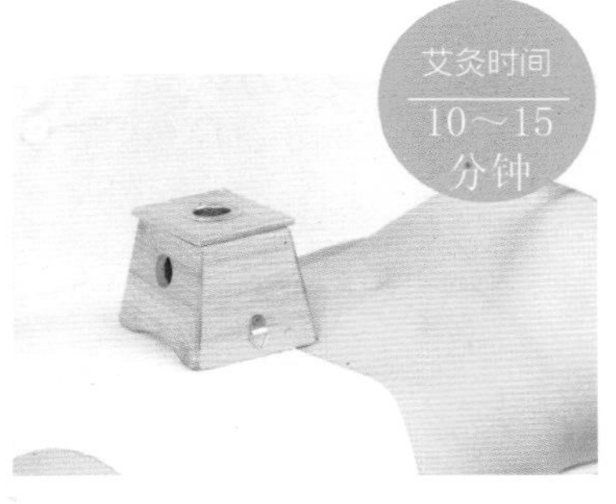

艾灸方法

点燃艾灸盒放于子宫穴上灸治，至皮肤潮红发热为宜。

八髎「调经止痛、补肾壮阳」

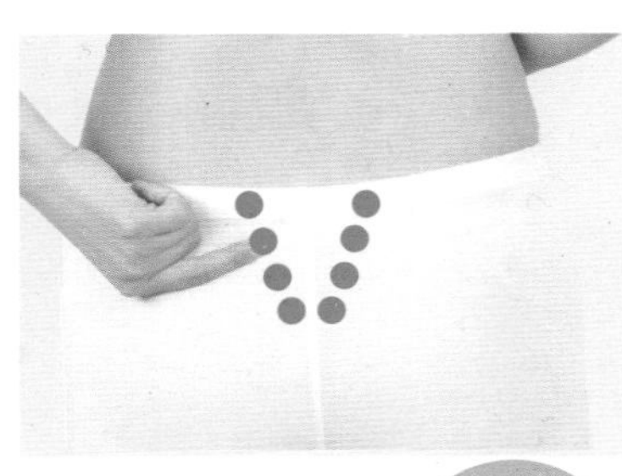

定位

位于骶椎，又称上髎、次髎、中髎和下髎，左右共八个穴位，分别在第一、二、三、四骶后孔中，合称“八髎穴”。

艾灸时间
10～15
分钟

艾灸方法

点燃艾灸盒放于八髎穴上灸治，至皮肤潮红发热为宜。

产后缺乳

妇产科

艾灸方法

临床症状：产后缺乳是指产后乳汁分泌量少，不能满足婴儿的需要。其多发生在产后2～3天至15天内。乳汁的分泌与乳母的精神、情绪和营养状况、休息都是有关联的。

基础治疗：膻中、乳根、期门、内关、合谷。

随症加穴：乳汁甚少，加灸血海；乳汁清稀，加灸膈俞；乳少浓稠，加灸太冲。

膻中「活血通络、清肺止喘」

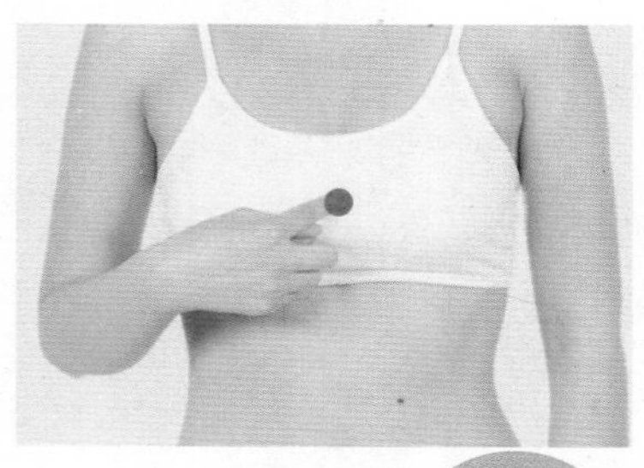

定位

位于胸部，当前正中线上，平第四肋间。

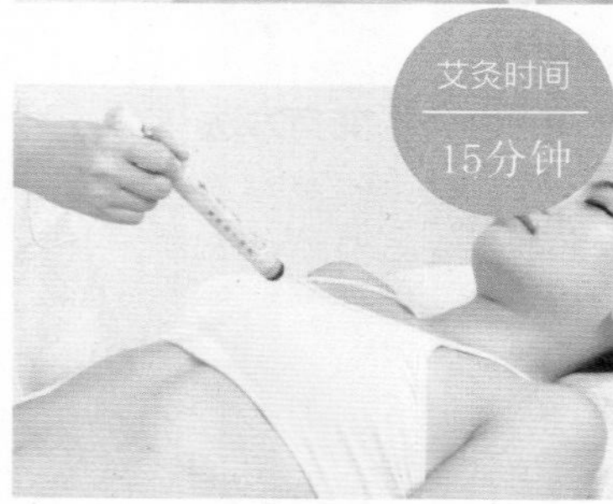

艾灸方法

用艾条回旋灸法来回灸治膻中穴。

乳根「燥化脾湿」

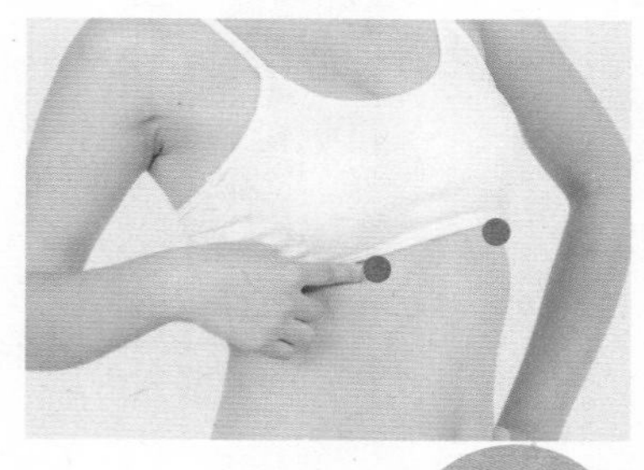

定位

位于胸部，当乳头直下，乳房根部，第五肋间隙，距前正中线4寸。

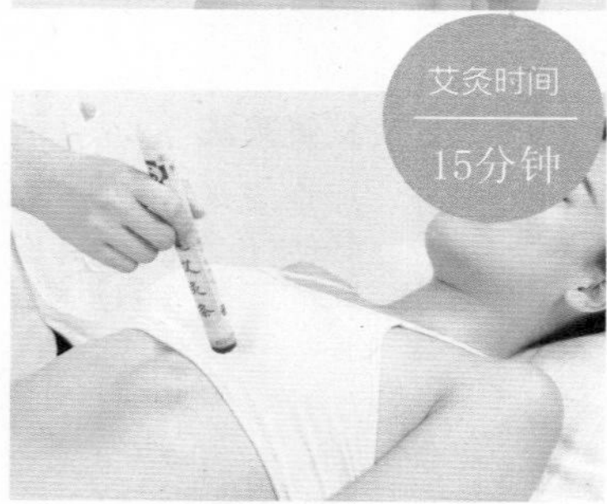

艾灸方法

用艾条回旋灸法来回灸治乳根穴。对侧以同样的方法操作。

期门「疏肝健脾、理气活血」

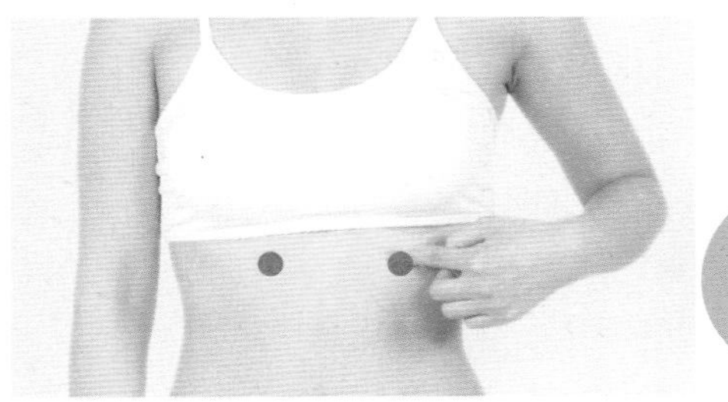

定位 位于胸部，当乳头直下，第六肋间隙，前正中线旁开 4 寸。

艾灸方法 用艾条回旋灸法来回灸治期门穴。对侧以同样的方法操作。

内关「宁心安神、和胃理气」

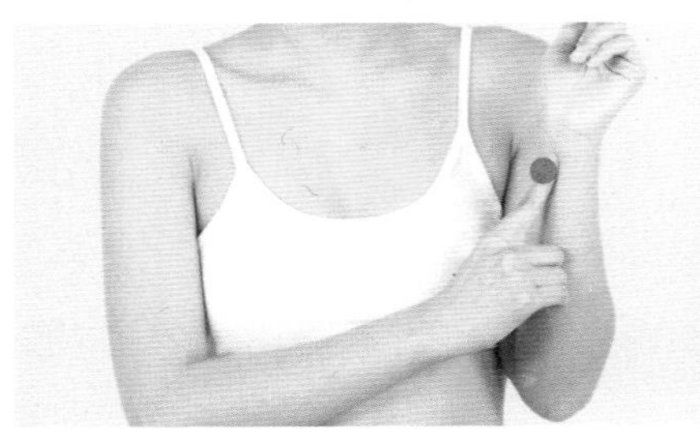

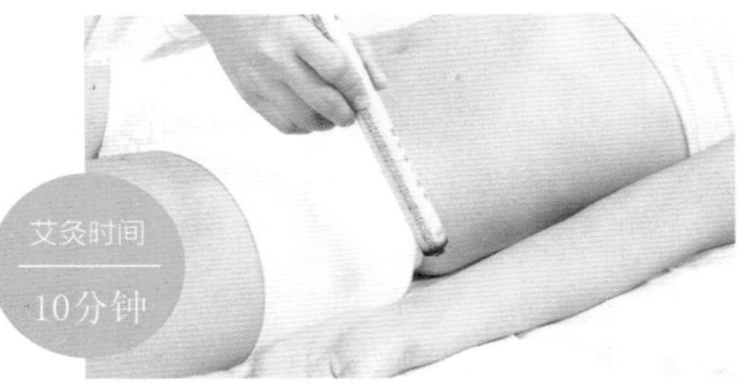

定位 位于前臂掌侧，当曲泽与大陵的连线上，腕横纹上 2 寸。

艾灸方法 用艾条温和灸法灸治内关穴。对侧以同样的方法操作。

合谷「镇静止痛、通经活络」

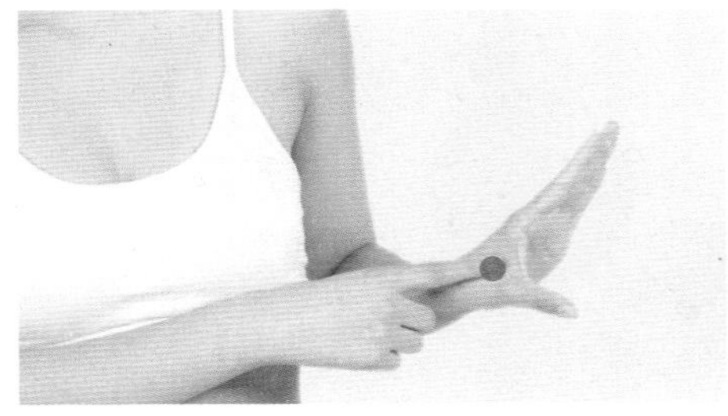

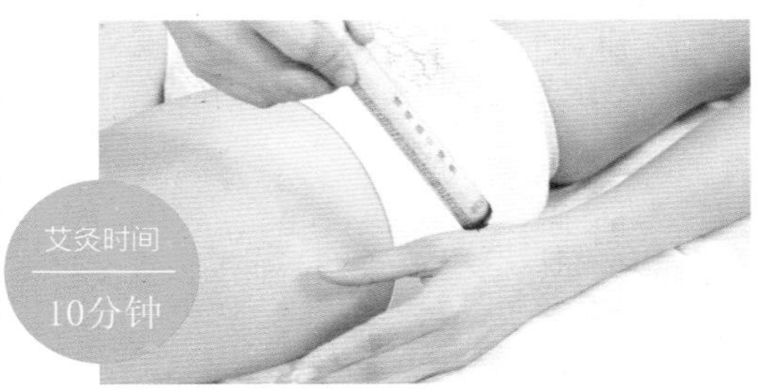

定位 位于第一、二掌骨之间，约当第二掌骨之中点。

艾灸方法 用艾条温和灸法灸治合谷穴。对侧以同样的方法操作。

产后尿潴留

妇产科

艾灸方法

临床症状：产后尿潴留是指产后妈妈在分娩6~8小时后甚至在月子中，仍然不能正常地将尿液排出，并且膀胱还有饱胀感。主要表现为膀胱胀满却无尿意，或是有尿意而排不出来或只排一点。

基础治疗：气海、关元、三阴交、足三里、膀胱俞。

随症加穴：小腹胀痛，加灸神阙；排尿刺痛，加灸天枢。

气海「补益回阳、行气活血」

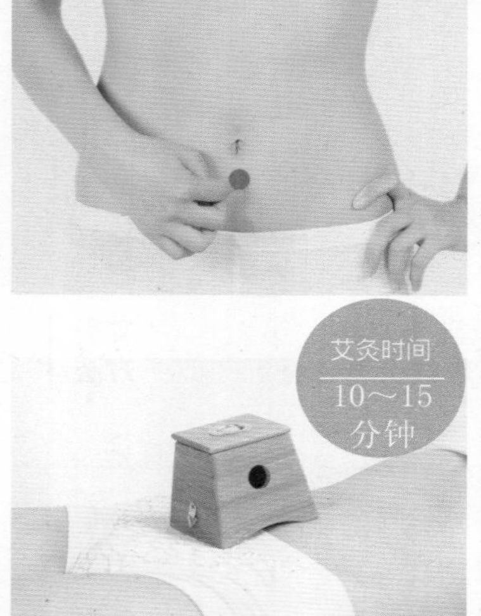

定位

位于下腹部，前正中线上，当脐中下1.5寸。

艾灸方法

点燃艾灸盒放于气海穴上灸治，至皮肤潮红发热为宜。

关元「培元固本、降浊升清」

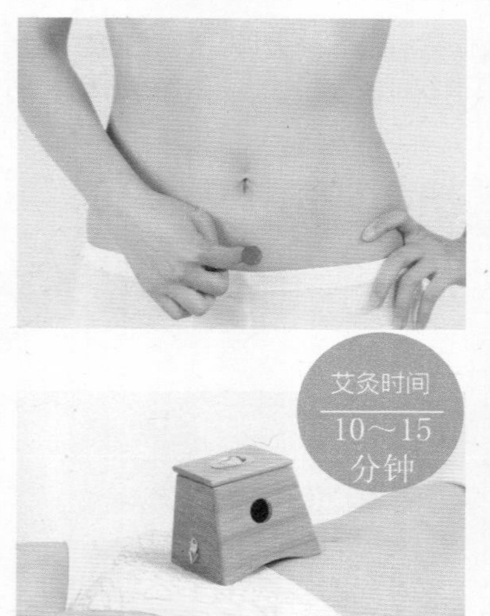

定位

位于下腹部，前正中线上，当脐中下3寸。

艾灸方法

点燃艾灸盒放于关元穴上灸治，至皮肤潮红发热为宜。

三阴交「健脾利湿、兼调肝肾」

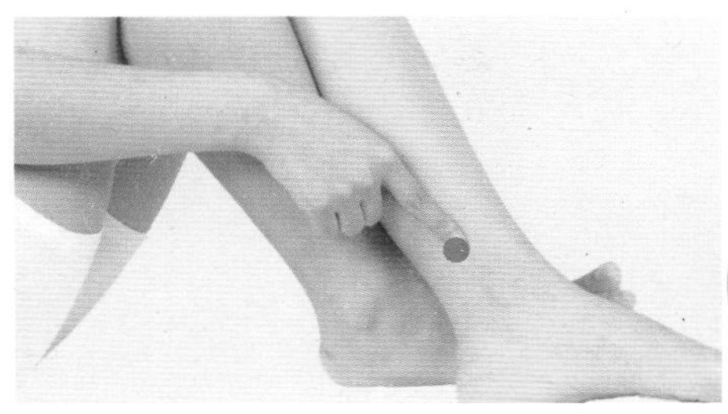

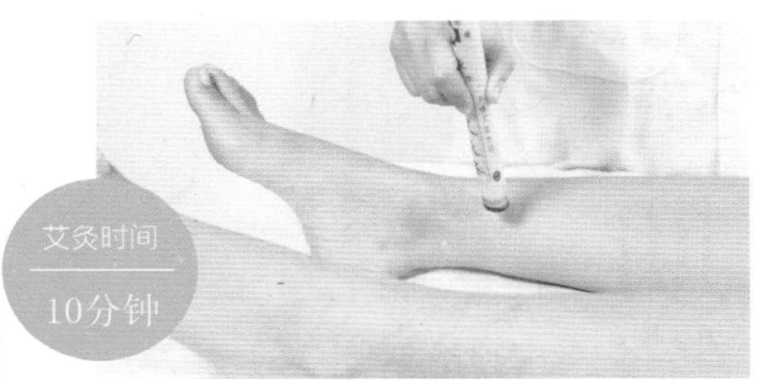

艾灸时间 10分钟

定位 位于小腿内侧，当足内踝尖上3寸，胫骨内侧缘后方。

艾灸方法 用艾条温和灸法灸治三阴交穴。对侧以同样的方法操作。

足三里「调理脾胃、补中益气」

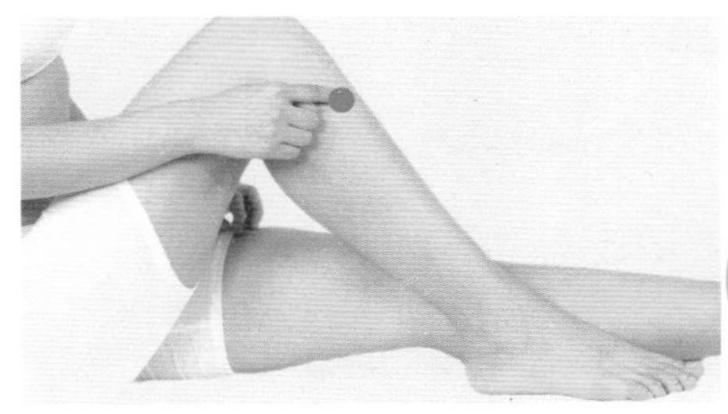

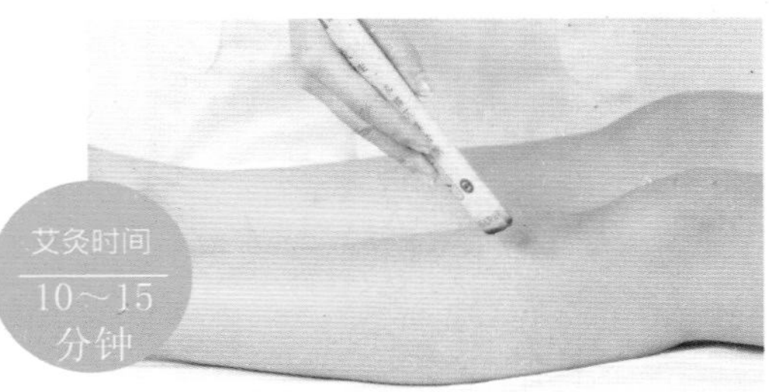

艾灸时间 10～15分钟

定位 位于小腿前外侧，当犊鼻下3寸，距胫骨前缘一横指（中指）。

艾灸方法 用艾条温和灸法灸治足三里穴。对侧以同样的方法操作。

膀胱俞「清热、利湿」

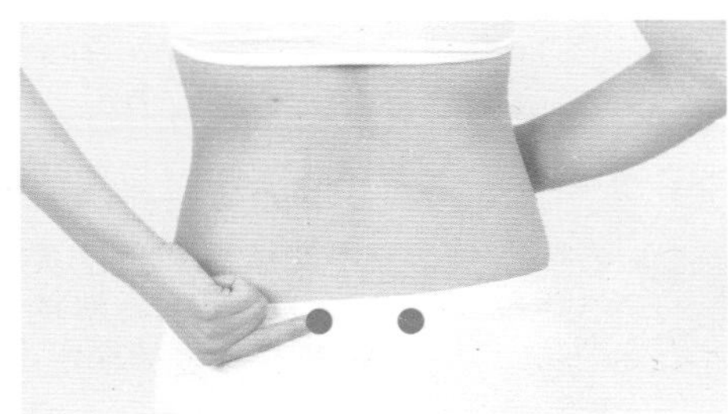

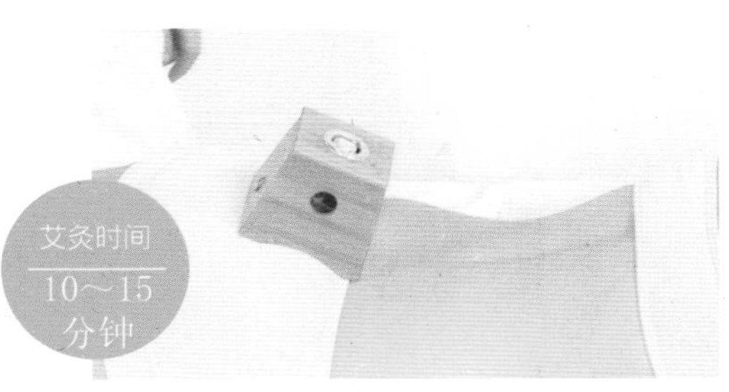

艾灸时间 10～15分钟

定位 位于骶部，第二骶椎旁开1.5寸处，与第二骶后孔齐平。

艾灸方法 点燃艾灸盒放于膀胱俞穴上灸治，至皮肤潮红发热为宜。

更年期综合征

妇产科

艾灸方法

临床症状：多发于45岁以上的女性，其主要临床表现有月经紊乱，伴潮热、心悸、胸闷、烦躁不安、失眠、小便失禁等症状。

基础治疗：肾俞、足三里、三阴交、太溪、蠡沟。

随症加穴：心悸怔忡，加灸心俞；头晕目眩，加灸风池；头昏脑涨，加灸太阳。

肾俞「调节生殖功能」

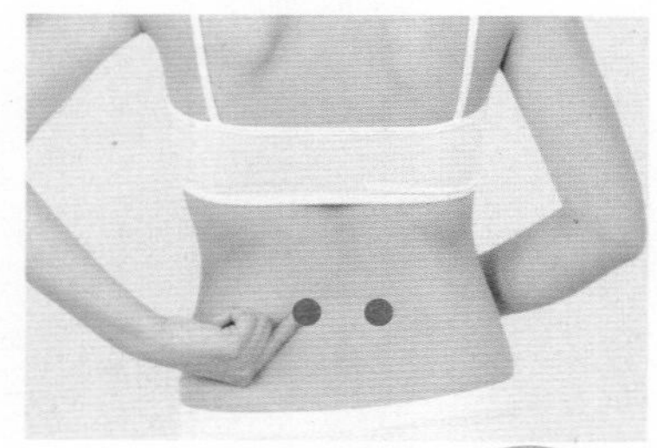

定位

位于腰部，当第二腰椎棘突下，旁开1.5寸。

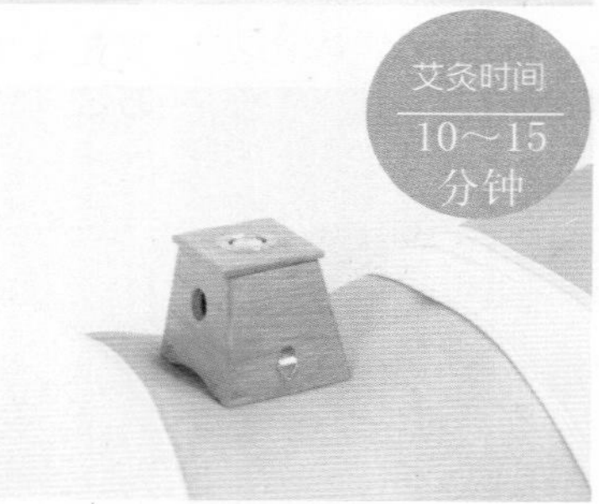

艾灸方法

点燃艾灸盒放于肾俞穴上灸治，至皮肤潮红发热为宜。

足三里「调理脾胃、补中益气」

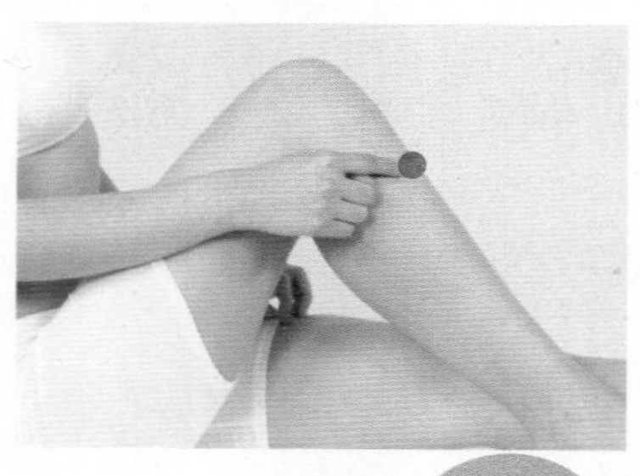

定位

位于小腿前外侧，当犊鼻下3寸，距胫骨前缘一横指。

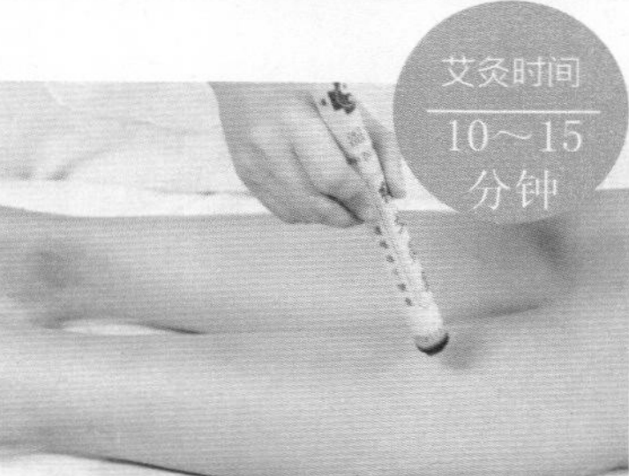

艾灸方法

用艾条温和灸法灸治足三里穴。对侧以同样的方法操作。

三阴交「健脾利湿、兼调肝肾」

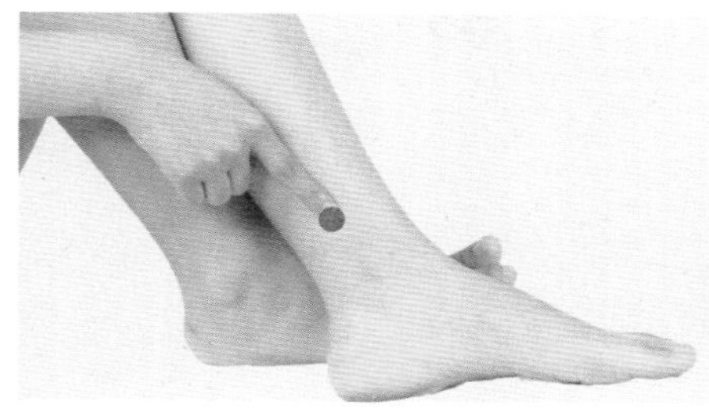

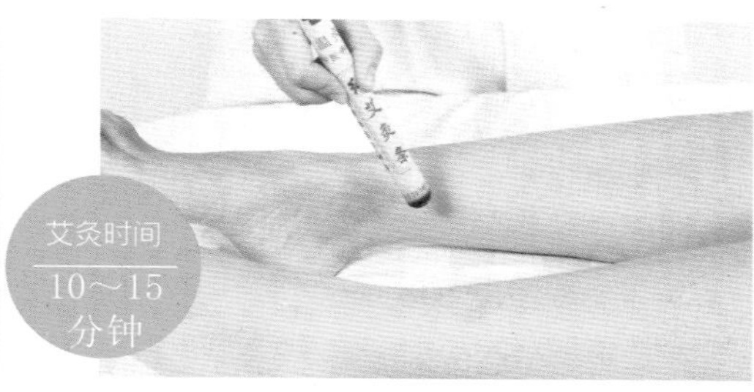

定位 位于小腿内侧，当足内踝尖上3寸，胫骨内侧缘后方。

艾灸方法 用艾条温和灸法灸治三阴交穴。对侧以同样的方法操作。

太溪「壮阳强腰、滋阴益肾」

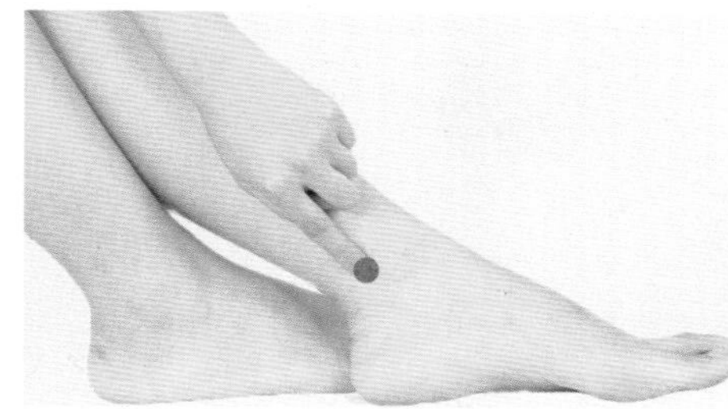

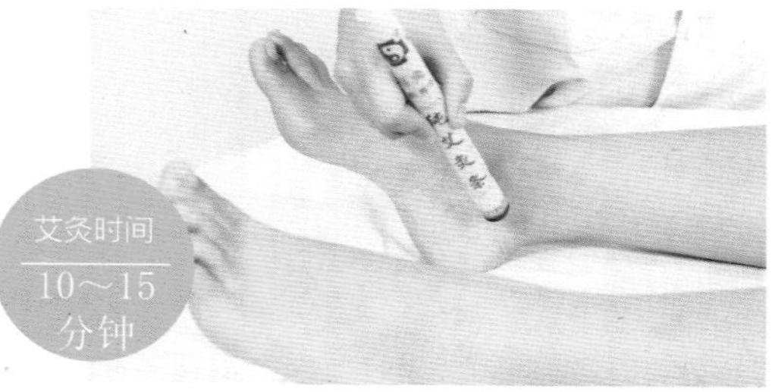

定位 位于足内侧，内踝后方，当内踝尖与跟腱之间的凹陷处。

艾灸方法 用艾条温和灸法灸治太溪穴。对侧以同样的方法操作。

蠡沟「疏肝理气、调经止带」

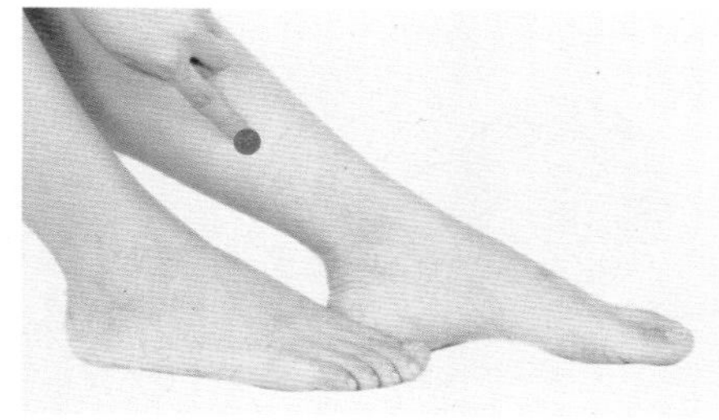

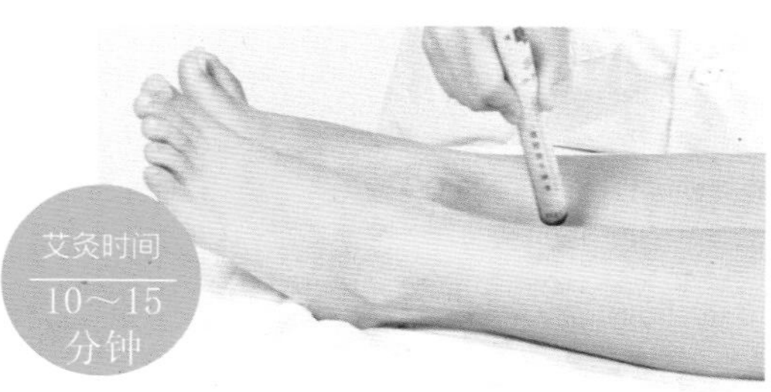

定位 位于小腿内侧，当足内踝尖上5寸，胫骨内侧面的中央。

艾灸方法 用艾条温和灸法灸治蠡沟穴。对侧以同样的方法操作。

习惯性流产

妇产科

艾灸方法

临床症状： 流产指妊娠不满28周，胎儿体重不足1千克而终止者。习惯性流产的原因大多为孕妇先天性子宫畸形、子宫发育异常、宫腔粘连、黄体功能不全、子宫肌瘤、甲状腺功能低下等。

基础治疗： 气海、关元、中极、子宫、足三里。

随症加穴： 阴道出血，加灸血海；小腹疼痛，加灸神阙。

气海「补益回阳、调经固经」

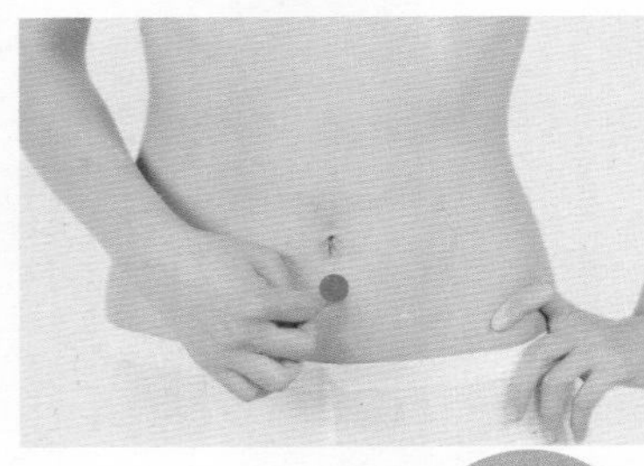

定位

位于下腹部，前正中线上，当脐中下1.5寸。

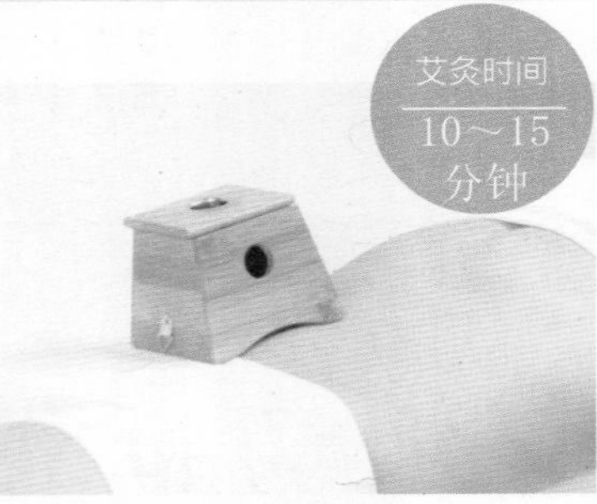

艾灸方法

点燃艾灸盒放于气海穴上灸治，至皮肤潮红发热为宜。

关元「培元固本、降浊升清」

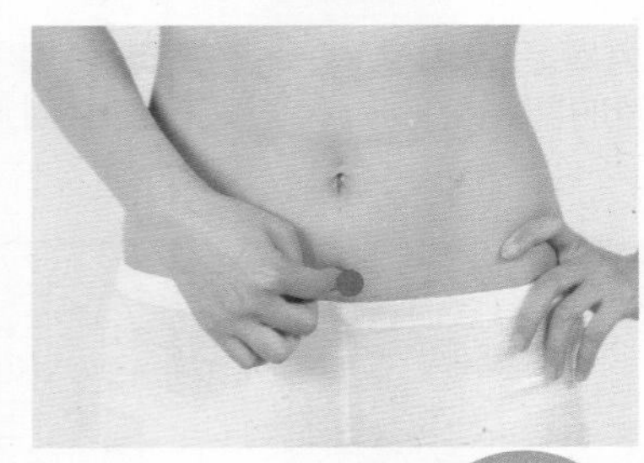

定位

位于下腹部，前正中线上，当脐中下3寸。

艾灸时间
10～15
分钟

艾灸方法

点燃艾灸盒放于关元穴上灸治，至皮肤潮红发热为宜。

中极「健脾益气、益肾固精」

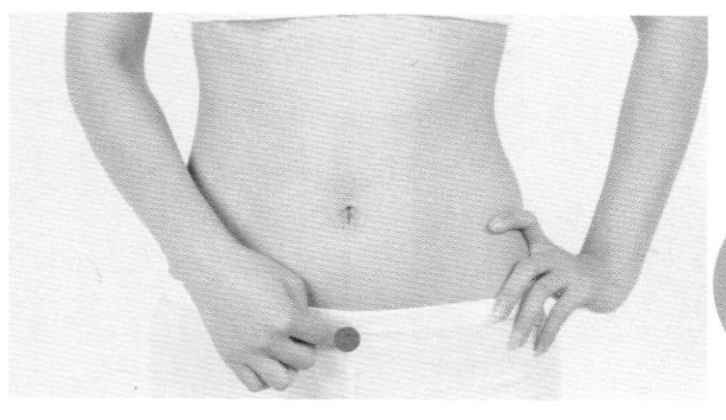

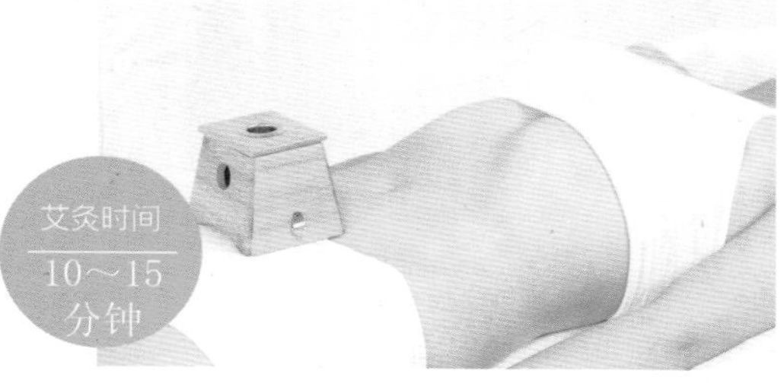

定位 位于下腹部，前正中线上，当脐中下 4 寸。

艾灸方法 点燃艾灸盒放于中极穴上灸治，至皮肤潮红发热为宜。

子宫「调经止痛、理气和血」

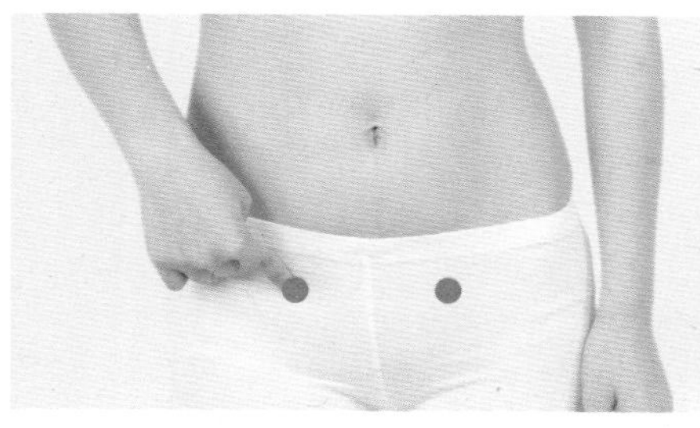

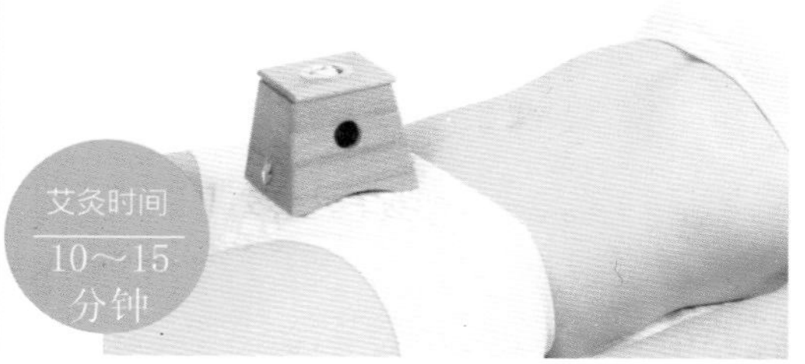

定位 位于下腹部，当脐中下 4 寸，中极旁开 3 寸。

艾灸方法 点燃艾灸盒放于子宫穴上灸治，至皮肤潮红发热为宜。

足三里「调理脾胃、补中益气」

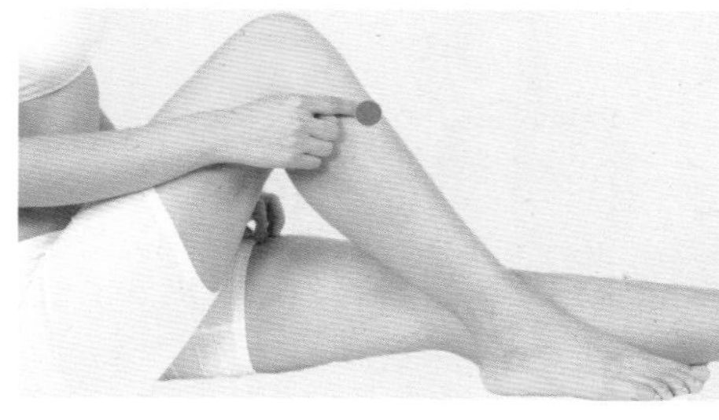

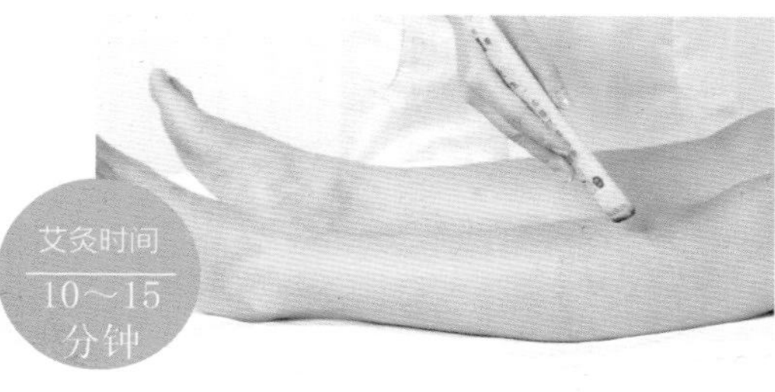

定位 位于小腿前外侧，当犊鼻下 3 寸，距胫骨前缘一横指（中指）。

艾灸方法 用艾条温和灸法灸治足三里穴。对侧以同样的方法操作。

子宫肌瘤

妇产科

艾灸方法

临床症状： 子宫肌瘤，又称为纤维肌瘤、子宫纤维瘤，是女性生殖器官中最常见的一种良性肿瘤，也是人体中最常见的肿瘤之一。子宫肌瘤多见于育龄、丧偶及性生活不协调的妇女。

基础治疗： 气海、子宫、血海、足三里、丰隆。

随症加穴： 小腹疼痛，加灸神阙。

气海「补益回阳、行气活血」

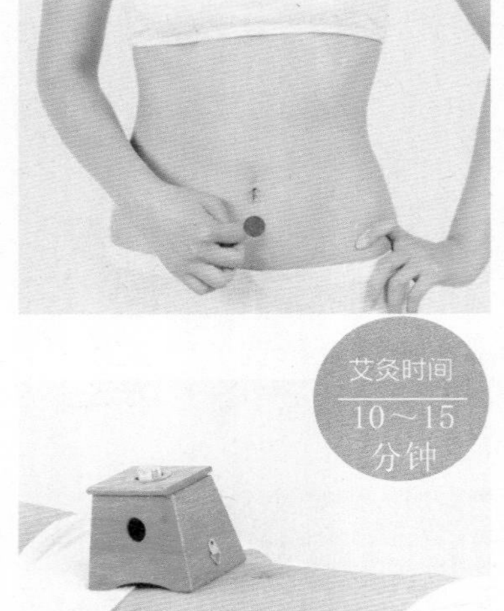

定位

位于下腹部，前正中线上，当脐中下1.5寸。

艾灸方法

点燃艾灸盒灸治气海穴，至皮肤潮红发热为宜。

子宫「调经止痛、理气和血」

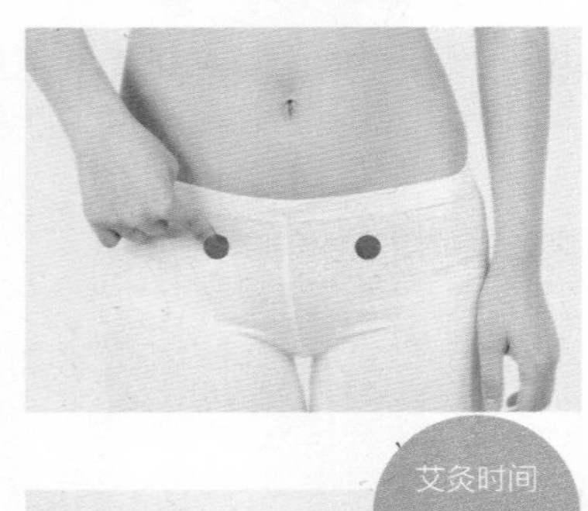

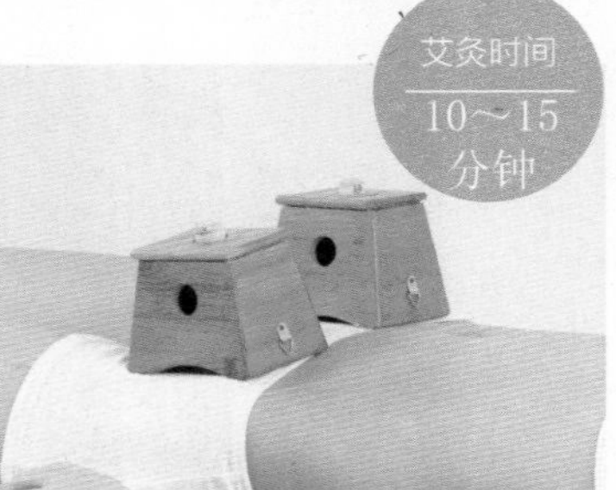

定位

位于下腹部，当脐中下4寸，中极旁开3寸。

艾灸方法

点燃艾灸盒灸治子宫穴，至皮肤潮红发热为宜。

血海「健脾化湿、调经统血」

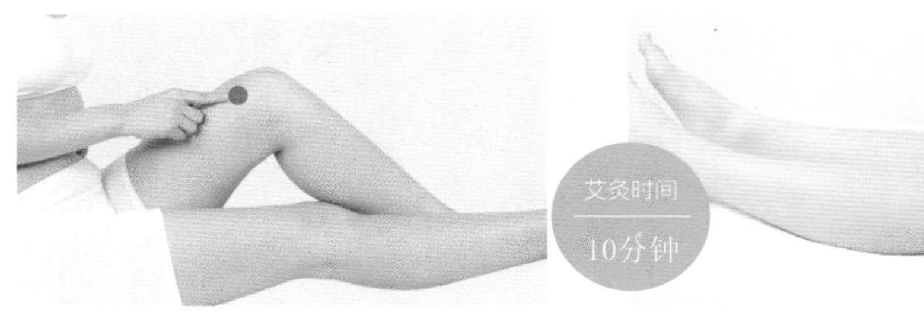

定位 位于大腿内侧，髌底内侧端上2寸，当股四头肌内侧头的隆起处。

艾灸方法 用艾条温和灸法灸治血海穴。对侧以同样的方法操作。

足三里「调理脾胃、补中益气」

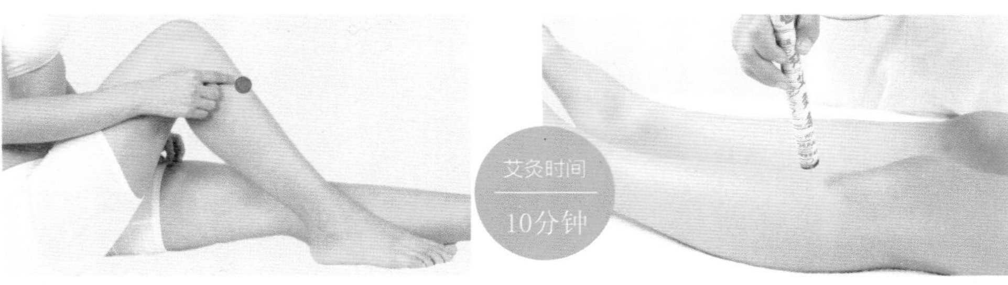

定位 位于小腿前外侧，当犊鼻下3寸，距胫骨前缘一横指（中指）。

艾灸方法 用艾条温和灸法灸治足三里穴。对侧以同样的方法操作。

丰隆「健脾祛湿」

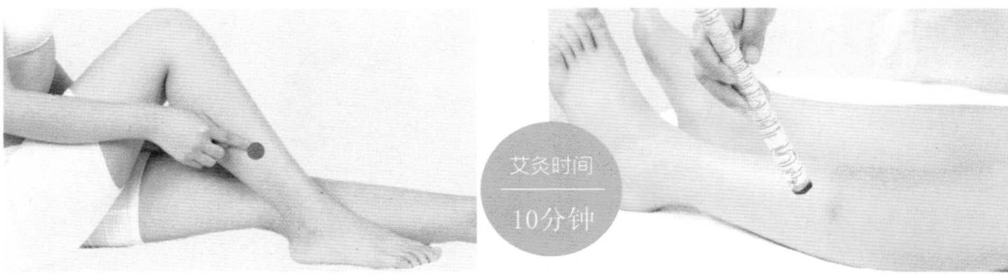

定位 位于小腿前外侧，当外踝尖上8寸，条口外，距胫骨前缘二横指。

艾灸方法 用艾条温和灸法灸治丰隆穴。对侧以同样的方法操作。

阴道炎

妇产科

艾灸方法

临床症状：阴道炎是一种常见的妇科疾病，是阴道黏膜及黏膜下结缔组织的炎症，各个年龄段都可以罹患。临床上以白带的性状发生改变以及外阴瘙痒灼痛为主要临床特点，性交痛也常见，感染累及尿道时，可有尿痛、尿急等症状。

基础治疗：气海、行间。

随症加穴：若阴道瘙痒，加灸血海；若阴道出血，加灸行间。

气海「益气助阳、调经固经」

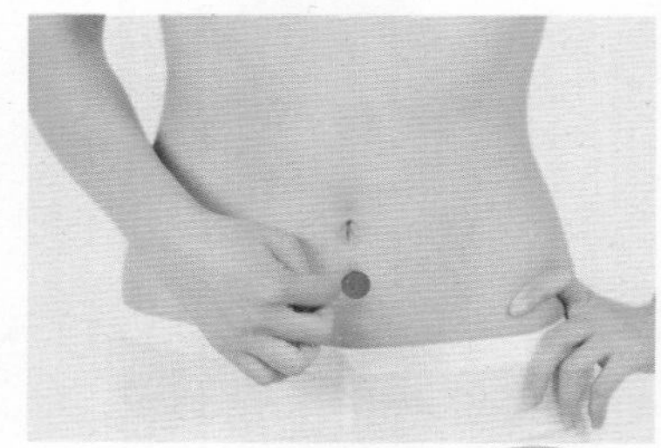

定位

位于下腹部，前正中线上，当脐中下1.5寸。

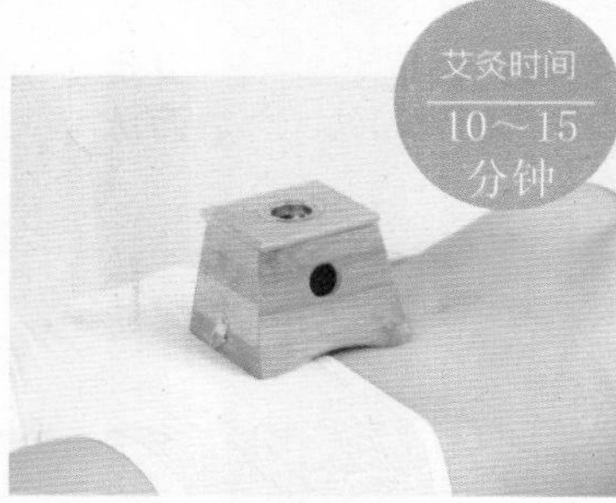

艾灸方法

点燃艾灸盒放于气海穴上灸治，至皮肤潮红发热为宜。

行间「清热熄风、调经止痛」

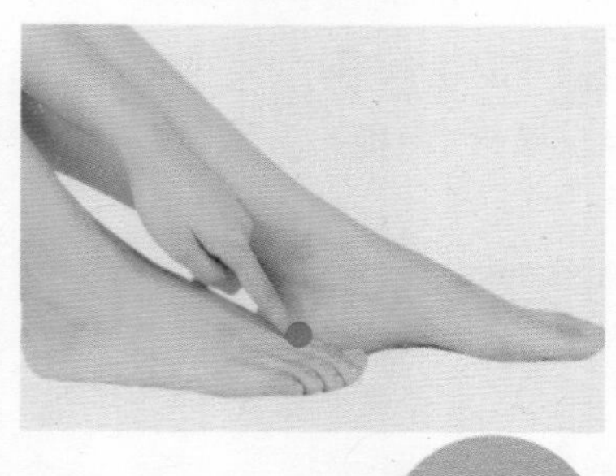

定位

位于足背侧，当第一、二趾间，趾蹼缘的后方赤白肉际处。

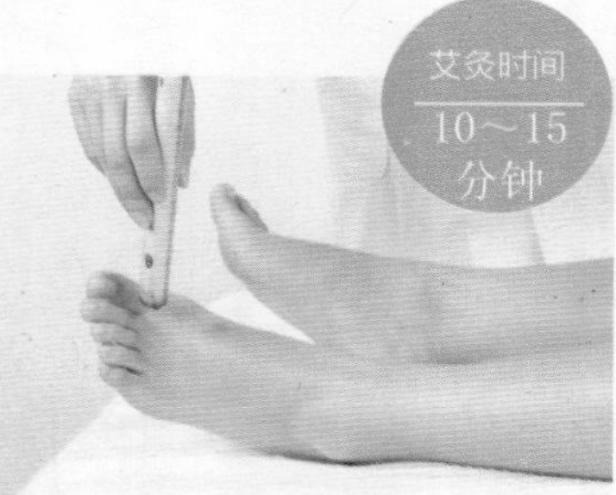

艾灸方法

用艾条温和灸法灸治行间穴。对侧以同样的方法操作。

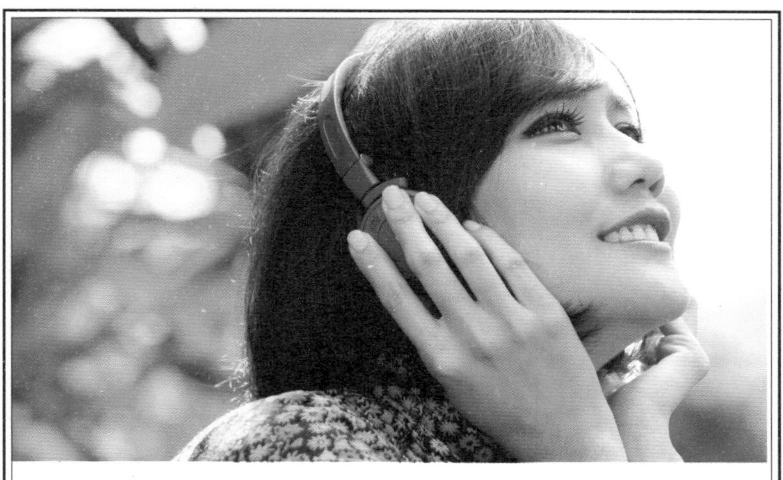

艾灸帮你舒筋活络，通筋骨

第9章

俗话说“伤筋动骨一百天”，这也是人类在休养的时候总结出来的经验。常见的骨伤疾病有骨折、骨关节感染、骨质增生、骨肿瘤等。患骨伤疾病则会出现剧痛、麻木、关节僵硬、活动受限、痉挛等。通过刺激经络穴位改善人体各种骨伤科疾病的症状是人类在长期实践中总结出来的。艾灸可以有效舒筋活络，调补气血，减轻骨伤疾病的症状。

颈椎病

骨伤科

艾灸方法

临床症状： 颈椎病多因颈椎骨、椎间盘及其周围纤维结构损害，致使颈椎间隙变窄，关节囊松弛，内平衡失调。其主要临床表现为头、颈、肩、臂、上胸背疼痛或麻木、酸沉、放射性痛、头晕、无力等。

基础治疗： 风池、大杼、肩髃、肩井、曲池。

随症加穴： 形寒怕冷，加灸风府；头晕头痛，加灸百会。

风池「疏风清热、开窍镇痛」

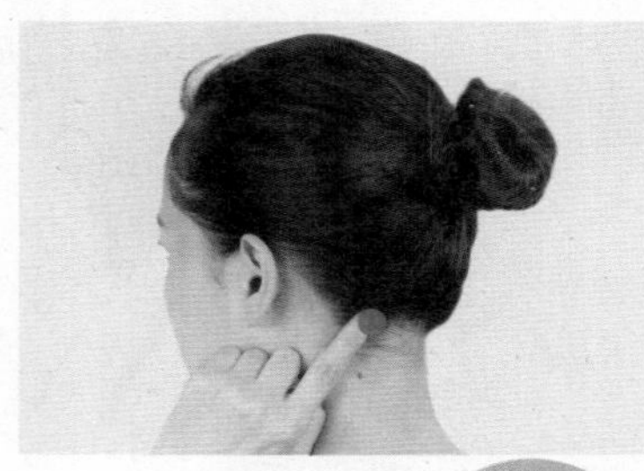

定位

位于项部，当枕骨之下，与风府相平，胸锁乳突肌与斜方肌上端之间的凹陷处。

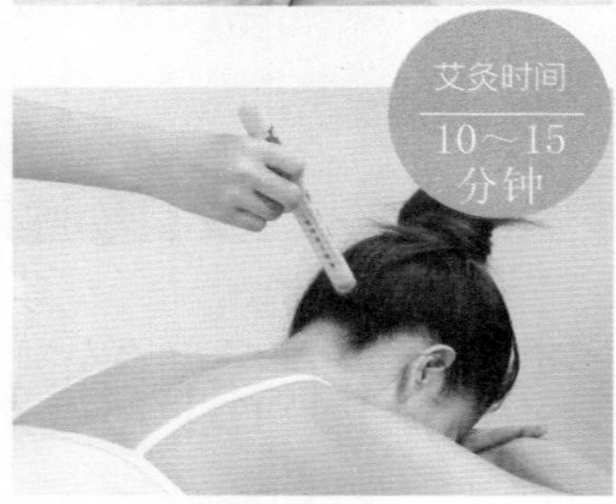

艾灸时间 10～15分钟

艾灸方法

用艾条温和灸法灸治两侧风池穴，至皮肤潮红发热为宜。

大杼「清热除湿、止咳通络」

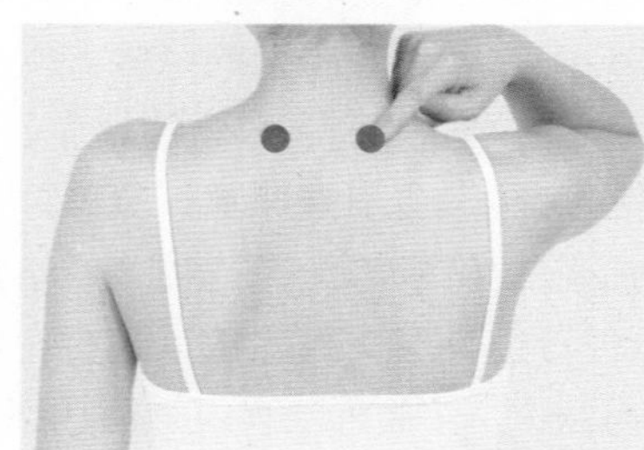

定位

位于背部，当第一胸椎棘突下，旁开1.5寸。

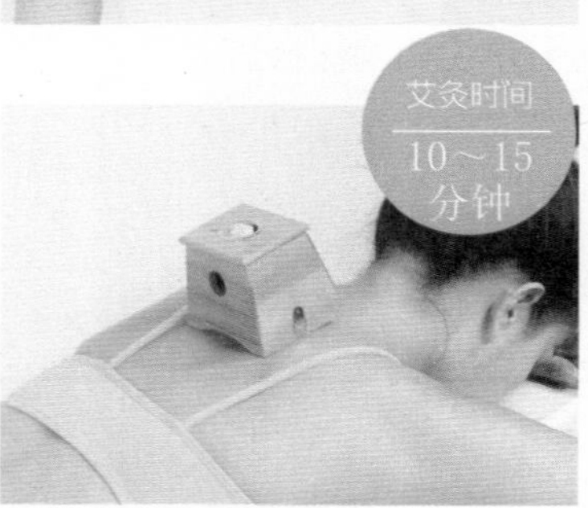

艾灸时间 10～15分钟

艾灸方法

点燃艾灸盒放于大杼穴上灸治，至皮肤潮红发热为宜。

肩髃「通经活络」

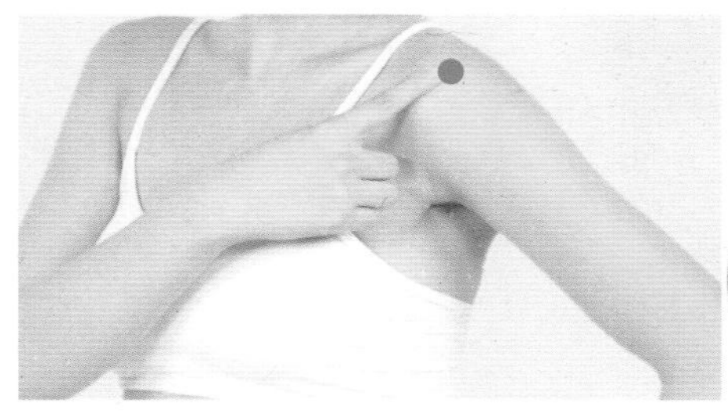

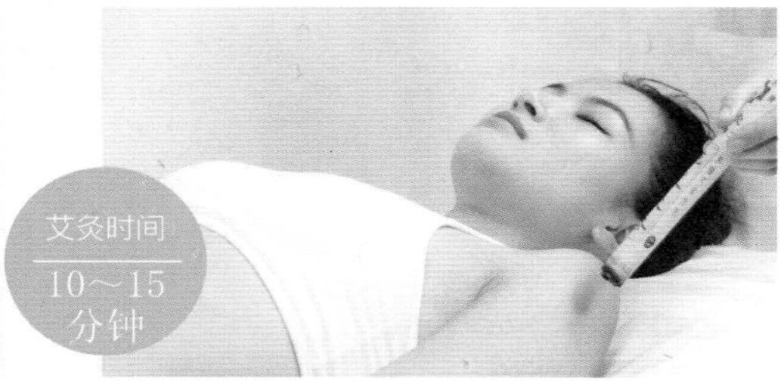

定位 | 位于肩部，三角肌上，臂外展，或向前平伸时，当肩峰前下方凹陷处。

艾灸方法 | 用艾条温和灸法灸治肩髃穴。对侧以同样的方法操作。

肩井「祛风清热、活络消肿」

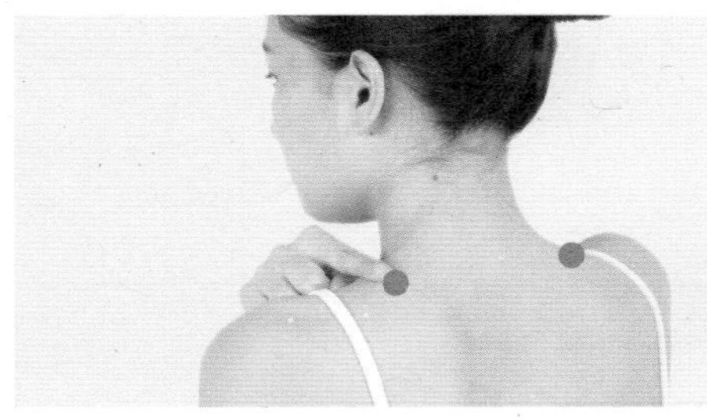

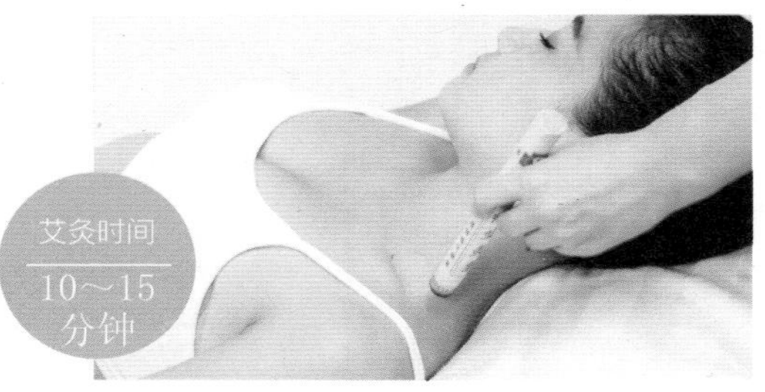

定位 | 位于肩上，前直乳中穴，当大椎穴与肩峰端连线的中点上。

艾灸方法 | 用艾条温和灸法灸治肩井穴。对侧以同样的方法操作。

曲池「清热和营、降逆活络」

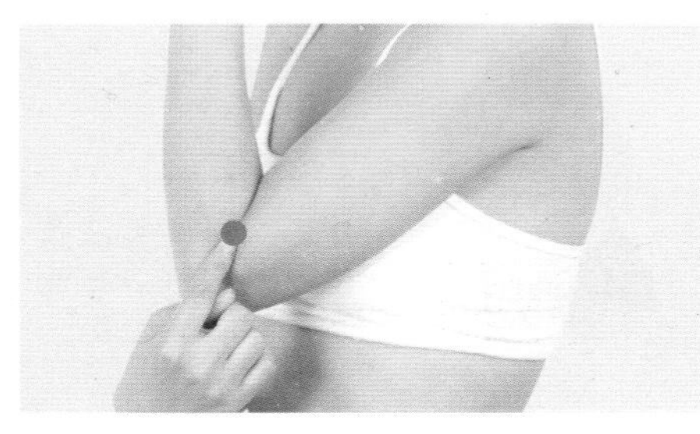

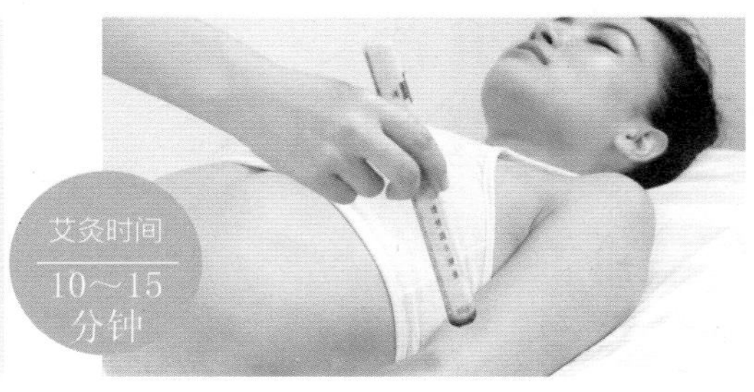

定位 | 位于肘横纹外侧端，屈肘，当尺泽与肱骨外上髁连线中点。

艾灸方法 | 用艾条温和灸法灸治曲池穴。对侧以同样的方法操作。

落枕

骨伤科

艾灸方法

临床症状：落枕多因睡卧时体位不当，造成颈部肌肉损伤或外伤，致使经络不通，气血凝滞，筋脉拘挛而成。临床主要表现为颈项部强直酸痛不适，不能转动自如，并向一侧歪斜，甚则疼痛牵引患侧肩背及上肢。

基础治疗：大椎、肩中俞、肩外俞、天柱、悬钟。

随症加穴：上肢及手指麻痛，加灸曲池；头晕头痛，加灸百会。

大椎「祛风散寒、清脑宁神」

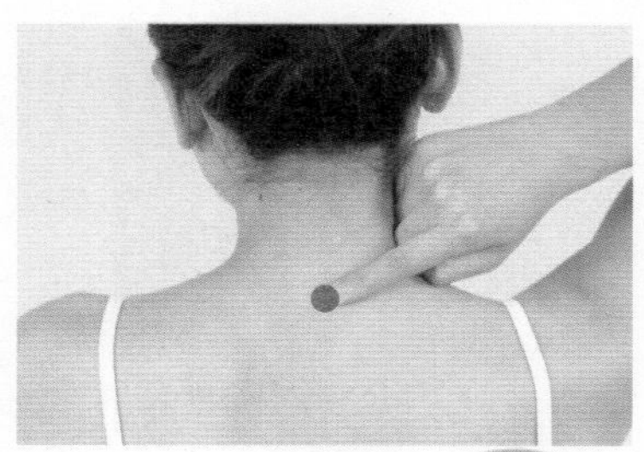

定位

位于后正中线上，第七颈椎棘突下凹陷中。

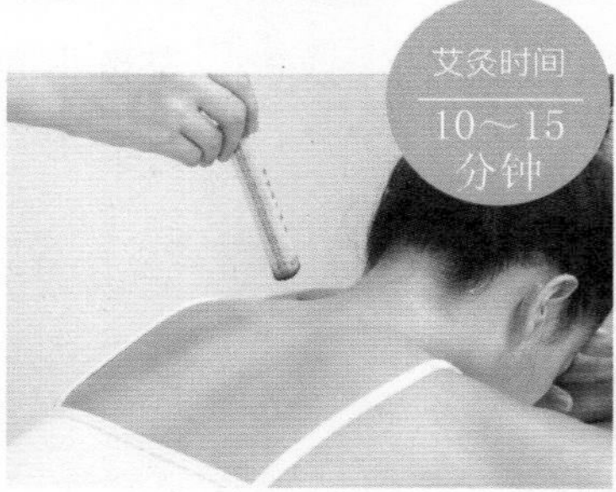

艾灸方法

先用艾条回旋灸法灸治大椎穴，再用雀啄灸法灸治5分钟。

肩中俞「清上焦、疏经络」

定位

位于背部，当第七颈椎棘突下，旁开2寸。

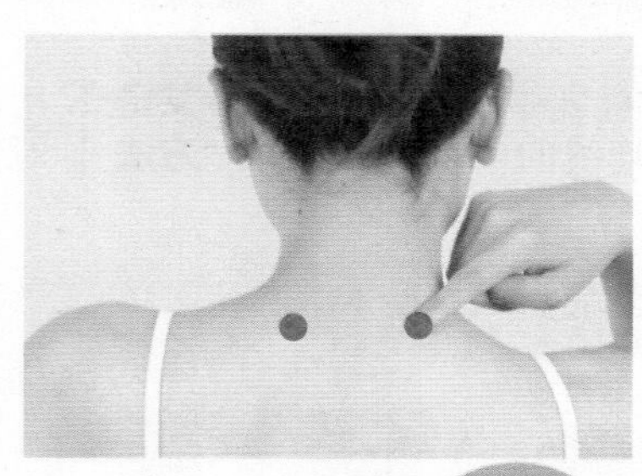

艾灸方法

用艾条回旋灸法灸治肩中俞穴。对侧以同样的方法操作。

肩外俞「舒经活络」

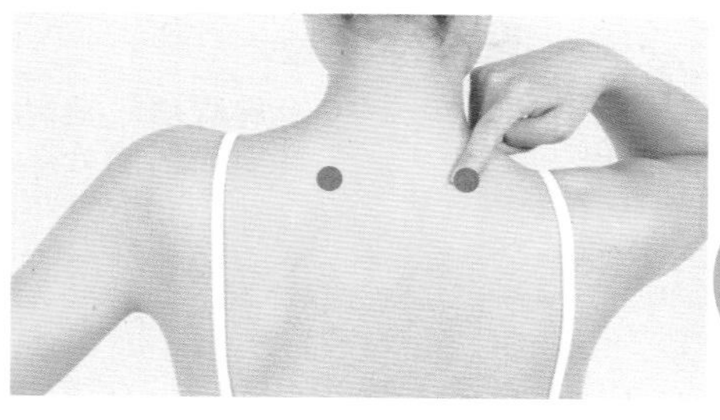

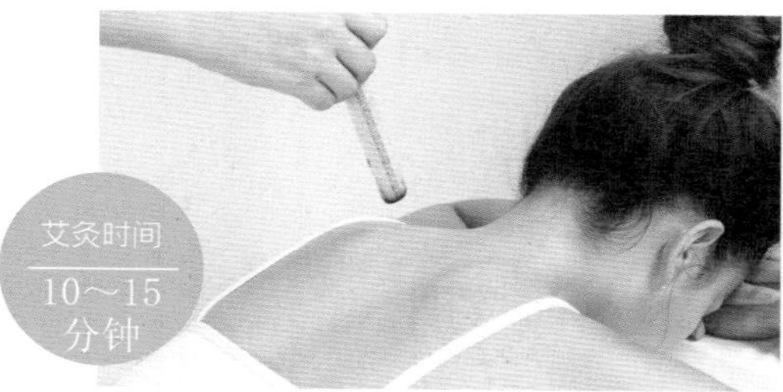

定位 位于背部，当第一胸椎棘突下，旁开 3 寸。

艾灸方法 用艾条回旋灸法灸治肩外俞穴。对侧以同样的方法操作。

天柱「化气壮阳」

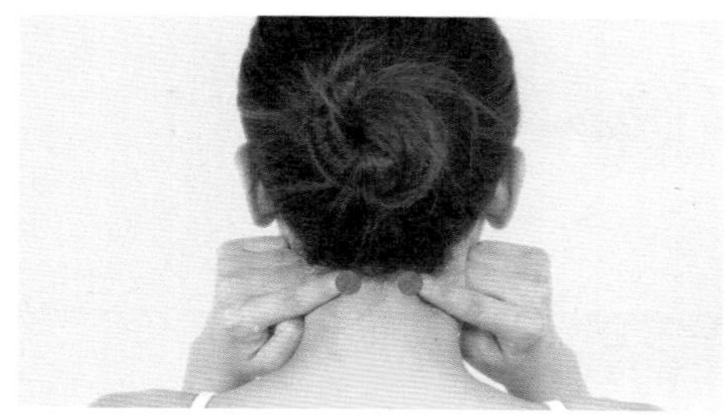

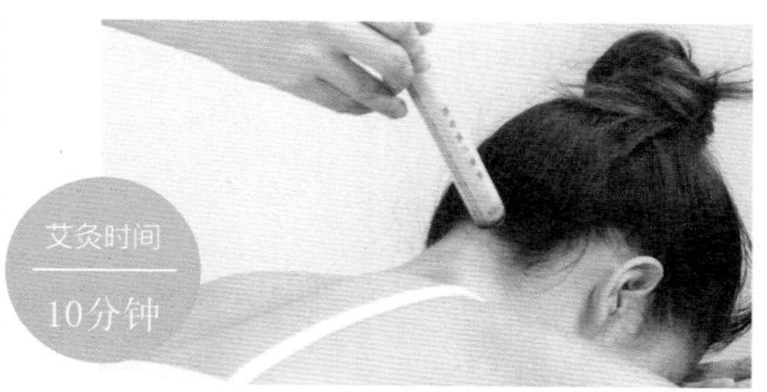

定位 位于项部大筋外缘之后发际凹陷中，约当后发际正中旁开 1.3 寸。

艾灸方法 先用艾条回旋灸法灸治天柱穴 5 分钟，再用雀啄灸法灸治。

悬钟「泻胆火、舒筋脉」

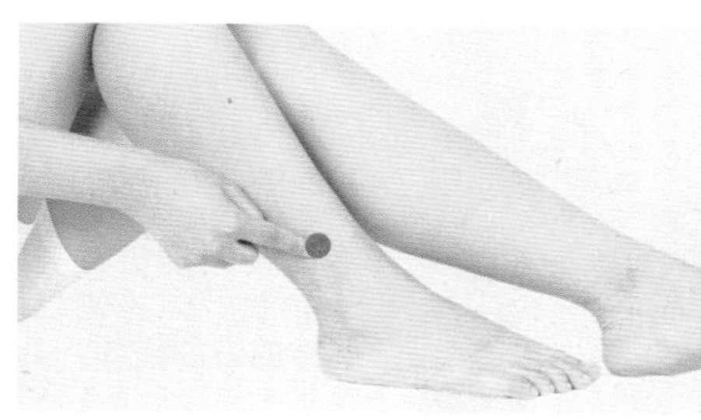

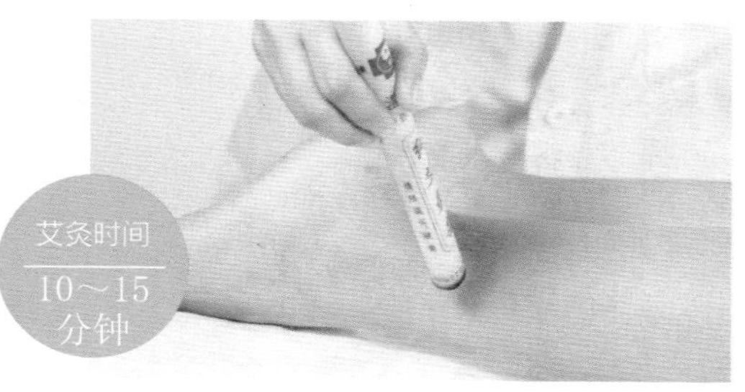

定位 位于小腿外侧，当外踝尖上 3 寸，腓骨前缘。

艾灸方法 用艾条回旋灸法灸治悬钟穴。对侧以同样的方法操作。

肩周炎

骨伤科

艾灸方法

临床症状：肩周炎是肩部关节囊和关节周围软组织的一种退行性、炎症性慢性疾患。主要临床表现为患肢肩关节疼痛，昼轻夜重，活动受限，日久肩关节肌肉可出现废用性萎缩。

基础治疗：天宗、肩髃、肩贞、曲池、尺泽。

随症加穴：痛有定出，加灸阿是穴；神疲乏力，加灸气海；食欲不振，加灸脾俞。

天宗「理气消肿、舒筋活络」

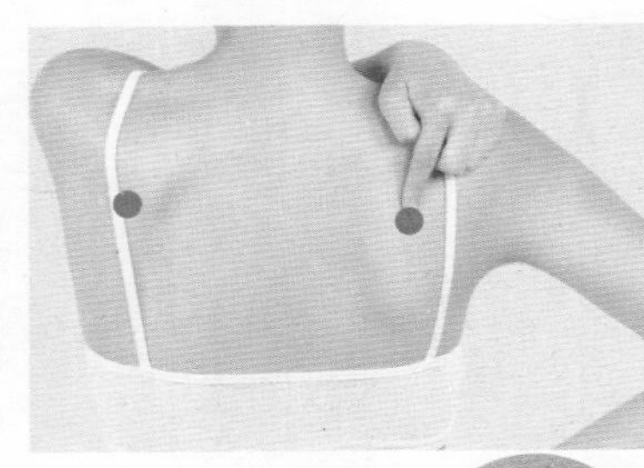

定位

位于肩胛部，当冈下窝中央凹陷处，与第四胸椎相平。

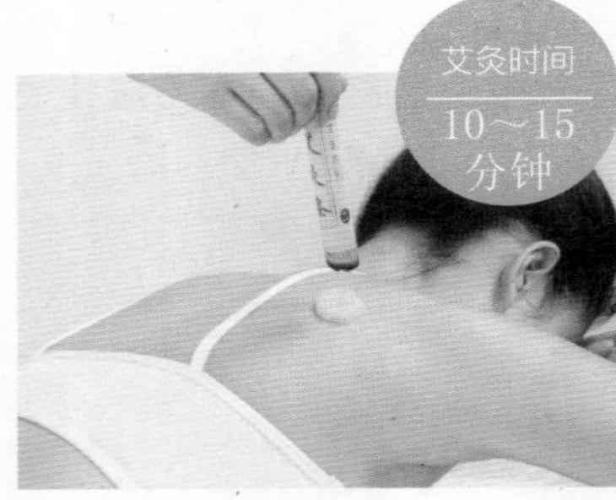

艾灸方法

用艾条隔姜灸法灸治天宗穴。对侧以同样的方法操作。

肩髃「通经活络」

定位

位于肩部，三角肌上，臂外展，或向前平伸时，当肩峰前下方凹陷处。

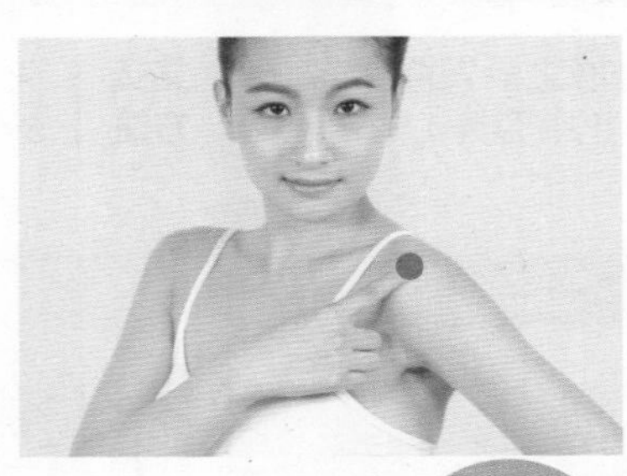

艾灸方法

用艾条回旋灸法灸治肩髃穴。对侧以同样的方法操作。

肩贞「通经、活血、散结」

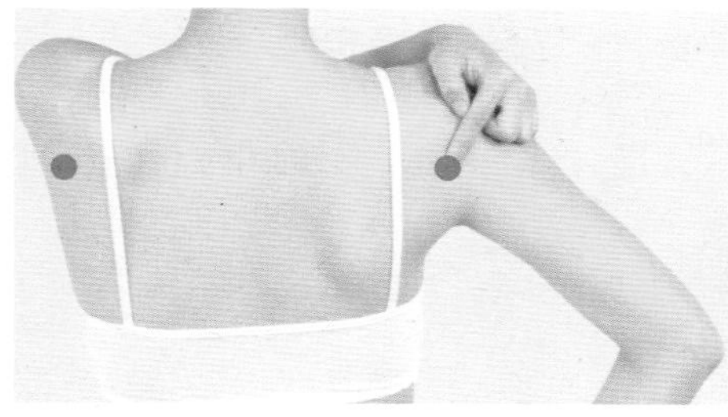

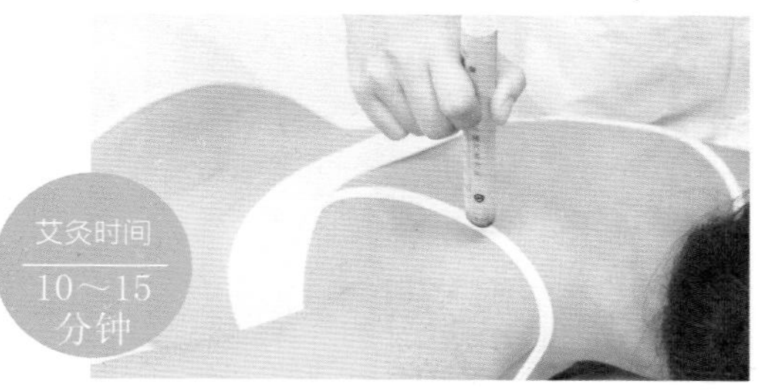

定位 | 位于肩关节后下方，臂内收时，腋后纹头上 1 寸（指寸）。

艾灸方法 | 用艾条回旋灸法灸治肩贞穴。对侧以同样的方法操作。

曲池「清热和营、降逆活络」

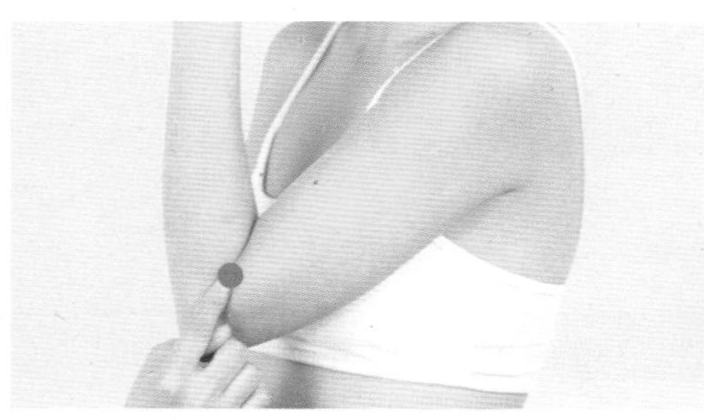

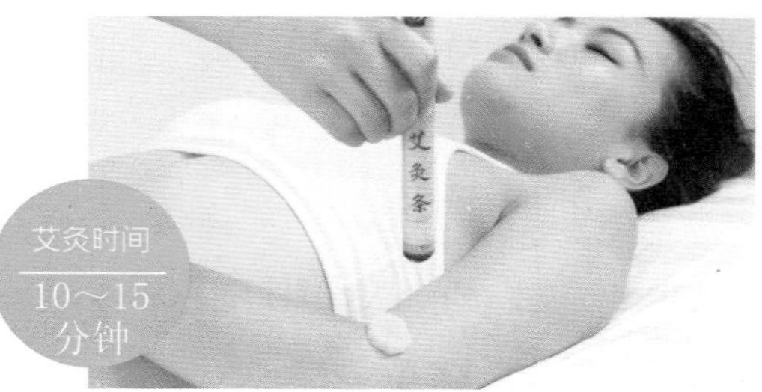

定位 | 位于肘横纹外侧端，屈肘，当尺泽与肱骨外上髁连线中点。

艾灸方法 | 用艾条隔姜灸法灸治曲池穴。对侧以同样的方法操作。

尺泽「清热和胃、通络止痛」

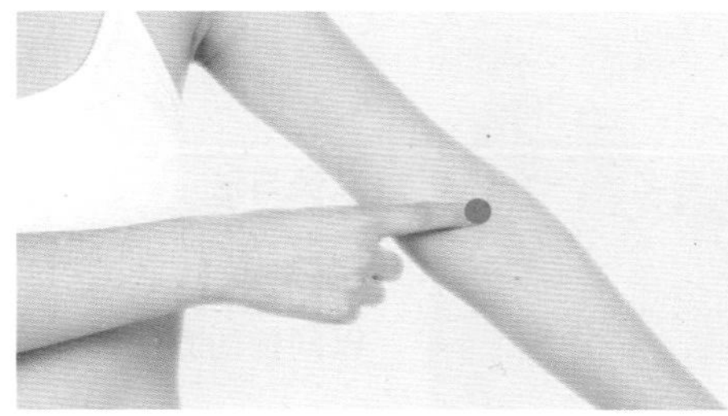

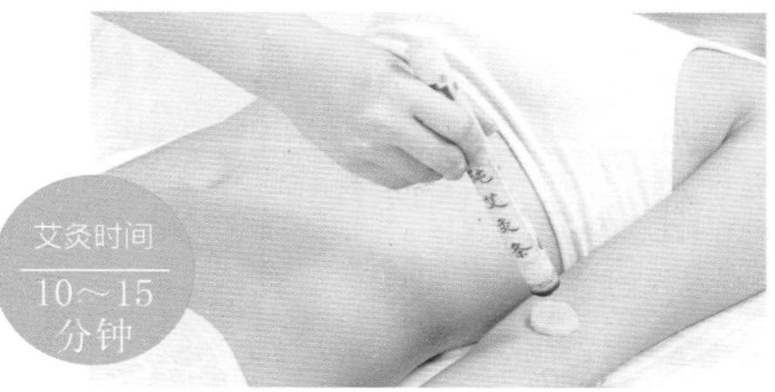

定位 | 位于肘横纹中，肱二头肌腱桡侧凹陷处。

艾灸方法 | 用艾条隔姜灸法灸治尺泽穴。对侧以同样的方法操作。

膝关节炎

骨伤科

艾灸方法

临床症状：膝关节炎是最常见的关节炎，是软骨退行性病变和关节边缘骨赘的慢性进行性退化性疾病。以软骨磨损为其主要因素，好发于体重偏重者和中老年人。在发病的前期，没有明显的症状。

基础治疗：鹤顶、阳陵泉、膝阳关、梁丘、委中。

随症加穴：关节红肿，加灸太冲；心烦失眠，加灸三阴交；头晕头痛，加灸太阳。

鹤顶「祛风除湿、通络止痛」

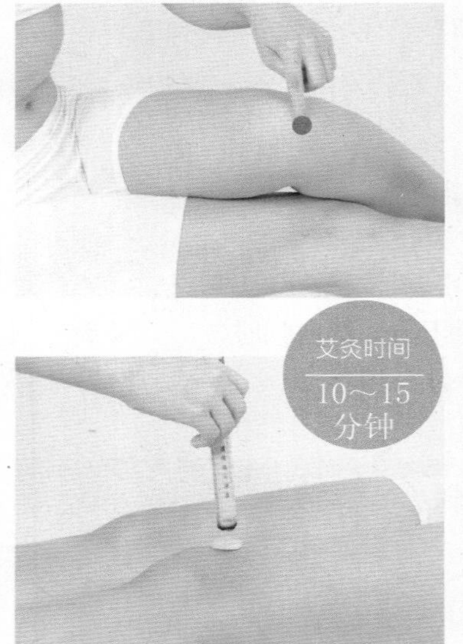

定位

位于膝上部，髌底的中点上方凹陷处。

艾灸方法

用艾条隔姜灸法灸治鹤顶穴，至皮肤潮红发热为宜。

阳陵泉「清热化湿、行血祛瘀」

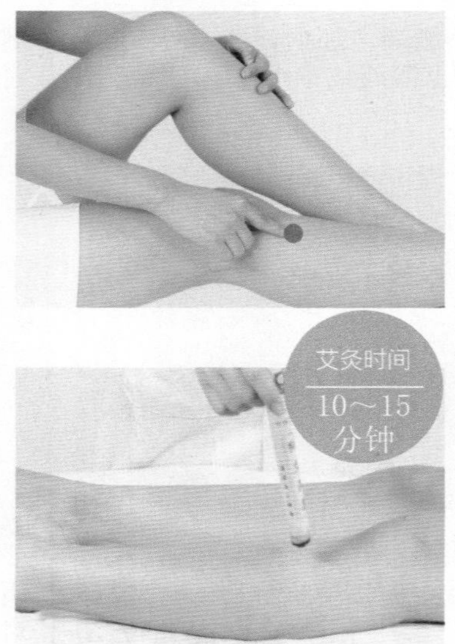

定位

位于小腿外侧，当腓骨小头前下方凹陷处。

艾灸方法

用艾条回旋灸法灸治阳陵泉穴。对侧以同样的方法操作。

膝阳关「利关节、通经络」

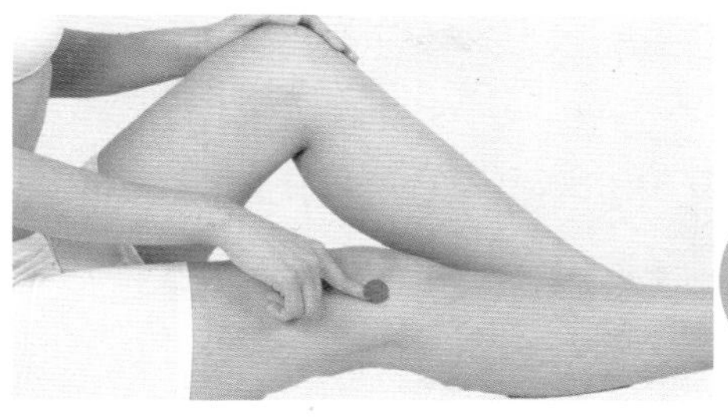

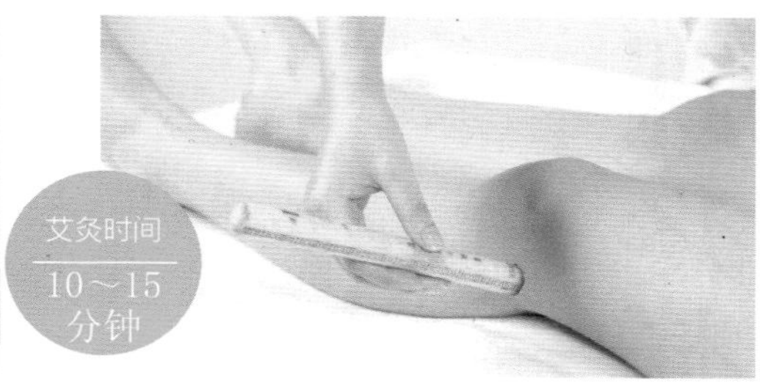

定位 位于膝外侧，当阳陵泉上 3 寸，股骨外上髁上方的凹陷处。

艾灸方法 用艾条回旋灸法灸治膝阳关穴。对侧以同样的方法操作。

梁丘「祛风化湿」

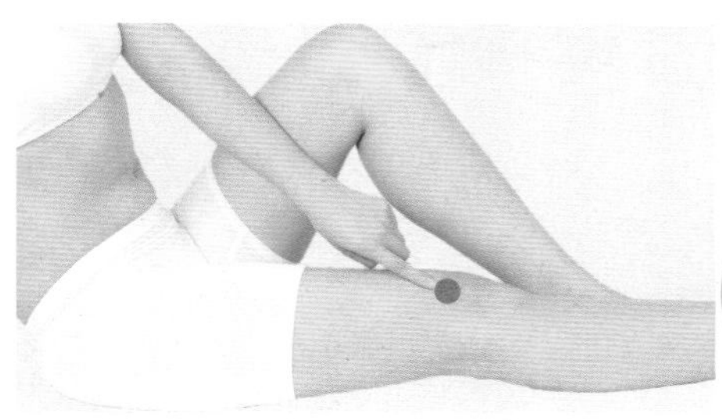

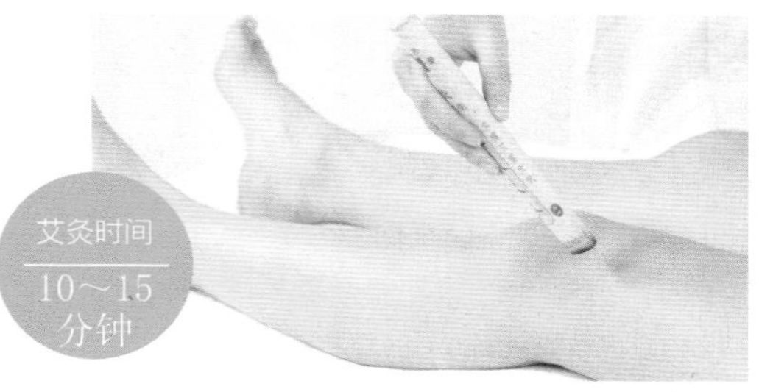

定位 大腿前面，当髂前上棘与髌底外侧端的连线上，髌底上 2 寸。

艾灸方法 用艾条回旋灸法灸治梁丘穴。对侧以同样的方法操作。

委中「舒筋通络、散瘀活血」

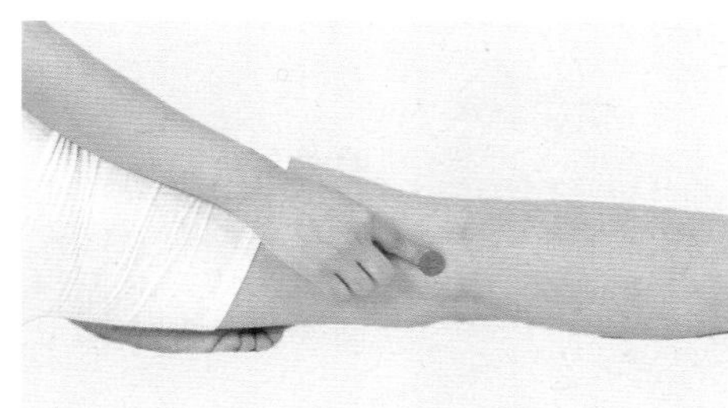

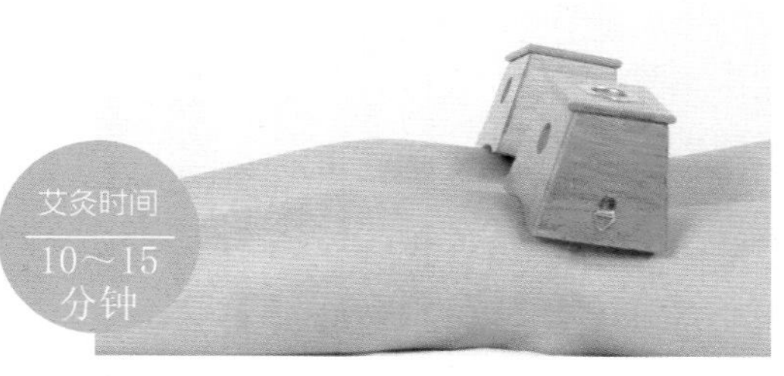

定位 位于腘横纹中点，当股二头肌腱与半腱肌肌腱的中间。

艾灸方法 点燃艾灸盒放于委中穴上灸治，至皮肤潮红发热为宜。

脚踝疼痛

骨伤科

艾灸方法

临床症状：脚踝疼痛是由于不适当的运动稍微超出了脚踝的承受力，造成脚踝软组织损伤，使它出现了一定的疼痛症状。严重者可造成脚踝滑膜炎、创伤性关节炎等疾病，早期疼痛可以用毛巾包裹冰块敷在踝部进行冰敷。

基础治疗：足三里、太溪。

随症加穴：恶风恶寒，加灸大椎；倦怠自汗，加灸气海。

足三里「通经活络」

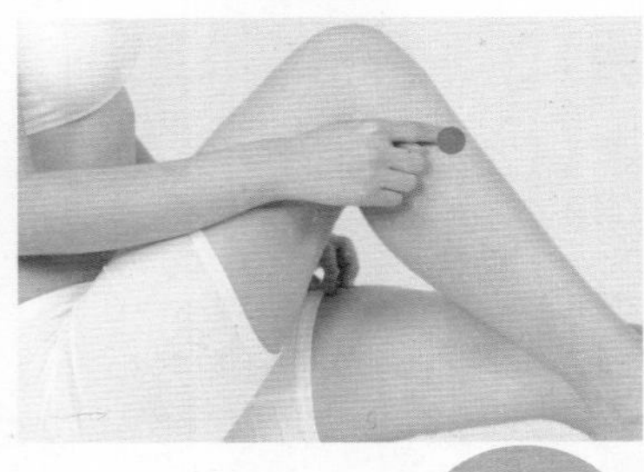

定位

位于小腿前外侧，当犊鼻下3寸，距胫骨前缘一横指。

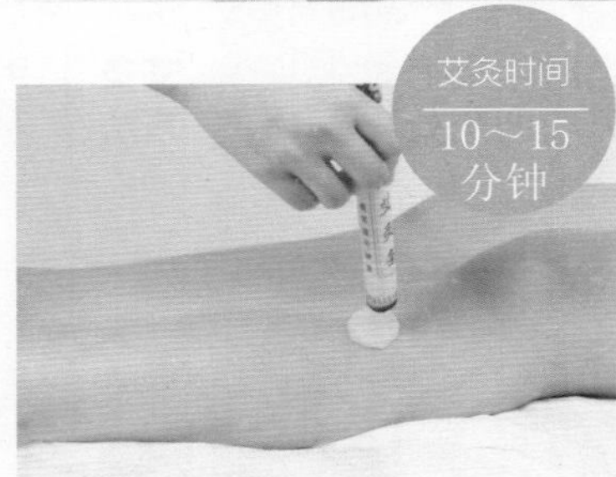

艾灸方法

用艾条隔姜灸法灸治足三里穴。对侧以同样的方法操作。

太溪「补益肾气」

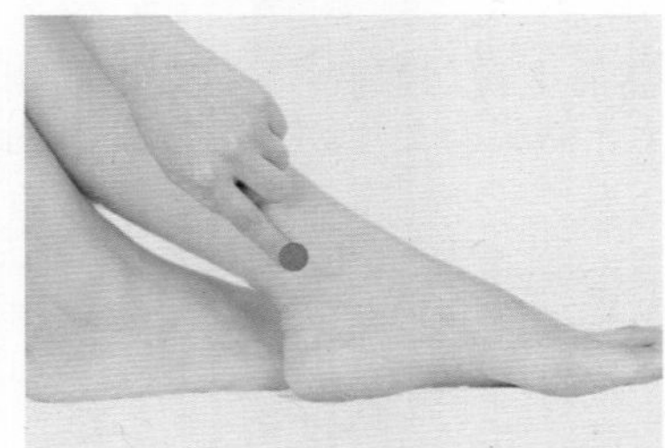

定位

位于足内侧，内踝后方，当内踝尖与跟腱之间的凹陷处。

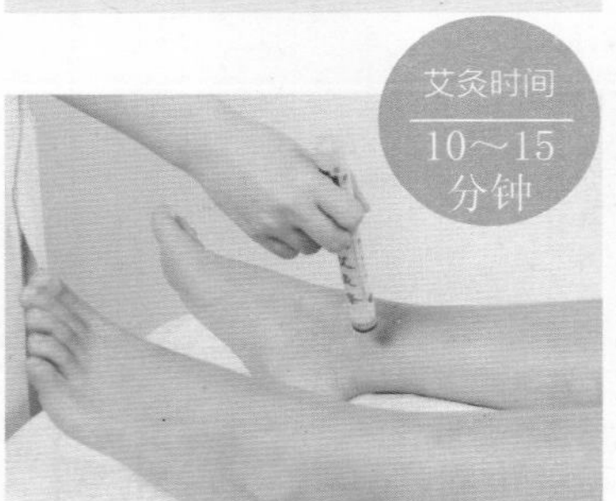

艾灸方法

用艾条回旋灸法灸治太溪穴。对侧以同样的方法操作。

骨伤科

艾灸方法

腰酸背痛

临床症状：腰酸背痛是指脊柱骨和关节及其周围软组织等病损的一种症状。常用以形容劳累过度。日间劳累加重，休息后可减轻，日积月累，可使肌纤维变性，甚而少量撕裂，形成疤痕或纤维索条或粘连，演变成长期慢性腰背痛。

基础治疗：肾俞、志室。

随症加穴：形寒肢冷，加灸关元；痛有定出，加灸阿是穴；腰部隐痛，加灸命门。

肾俞「益肾助阳、调节生殖功能」

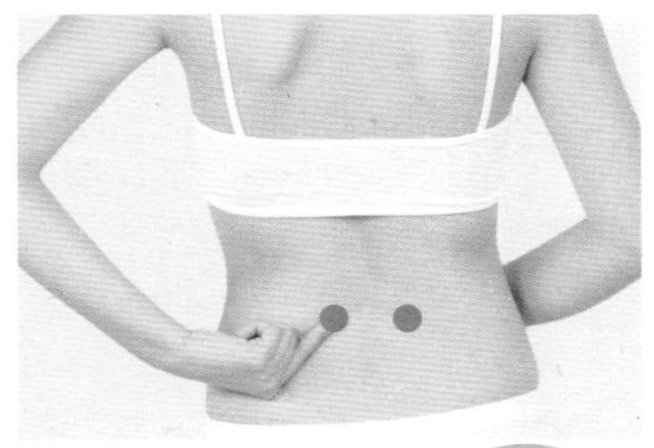

定位

位于腰部，当第二腰椎棘突下，旁开1.5寸。

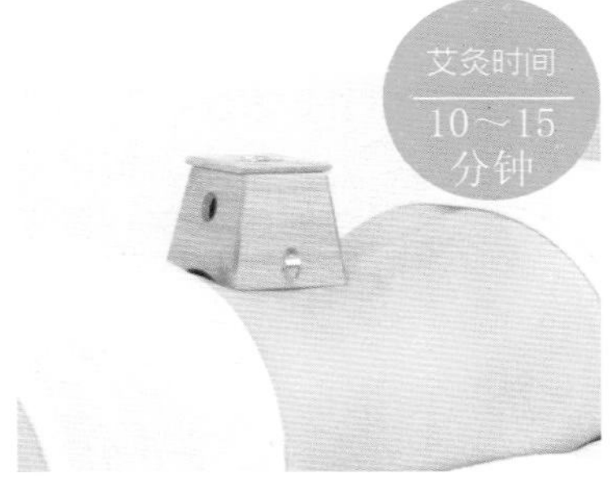

艾灸方法

点燃艾灸盒放于肾俞穴上灸治。

志室「补肾、利湿、强腰肾」

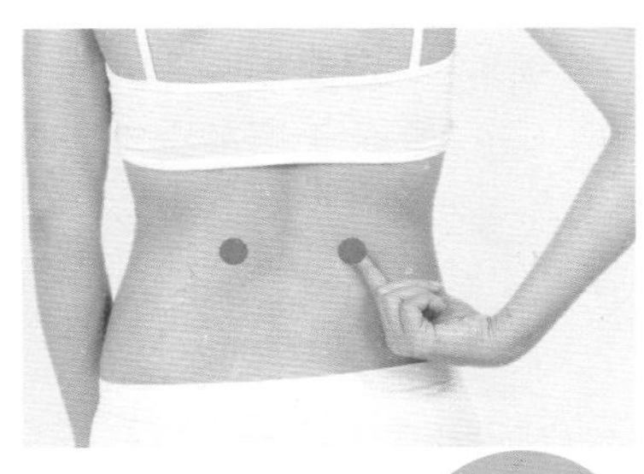

定位

位于腰部，当第二腰椎棘突下，旁开3寸。

艾灸方法

点燃艾灸盒放于志室穴上灸治，至皮肤潮红发热为宜。

腰椎间盘突出

骨伤科

艾灸方法

临床症状：主要临床症状有：腰痛，可伴有臀部、下肢放射状疼痛。严重者会出现大、小便障碍，会阴和肛周异常等症状。

基础治疗：肾俞、大肠俞、委中、阳陵泉、足三里。

随症加穴：腰痛，加灸志室；活动受限，加灸悬钟；心烦不寐，加灸太溪。

肾俞 「培补肾气、调节生殖功能」

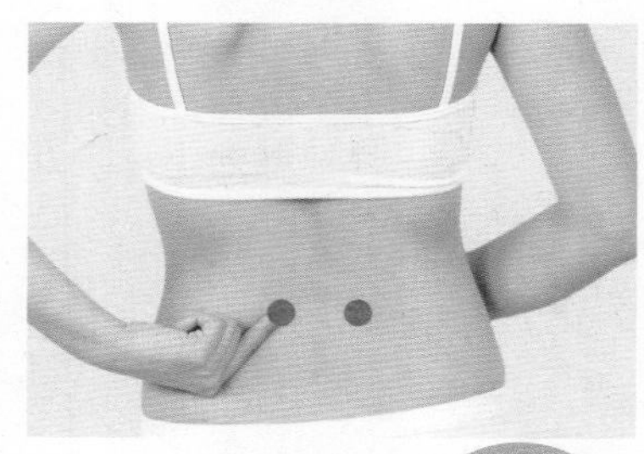

定位

位于腰部，当第二腰椎棘突下，旁开1.5寸。

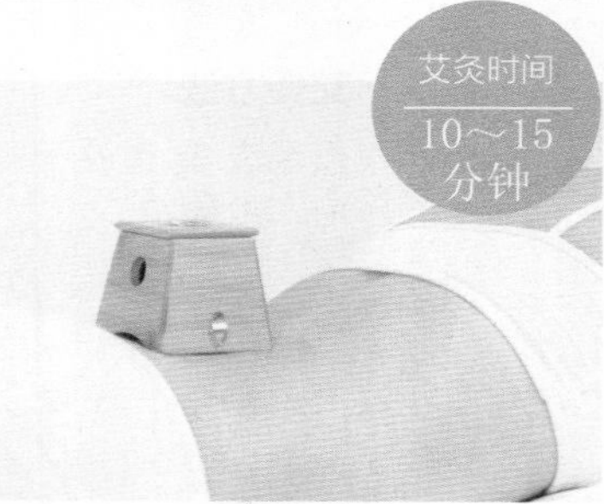

艾灸方法

点燃艾灸盒放于肾俞穴上灸治，至皮肤潮红发热为宜。

大肠俞 「理气降逆、调和肠胃」

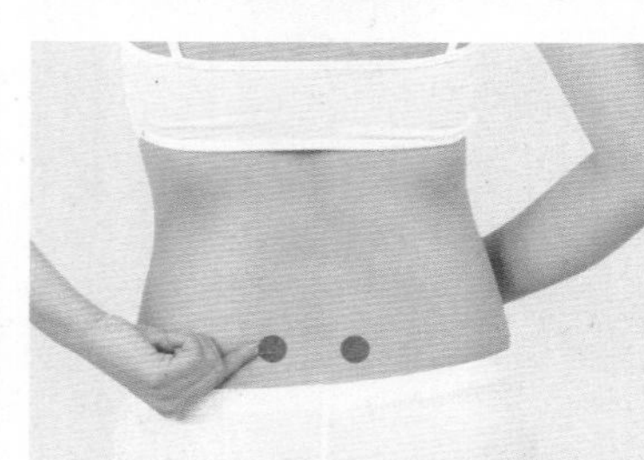

定位

位于腰部，当第四腰椎棘突下，旁开1.5寸。

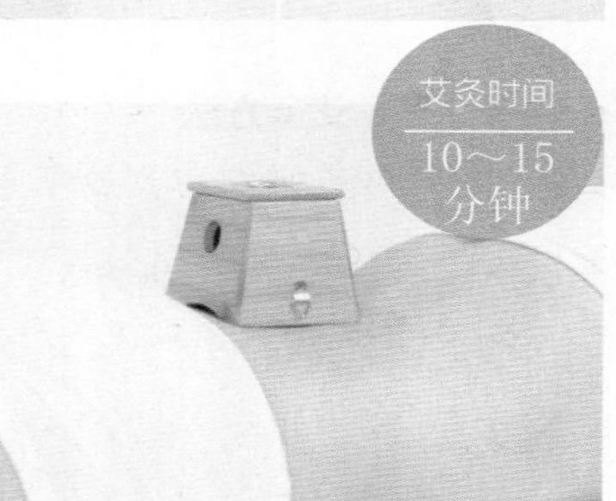

艾灸方法

点燃艾灸盒放于大肠俞穴上灸治，至皮肤潮红发热为宜。

委中「舒筋通络、散瘀活血」

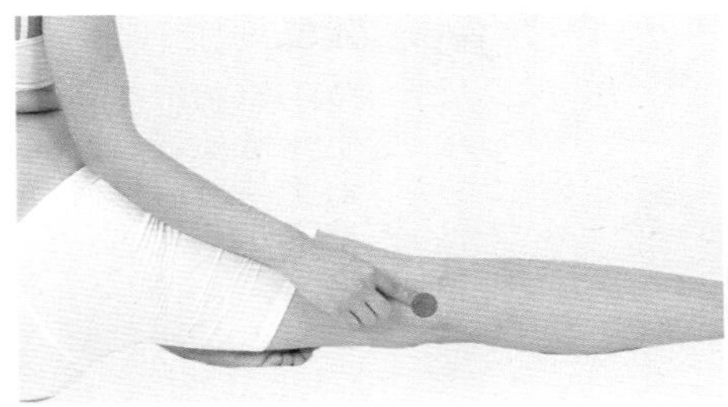

艾灸时间

5分钟

定位 | 位于腘横纹中点，当股二头肌腱与半腱肌肌腱的中间。

艾灸方法 | 点燃艾灸盒放于委中穴上灸治，至皮肤潮红发热为宜。

阳陵泉「健脾渗湿、益肾固精」

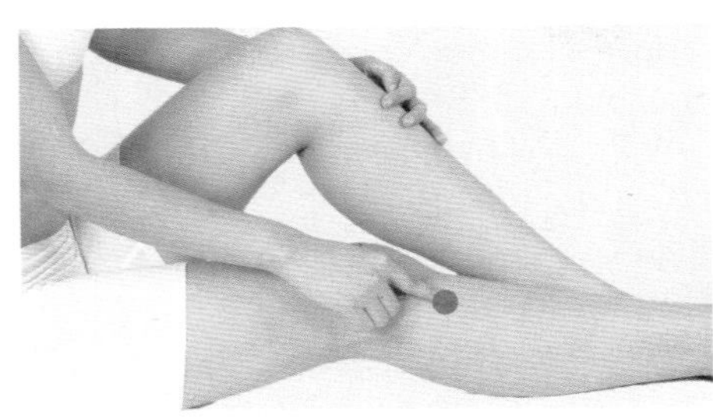

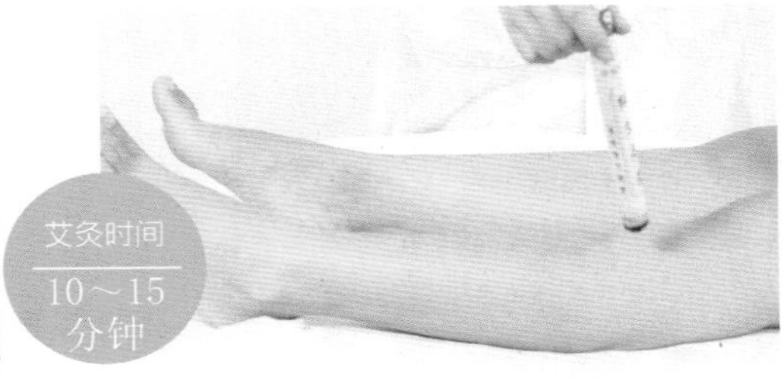

定位 | 位于小腿外侧，当腓骨小头前下方凹陷处。

艾灸方法 | 用艾条悬灸法灸治阳陵泉穴。对侧以同样的方法操作。

足三里「调理脾胃、补中益气」

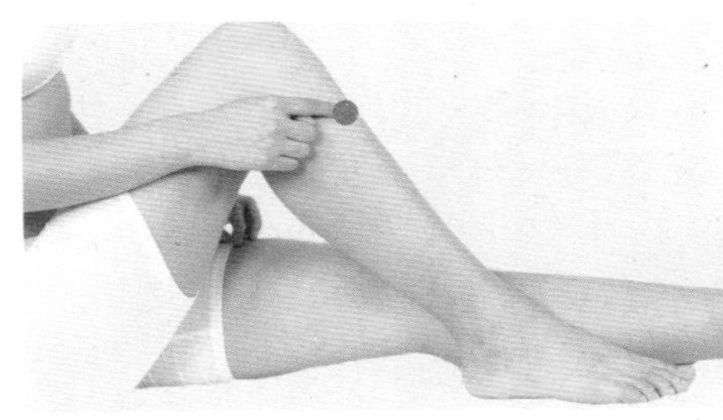

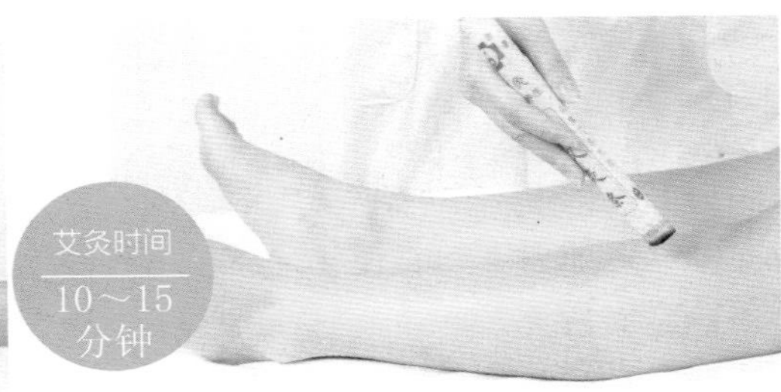

定位 | 位于小腿前外侧，当犊鼻下3寸，距胫骨前缘一横指（中指）。

艾灸方法 | 用艾条温和灸法灸治足三里穴。对侧以同样的方法操作。

网球肘

骨伤科

艾灸方法

临床症状：网球肘又称肱骨外上髁炎，是指手肘外侧肌腱疼痛发炎。本病发病慢，其主要临床表现有肘关节外侧部疼痛、手臂无力、酸胀不适，如握物、拧毛巾、端水瓶等时疼痛会加重，休息时无明显症状。

基础治疗：肩髃、曲池、手三里、肘髎、合谷。

随症加穴：肘痛，加灸尺泽；心悸怔忡，加灸内关。

肩髃「通经活络」

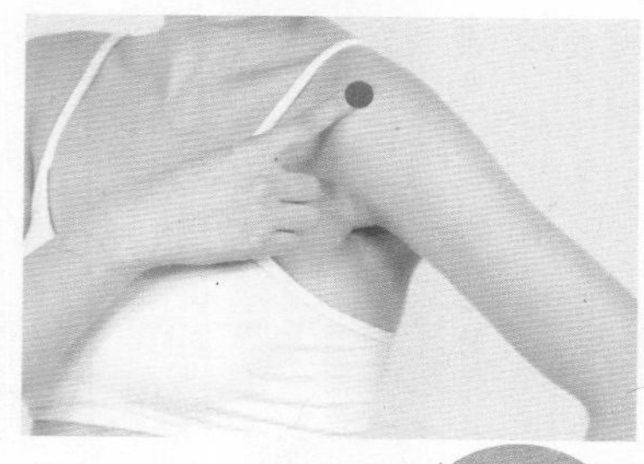

定位

位于肩部，三角肌上，臂外展，或向前平伸时，当肩峰前下方凹陷处。

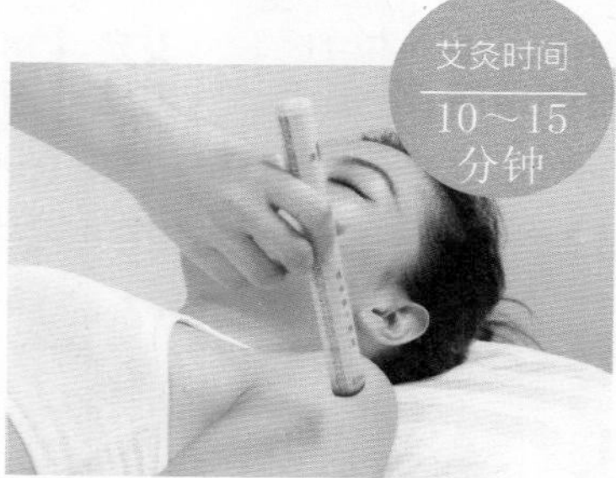

艾灸方法

用艾条悬灸法灸治肩髃穴。对侧以同样的方法操作。

曲池「清热和营、降逆活络」

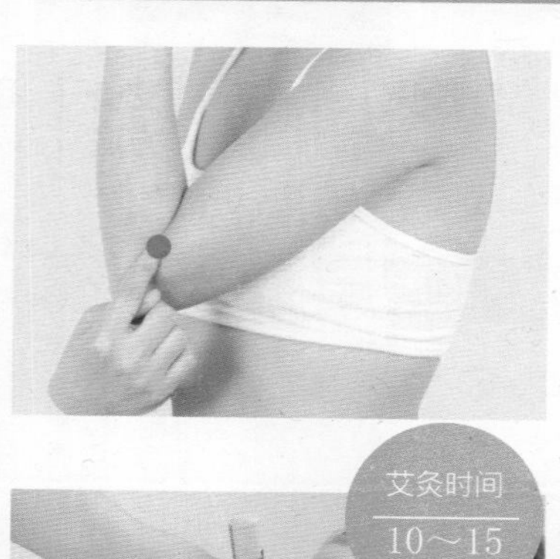

定位

位于肘横纹外侧端，屈肘，当尺泽与肱骨外上髁连线中点。

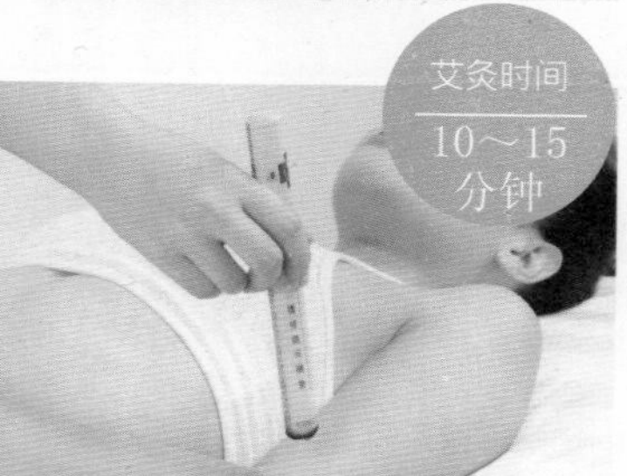

艾灸方法

用艾条悬灸法灸治曲池穴。对侧以同样的方法操作。

手三里「通经活络、清热明目」

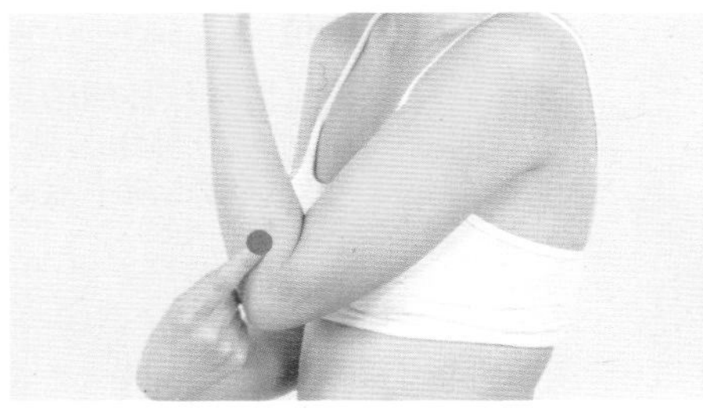

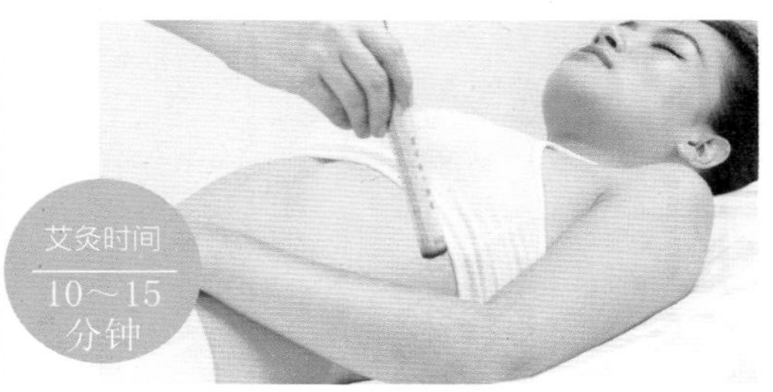

定位 位于前臂背面桡侧，当阳溪与曲池连线上，肘横纹下 2 寸。

艾灸方法 用艾条悬灸法灸治手三里穴。对侧以同样的方法操作。

肘髎「舒经活络」

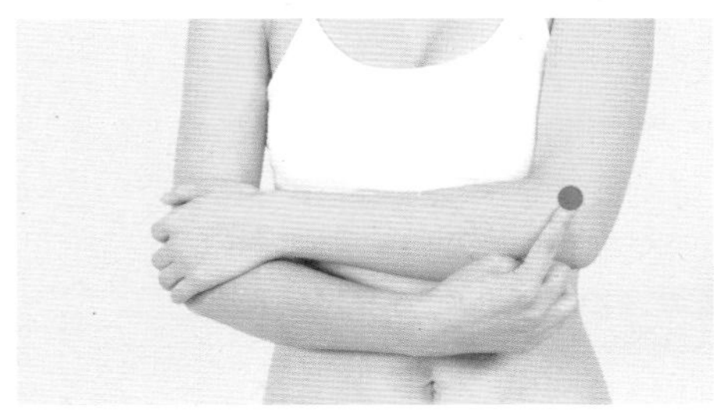

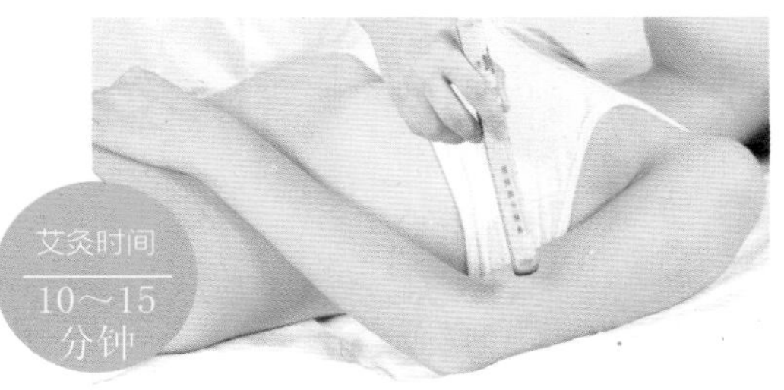

定位 位于臂外侧，屈肘，曲池上方 1 寸，当肱骨边缘处。

艾灸方法 用艾条悬灸法灸治肘髎穴。对侧以同样的方法操作。

合谷「镇静止痛、通经活络」

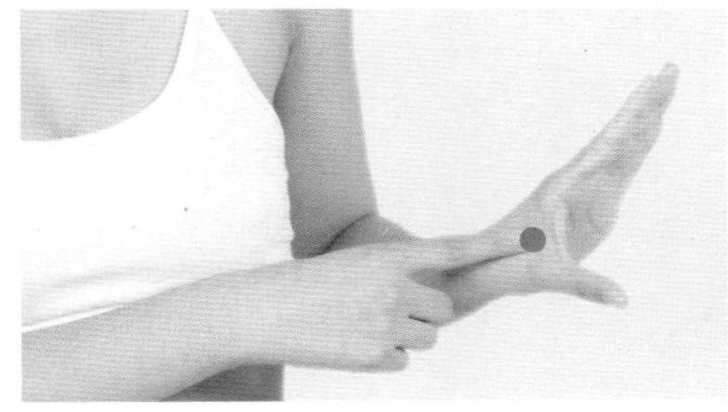

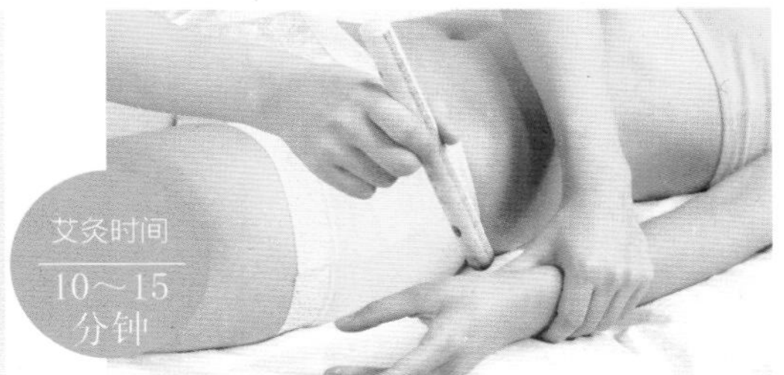

定位 位于手背，第一、二掌骨间，当第二掌骨桡侧的中点处。

艾灸方法 用艾条回旋灸法灸治合谷穴。对侧以同样的方法操作。

风湿性关节炎

骨伤科

艾灸方法

临床症状：风湿性关节炎是一种急性或慢性结缔组织性炎症。多以急性发热及关节疼痛起病，以病变局部呈现红、肿、灼热为特征。

基础治疗：曲池、鹤顶、膝眼、足三里、梁丘。

随症加穴：关节红肿，加灸太冲；心烦失眠，加灸三阴交；头晕头痛，加灸太阳。

曲池 「清热和营、降逆活络」

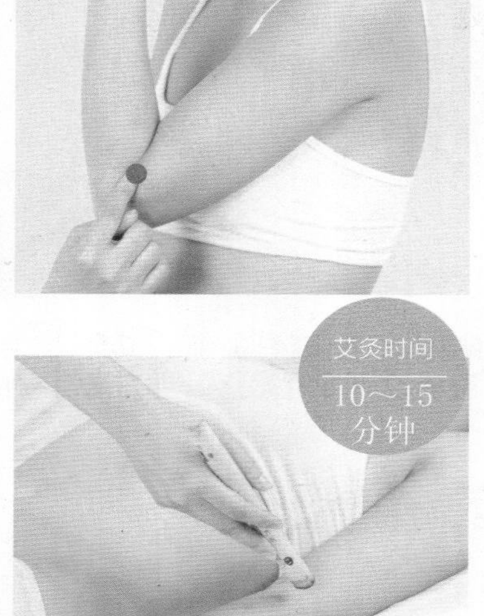

定位

位于肘横纹外侧端，屈肘，当尺泽与肱骨外上髁连线中点。

艾灸方法

用艾条温和灸法灸治曲池穴。对侧以同样的方法操作。

鹤顶 「祛风除湿、通络止痛」

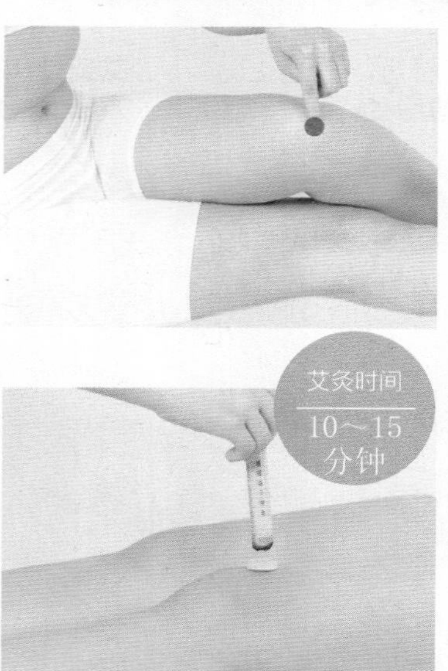

定位

位于膝上部，髌底的中点上方凹陷处。

艾灸方法

用艾条隔姜灸法灸治鹤顶穴。对侧以同样的方法操作。

膝眼「通经活络、消肿止痛」

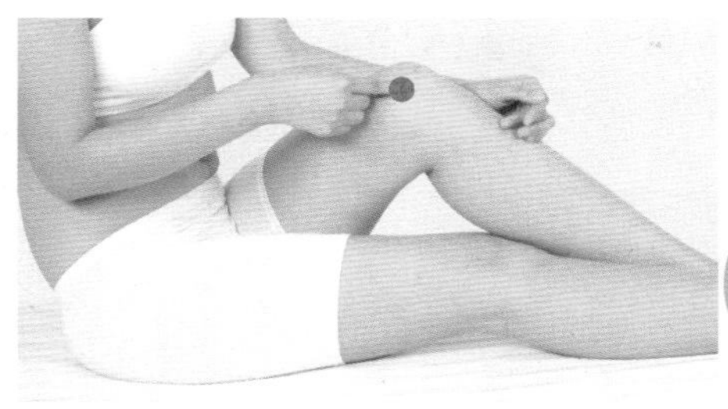

艾灸时间
10～15分钟

定位 位于膝部，髌骨下方与髌韧带内侧的凹陷中。

艾灸方法 用艾条回旋灸法灸治膝眼穴。对侧以同样的方法操作。

足三里「通经活络、补中益气」

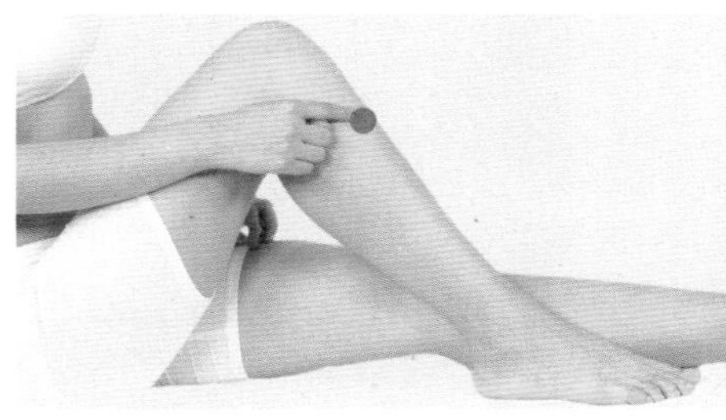

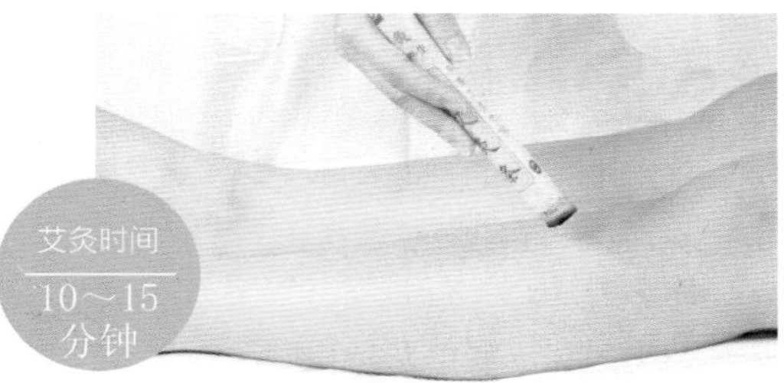

定位 位于小腿前外侧，当犊鼻下3寸，距胫骨前缘一横指（中指）。

艾灸方法 用艾条悬灸法灸治足三里穴。对侧以同样的方法操作。

梁丘「祛风化湿」

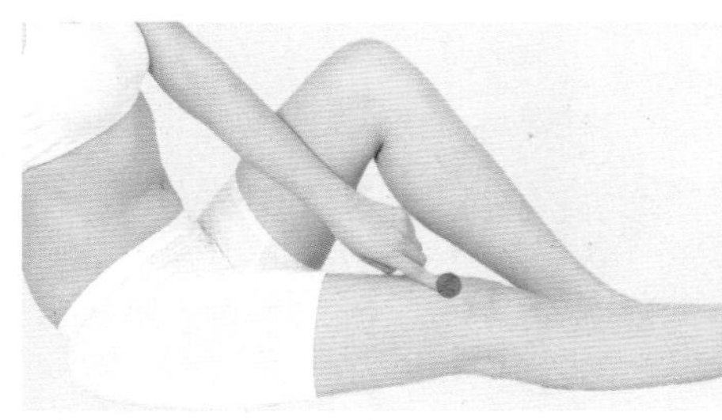

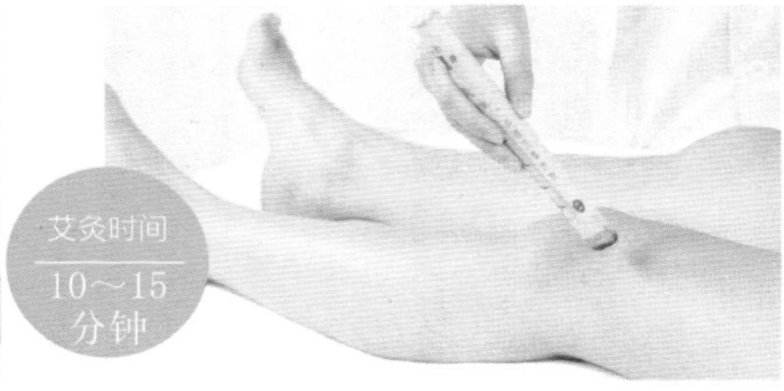

定位 位于大腿前面，当髂前上棘与髌底外侧端的连线上，髌底上2寸。

艾灸方法 用艾条回旋灸法灸治梁丘穴。对侧以同样的方法操作。

急性腰扭伤

骨伤科

艾灸方法

临床症状： 急性腰扭伤是由于腰部的肌肉、筋膜、韧带等部分软组织突然受到外力的作用过度牵拉所引起的急性损伤。伤后立即出现剧烈疼痛、腰部无力等症状，疼痛为持续性。

基础治疗： 肾俞、大肠俞。

随症加穴： 患处红肿，加灸阳陵泉；疼痛剧烈，加灸阿是穴；倦怠自汗，加灸关元。

肾俞「调肾气、强腰脊」

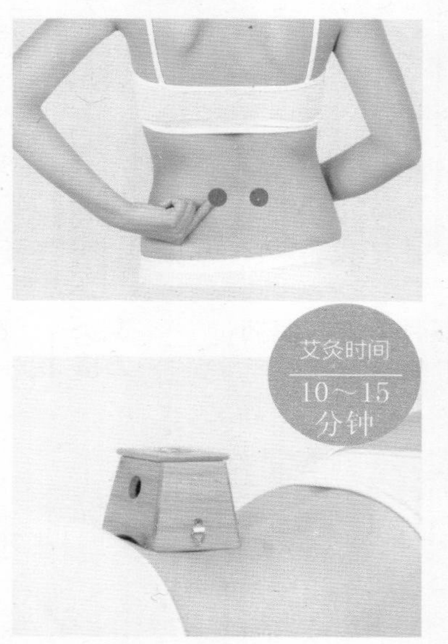

定位

位于腰部，当第二腰椎棘突下，旁开1.5寸。

艾灸方法

点燃艾灸盒放于肾俞穴上灸治，至皮肤潮红发热为宜。

大肠俞「理气降逆、调和肠胃」

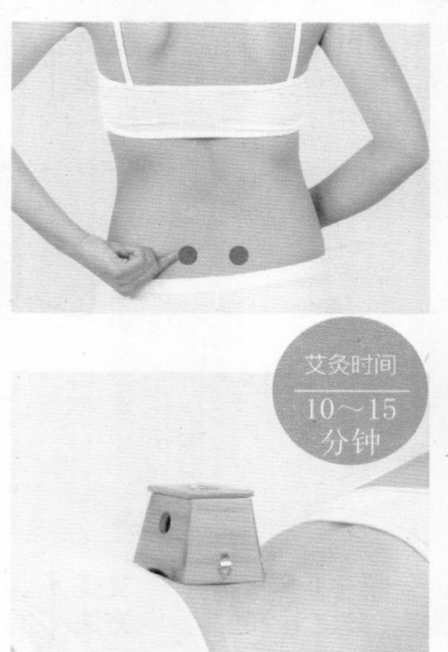

定位

位于腰部，当第四腰椎棘突下，旁开1.5寸。

艾灸方法

点燃艾灸盒放于大肠俞穴上灸治，至皮肤潮红发热为宜。

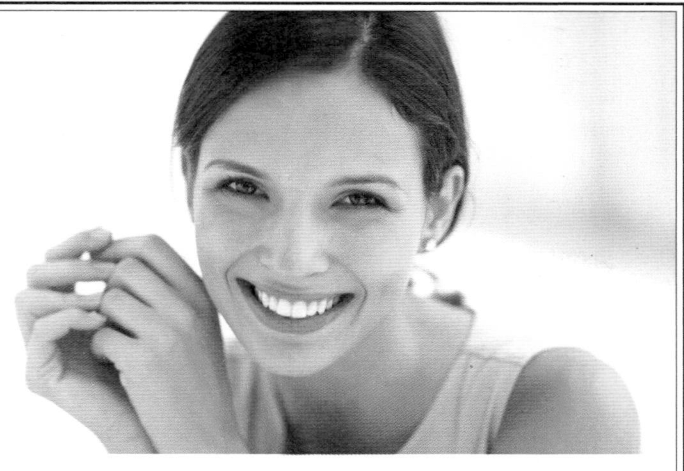

"灸"除五官疾病，轻松解决小烦恼

第10章

五官指的是耳、喉、眼、鼻、口五个人体器官。五官受到损伤会严重影响到我们的日常生活，对人体有很大的伤害。五官疾病多是由于日常生活的不良习惯，平常的卫生清洁不到位，还有环境、气候的改变等引起。五官有病变时，会影响到其他组织和器官的功能和代谢，会相应出现头痛、头晕、记忆力下降、耳聋、耳鸣、鼻出血、口腔异味等症状。艾灸能刺激穴位，可以调畅气机、活血化瘀、通窍，对五官科疾病有治疗作用。

鼻炎

五官科

艾灸方法

临床症状：鼻炎是五官科最常见的疾病之一，一般可分为急性鼻炎及过敏性鼻炎等。急性鼻炎俗称『伤风』『感冒』，多为急性呼吸道感染并发症，以鼻塞、流涕、喷嚏为主要症状。

基础治疗：上星、曲差、风府、迎香、人中。

随症加穴：鼻塞流涕，加灸风池；鼻部瘙痒，加灸血海；鼻黏膜出血，加灸膈俞。

上星「醒神清脑、升阳益气」

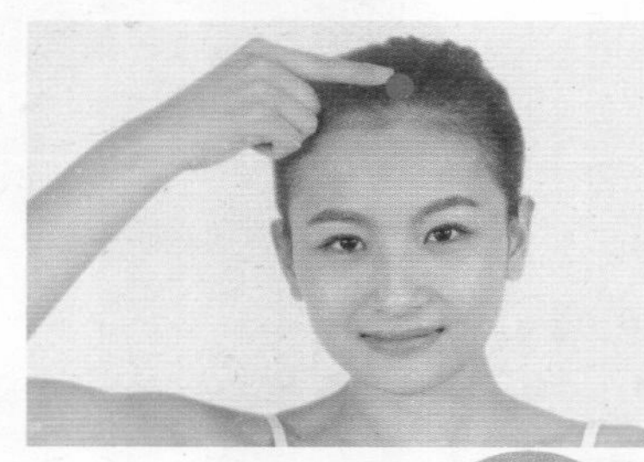

定位

位于头部，当前发际正中直上1寸。

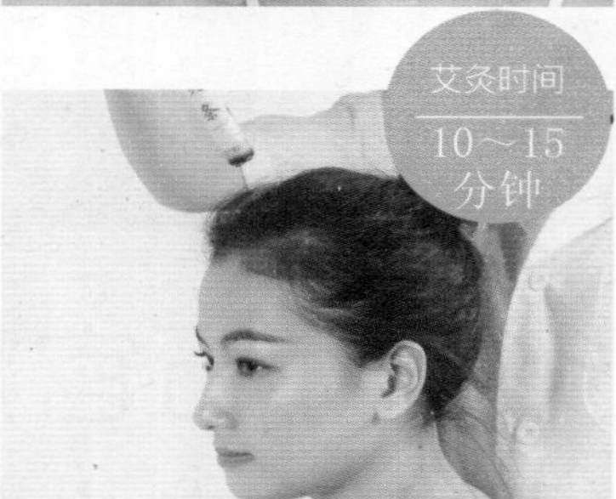

艾灸方法

用艾条回旋灸法灸治上星穴，至皮肤有灼热感为宜。

曲差「平肝熄风、安神利窍」

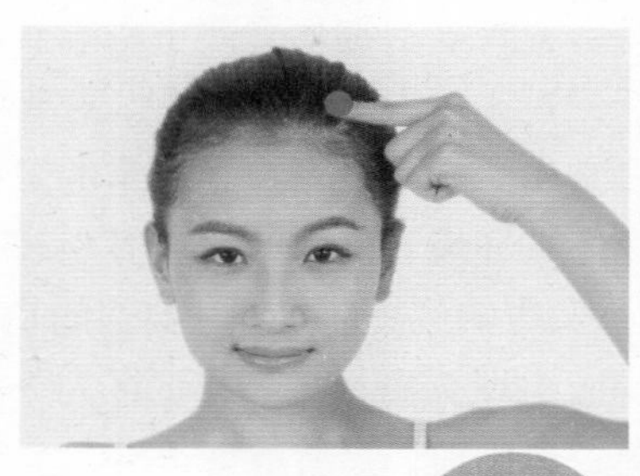

定位

位于头部，当前发际正中直上0.5寸，旁开1.5寸。

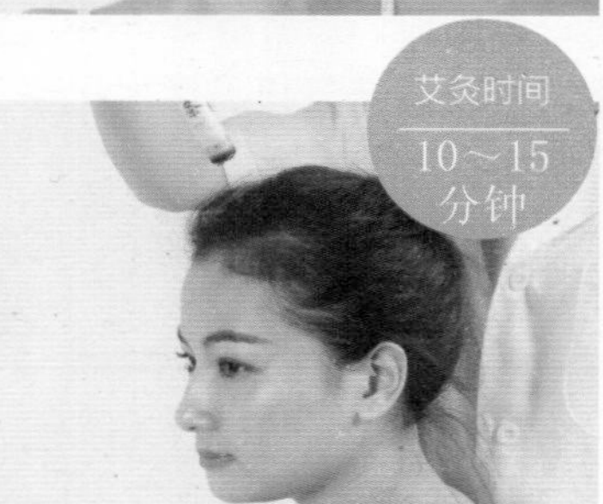

艾灸方法

用艾条回旋灸法灸治曲差穴，至皮肤有灼热感为宜。

风府「疏风通络、理气解郁」

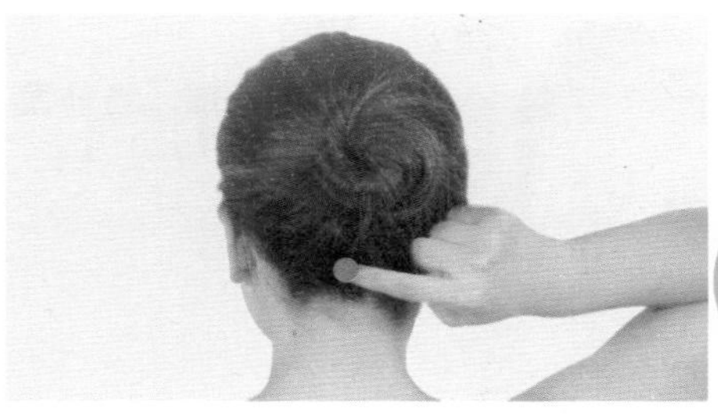

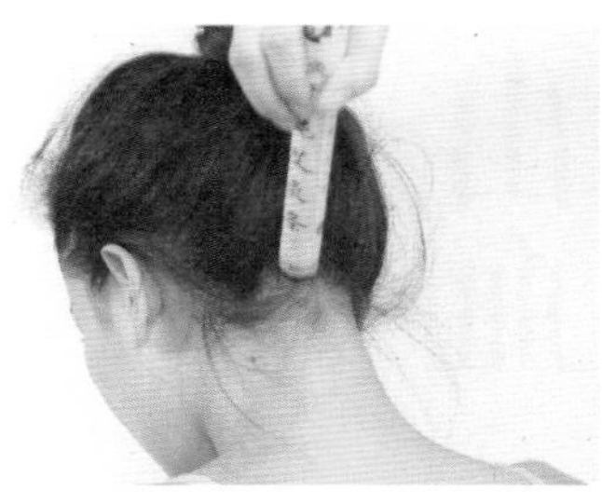

艾灸时间 10～15分钟

定位 位于后发际正中直上1寸，枕外隆凸直下，两侧斜方肌之间凹陷中。

艾灸方法 用艾条回旋灸法灸治风府穴，至皮肤潮红发热为宜。

迎香「祛风通窍、理气止痛」

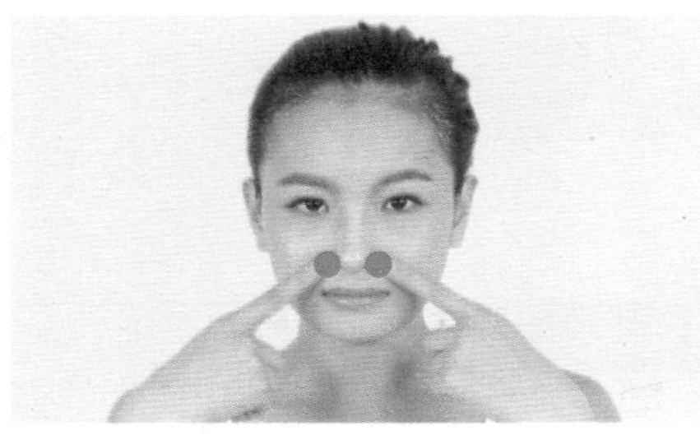

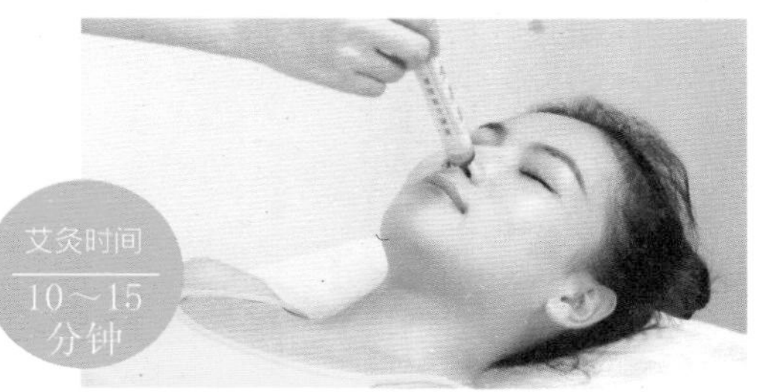

艾灸时间 10～15分钟

定位 位于鼻翼外缘中点旁，当鼻唇沟中。

艾灸方法 用艾条回旋灸法灸治迎香穴，至皮肤潮红发热为宜。

人中「通经活络」

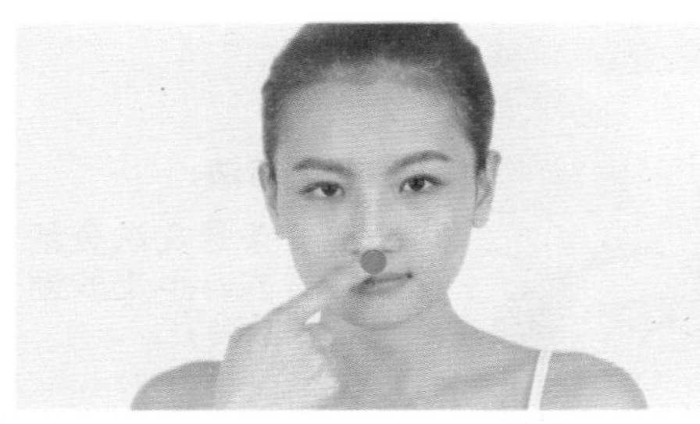

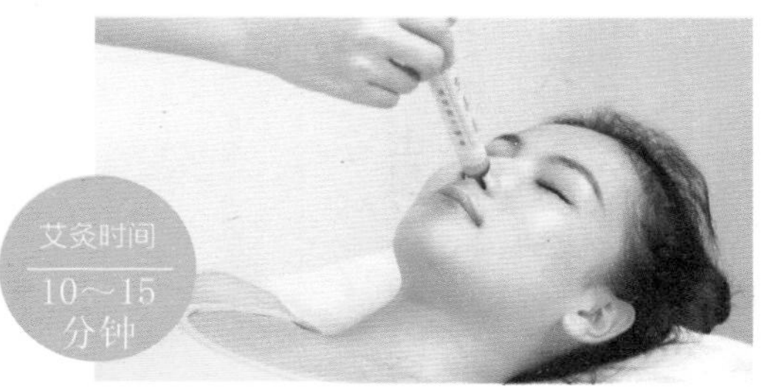

艾灸时间 10～15分钟

定位 位于面部，当人中沟的上三分之一与中三分之一交点处。

艾灸方法 用艾条回旋灸法灸治人中穴，至皮肤潮红发热为宜。

鼻出血

五官科

艾灸方法

临床症状： 鼻出血是常见的临床症状之一。鼻腔黏膜中的微细血管分布很密，很敏感且脆弱，容易破裂而致出血。引起偶尔流鼻血的原因有上火、脾气暴躁、心情焦虑，或被异物撞击、人为殴打等原因。

基础治疗： 上星、迎香、合谷、三阴交、涌泉。

随症加穴： 心烦易怒，加灸太冲；出血不止，加灸膈俞；头晕头痛，加灸百会。

上星 「醒神清脑、升阳益气」

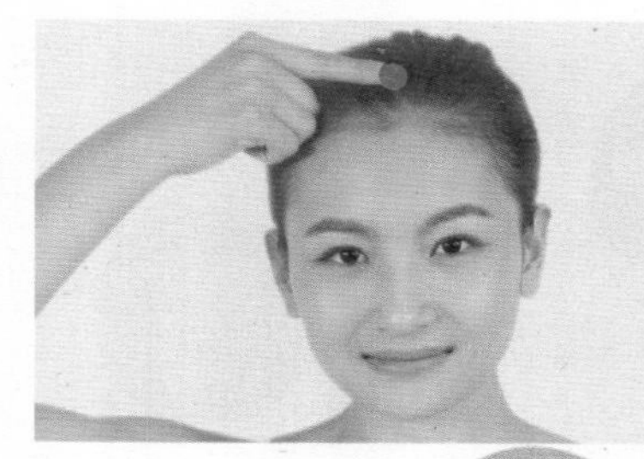

定位

位于头部，当前发际正中直上1寸。

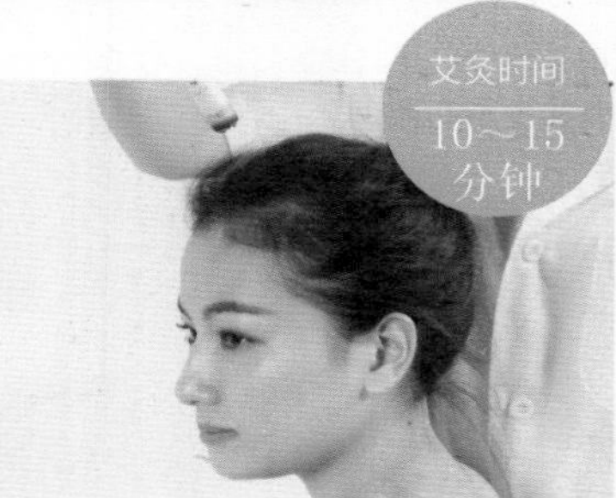

艾灸方法

用艾条悬灸法灸治上星穴，至皮肤潮红发热为宜。

迎香 「祛风通窍、理气止痛」

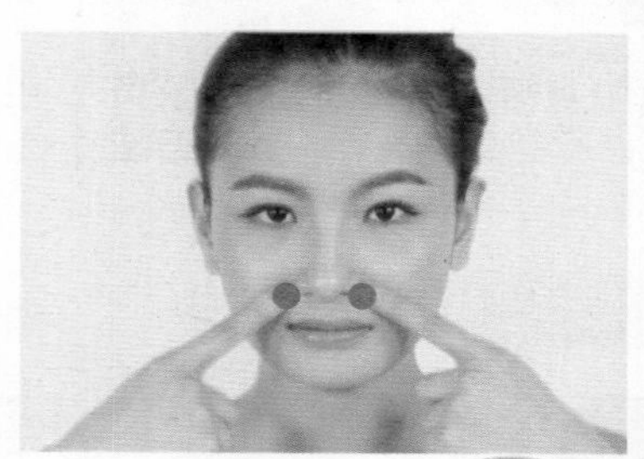

定位

位于鼻翼外缘中点旁，当鼻唇沟中间。

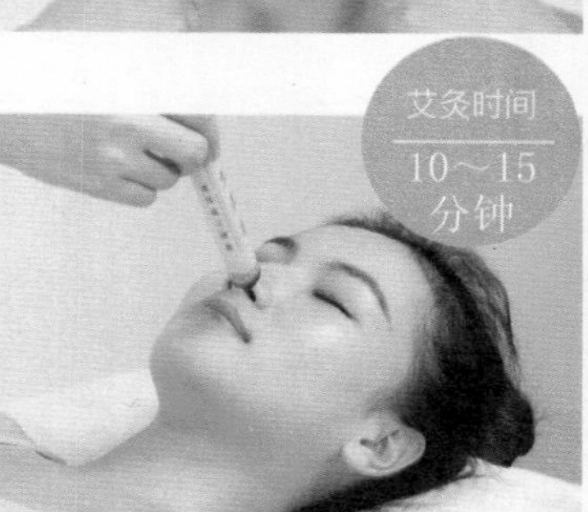

艾灸方法

用艾条悬灸法灸治迎香穴，至皮肤潮红发热为宜。

合谷「镇静止痛、通经活络」

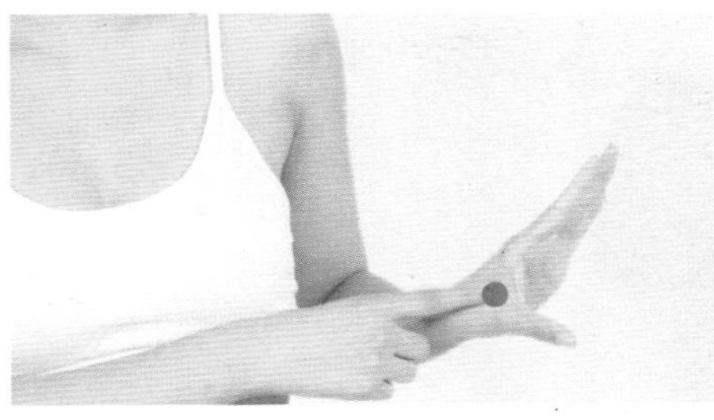

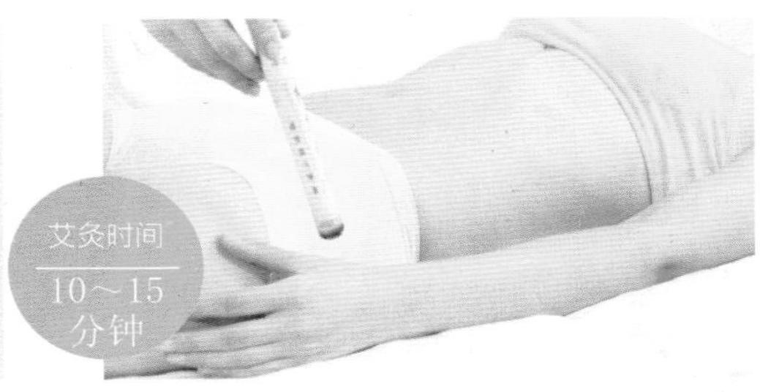

定位 | 位于手背，第一、二掌骨间，当第二掌骨桡侧的中点处。

艾灸方法 | 用艾条温和灸法灸治合谷穴。对侧以同样的方法操作。

三阴交「健脾利湿、兼调肝肾」

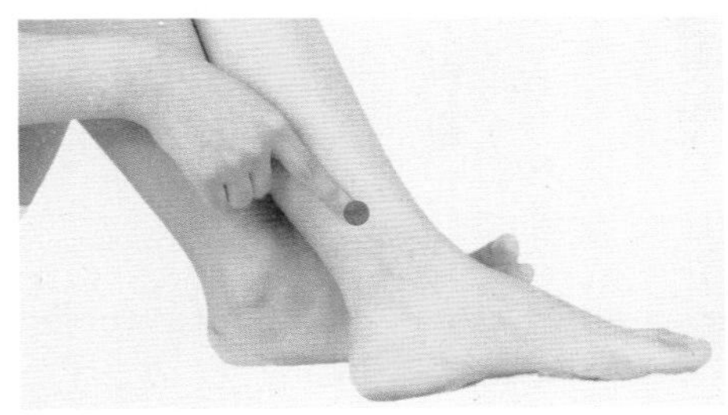

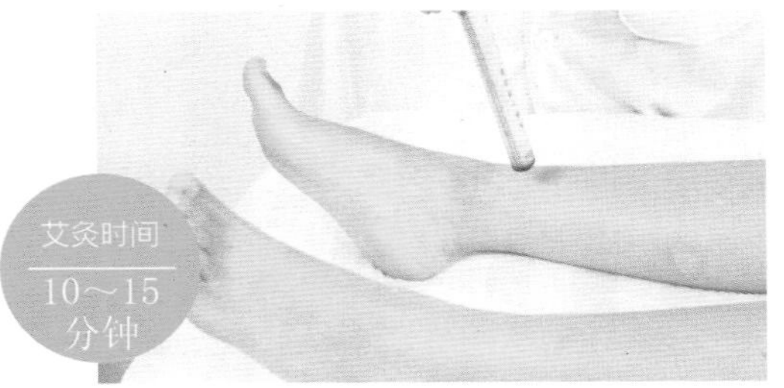

定位 | 位于小腿内侧，当足内踝尖上3寸，胫骨内侧缘后方。

艾灸方法 | 用艾条温和灸法灸治三阴交穴。对侧以同样的方法操作。

涌泉「平肝熄风、滋阴益肾」

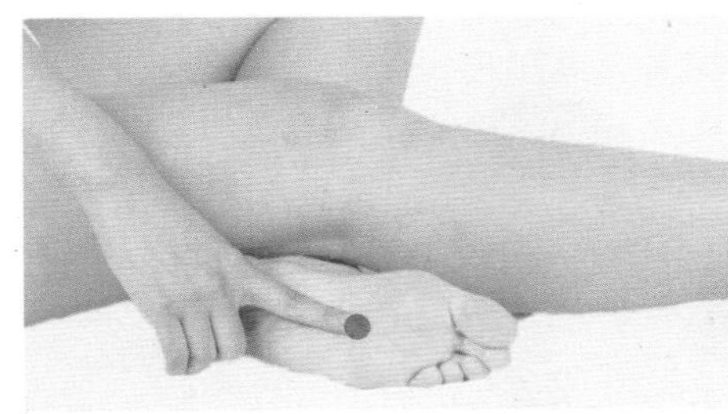

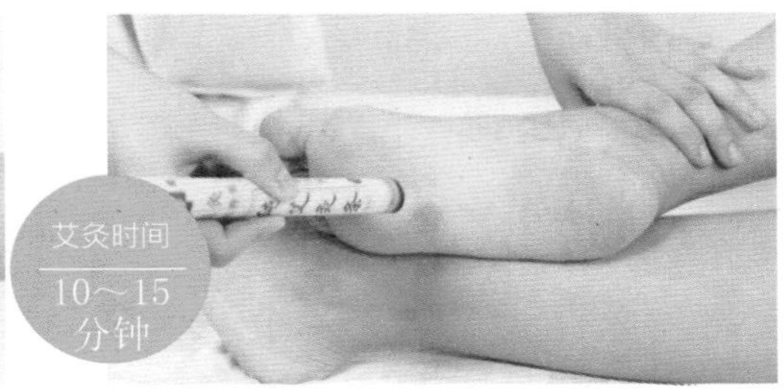

定位 | 位于足底二、三趾趾缝纹头端与足跟连线的前1/3与后2/3交点上。

艾灸方法 | 用艾条温和灸法灸治涌泉穴。对侧以同样的方法操作。

口腔溃疡

五官科

艾灸方法

临床症状：口腔溃疡又称『口疮』，是因不讲卫生或饮食不当，抑或因身体关系造成的舌尖或口腔黏膜产生发炎而导致进食不畅所致。常见症状有，在口腔内唇、舌、颊黏膜、齿龈、硬腭等处出现白色或淡黄色大小不等的溃烂点。

基础治疗：百会、神阙、足三里、太溪、太冲。

随症加穴：患处肿痛，加灸后溪；心烦不眠，加灸三阴交；食欲不振，加灸脾俞。

百会「平肝熄风」

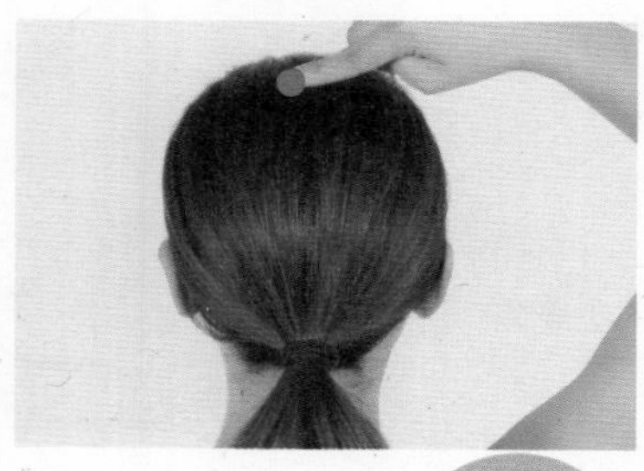

定位

位于头部，当前发际正中直上5寸，或两耳尖连线的中点处。

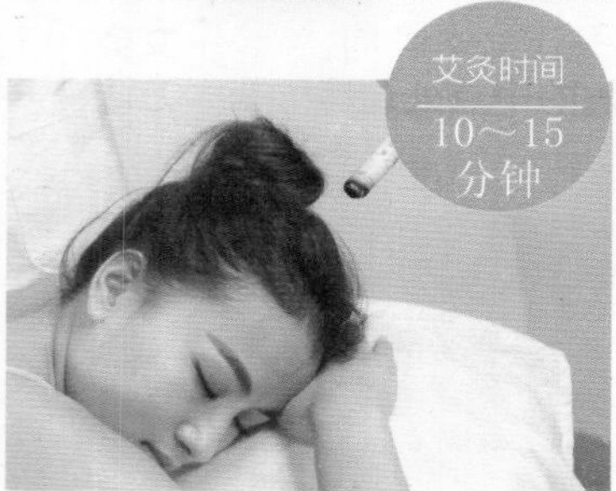

艾灸时间 10～15分钟

艾灸方法

用艾条温和灸法灸治百会穴。对侧以同样的方法操作。

神阙「健运脾胃、温阳固脱」

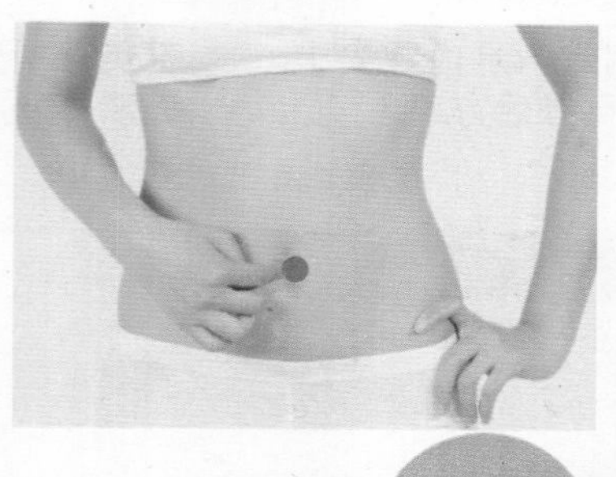

定位

位于腹中部，脐中央。

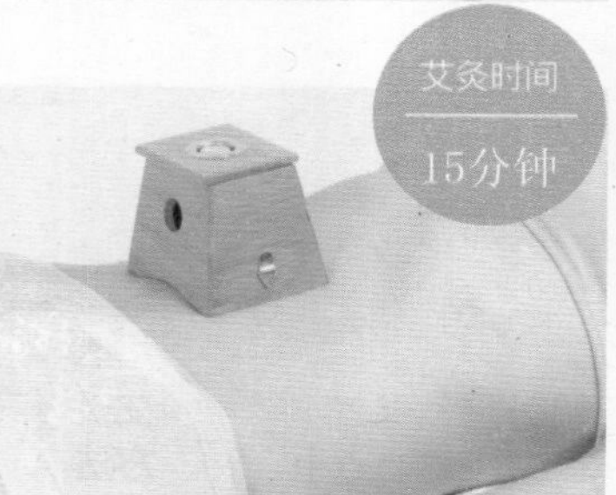

艾灸时间 15分钟

艾灸方法

点燃艾灸盒放于神阙穴上灸治，至皮肤潮红发热为宜。

足三里「调理脾胃、补中益气」

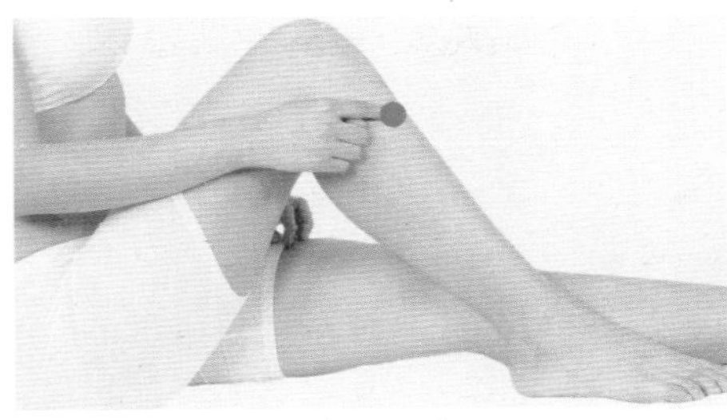

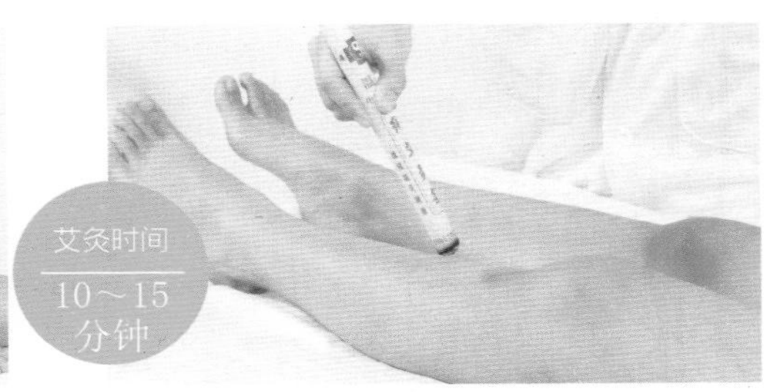

定位 | 位于小腿前外侧，当犊鼻下3寸，距胫骨前缘一横指（中指）。

艾灸方法 | 用艾条温和灸法灸治足三里穴。对侧以同样的方法操作。

太溪「壮阳强腰、滋阴益肾」

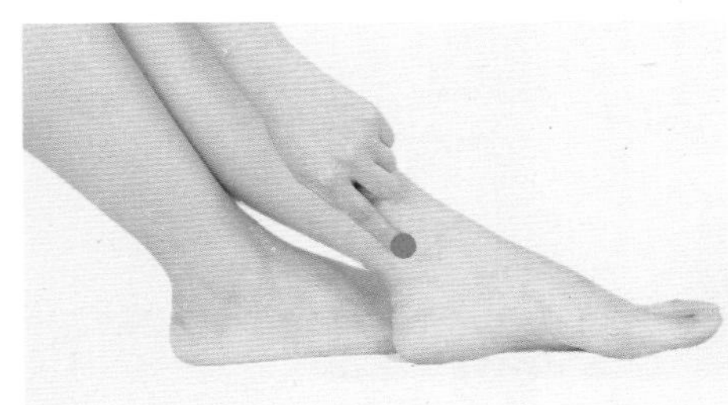

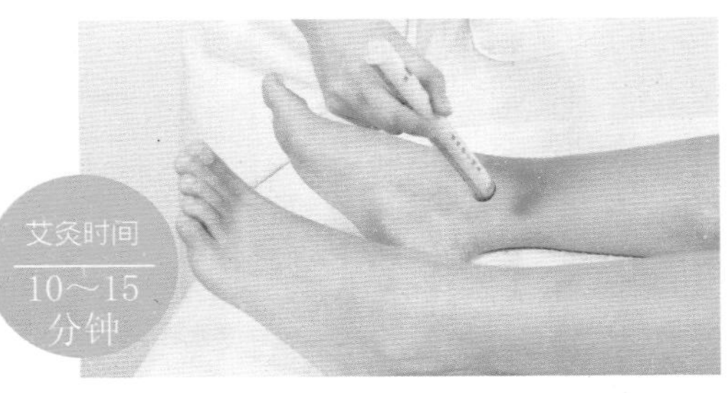

定位 | 位于足内侧，内踝后方，当内踝尖与跟腱之间的凹陷处。

艾灸方法 | 用艾条温和灸法灸治太溪穴。对侧以同样的方法操作。

太冲「平肝理血、清利下焦」

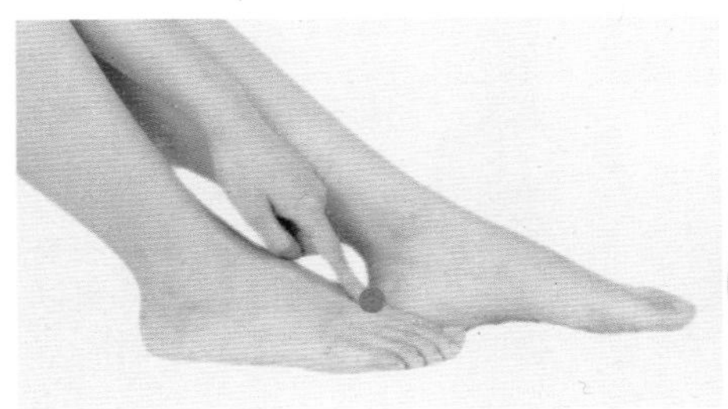

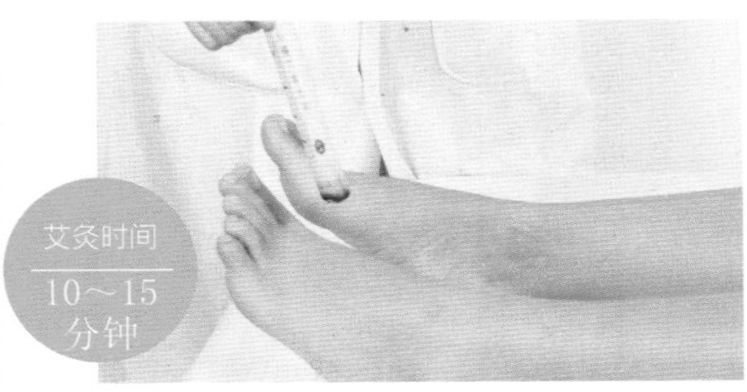

定位 | 位于足背侧，当第一趾骨间隙的后方凹陷处。

艾灸方法 | 用艾条温和灸法灸治太冲穴。对侧以同样的方法操作。

急性扁桃体炎

五官科

艾灸方法

临床症状：扁桃体位于扁桃体隐窝内，是人体呼吸道的第一道免疫器官。但它的免疫能力有限，当吸入的病原微生物数量较多或毒力较强的病原菌时，就会因受细菌感染而发炎，引起相应的症状。

基础治疗：合谷、列缺。

随症加穴：患处红肿，加灸膈俞；患处疼痛，加灸阿是穴；头晕头痛，加灸百会。

合谷「镇静止痛、通经活络」

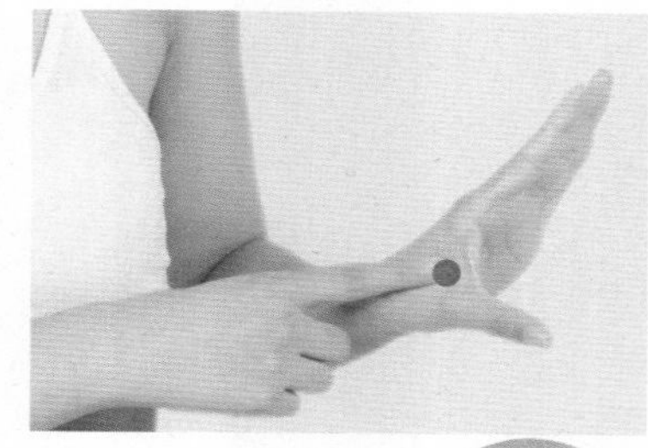

定位

位于手背，第一、二掌骨间，当第二掌骨桡侧的中点处。

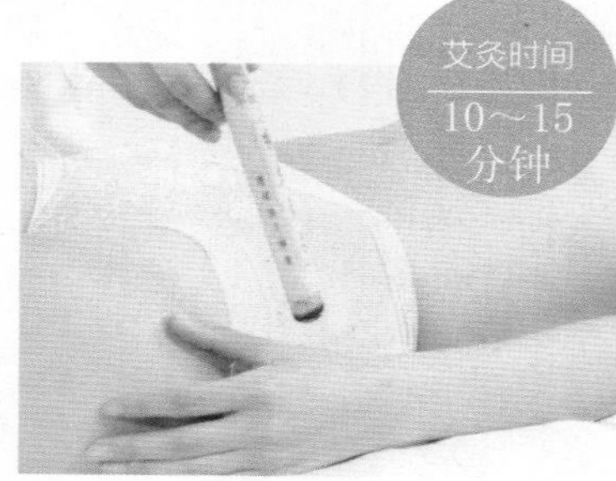

艾灸方法

用艾条回旋灸法灸治合谷穴。对侧以同样的方法操作。

列缺「宣肺理气、利咽宽胸」

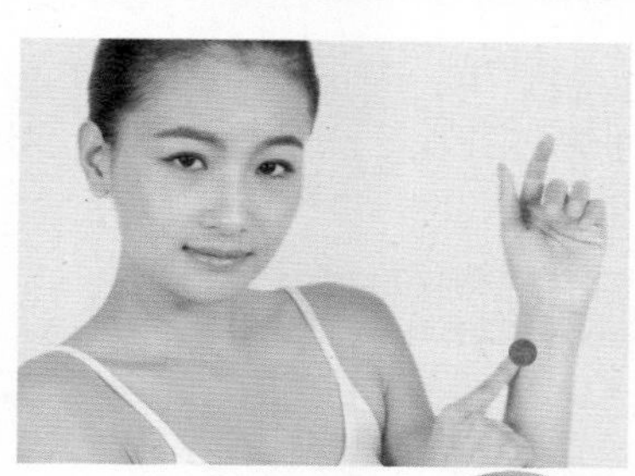

定位

位于前臂桡侧缘，桡骨茎突上方，腕横纹上1.5寸，当肱桡肌与拇长展肌腱之间。

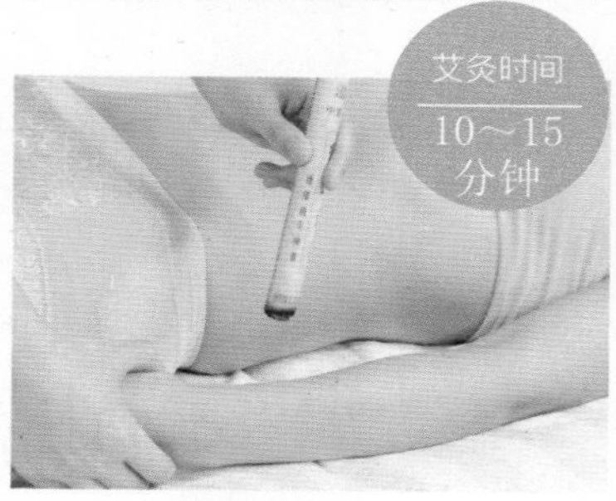

艾灸方法

用艾条回旋灸法灸治列缺穴。对侧以同样的方法操作。

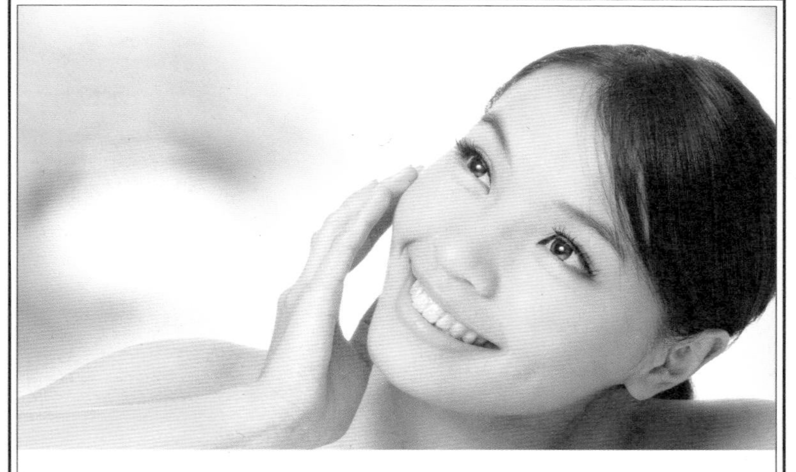

第11章 皮肤生病烦心事，艾灸治疗有奇效

皮肤病是有关皮肤的疾病，一般发病率比较高，且多较轻，常不影响健康，但是会比较影响到美观。皮肤具有屏障、感觉、调节体温、吸收、分泌和排泄等生理作用，对维护机体健康十分重要。皮肤病的发生多由皮肤感染或过敏性皮炎等引起，当患有皮肤病时，一般会出现瘙痒、风团、潮红斑、腹痛、恶心、呕吐、胸闷、呼吸困难等。日常生活中要避免接触过敏原，增强体质，注意皮肤的清洁和卫生干燥等。

痤疮

皮肤科

艾灸方法

临床症状：痤疮是美容皮肤科最常见的病症，又叫青春痘、粉刺、毛囊炎，多发于面部。痤疮的发生原因较复杂，与多种因素有关，如饮食结构不合理、精神紧张、内脏功能紊乱、某些微量元素缺乏、遗传因素、大便秘结等。

基础治疗：中脘、曲池、合谷、足三里、丰隆。

随症加穴：患处红肿，加灸血海；患处瘙痒，加灸膈俞；大便秘结，加灸太溪。

中脘「健脾化湿、促进消化」

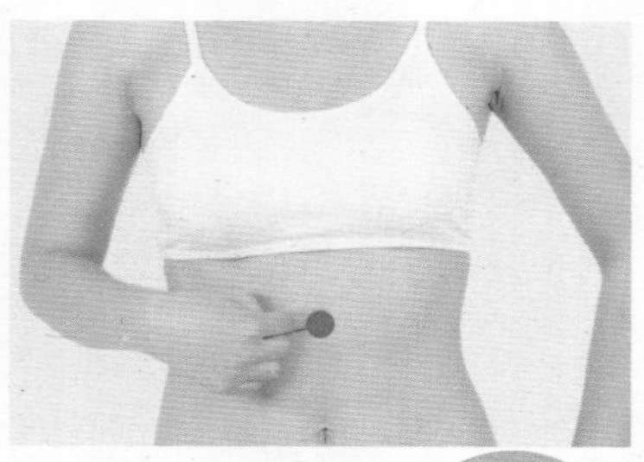

定位

位于上腹部，前正中线上，当脐中上4寸。

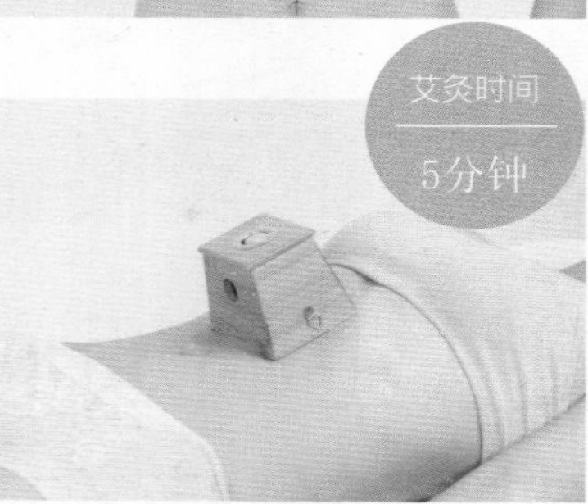

艾灸方法

点燃艾灸盒放于中脘穴上灸治，至皮肤潮红发热为宜。

曲池「清热和营、降逆活络」

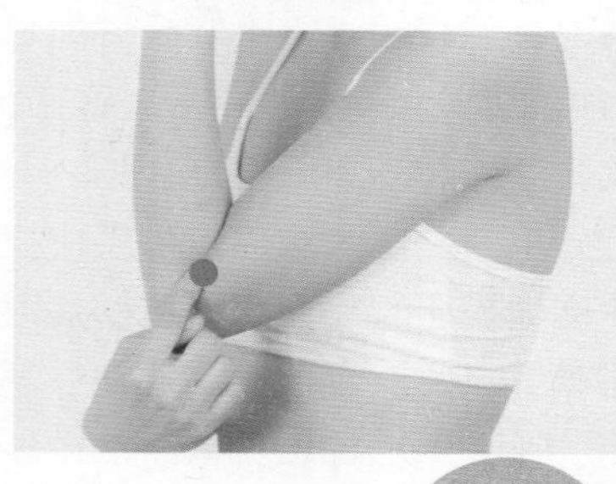

定位

位于肘横纹外侧端，屈肘，当尺泽与肱骨外上髁连线中点。

艾灸时间
10～15分钟

艾灸方法

用艾条回旋灸法灸治曲池穴。对侧以同样的方法操作。

合谷「镇静止痛、通经活络」

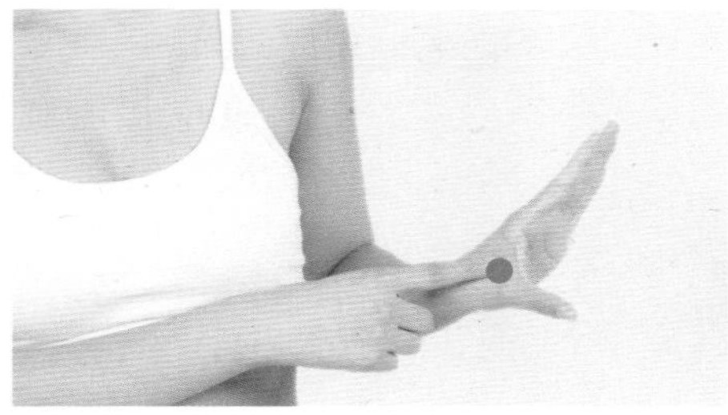

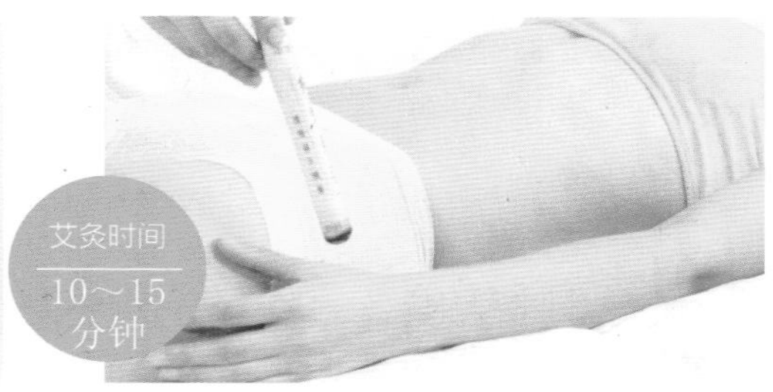

定位 | 位于手背，第一、二掌骨间，当第二掌骨桡侧的中点处。

艾灸方法 | 用艾条回旋灸法灸治合谷穴。对侧以同样的方法操作。

足三里「调理脾胃、补中益气」

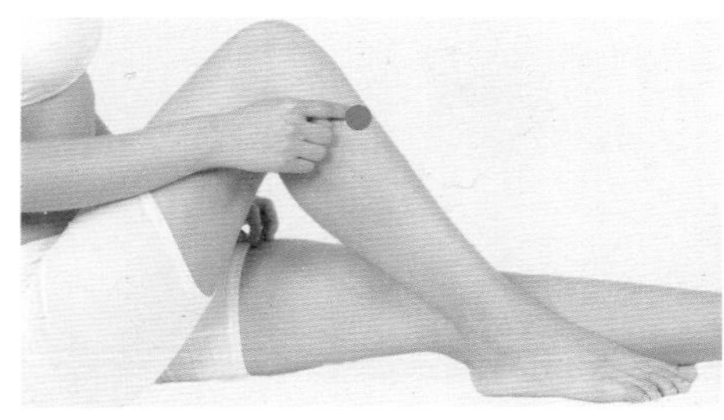

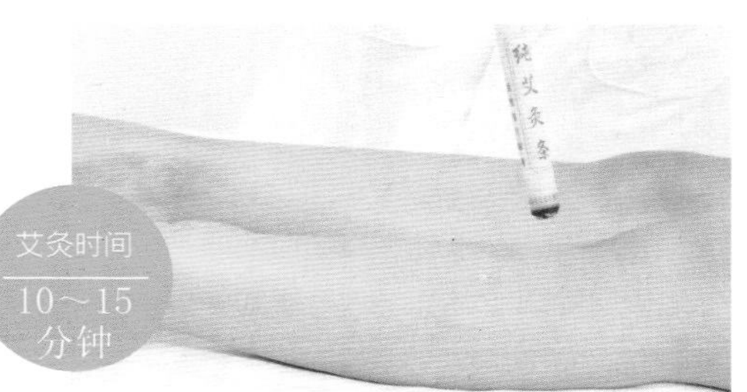

定位 | 位于小腿前外侧，当犊鼻下3寸，距胫骨前缘一横指（中指）。

艾灸方法 | 用艾条回旋灸法灸治足三里穴。对侧以同样的方法操作。

丰隆「健脾祛湿」

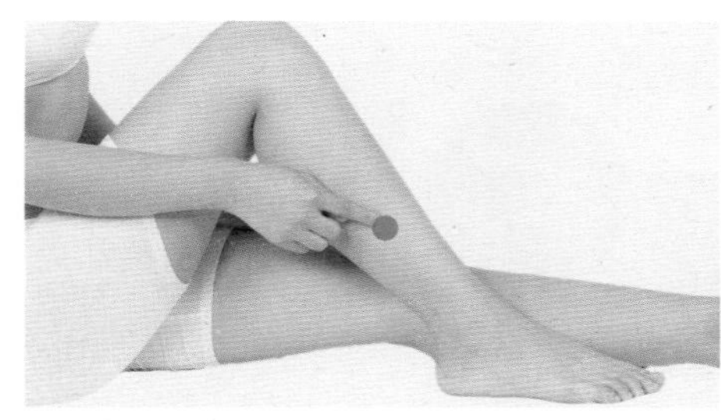

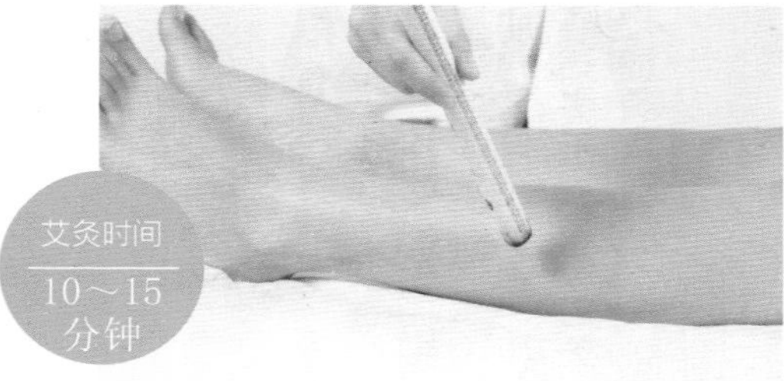

定位 | 位于小腿前外侧，当外踝尖上8寸，条口外，距胫骨前缘二横指。

艾灸方法 | 用艾条回旋灸法灸治丰隆穴。对侧以同样的方法操作。

黄褐斑

皮肤科

艾灸方法

临床症状：黄褐斑，又称『蝴蝶斑』『肝斑』，是指面部的黄褐色色素沉着。临床主要表现为颜面中部有对称性蝴蝶状的黄褐色斑片，边缘清楚。中医学认为，本病由肝气郁结，气血瘀滞，或肾阳虚寒等所致。

基础治疗：神阙、足三里。

随症加穴：月经不调，加灸三阴交；心烦失眠，加灸内关；心烦易怒，加灸太冲。

神阙「通经行气」

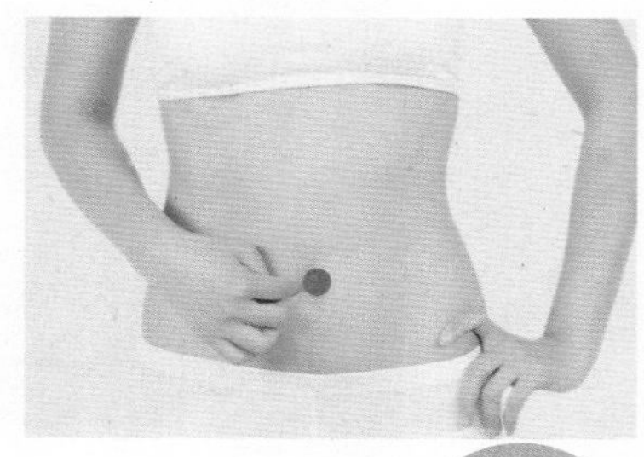

定位

位于腹中部，脐中央。

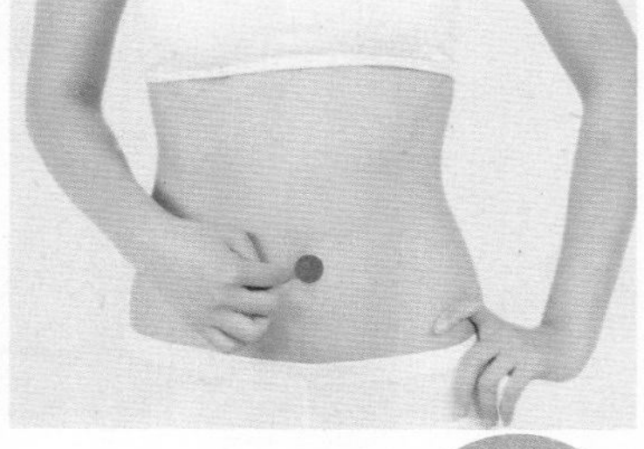

艾灸方法

用艾条隔姜灸法灸治神阙穴，至皮肤发热为宜。

足三里「调理脾胃、补中益气」

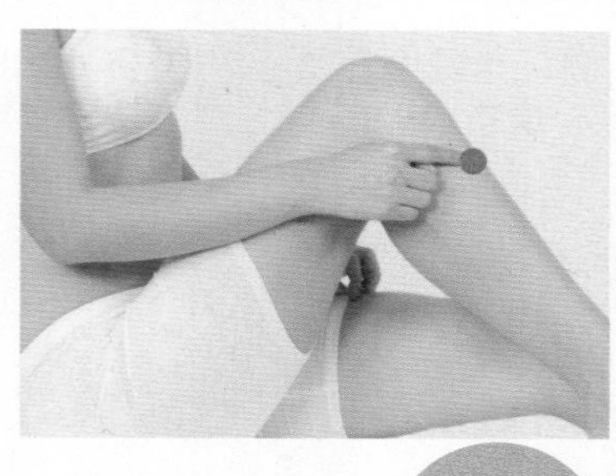

定位

位于小腿前外侧，当犊鼻下3寸，距胫骨前缘一横指。

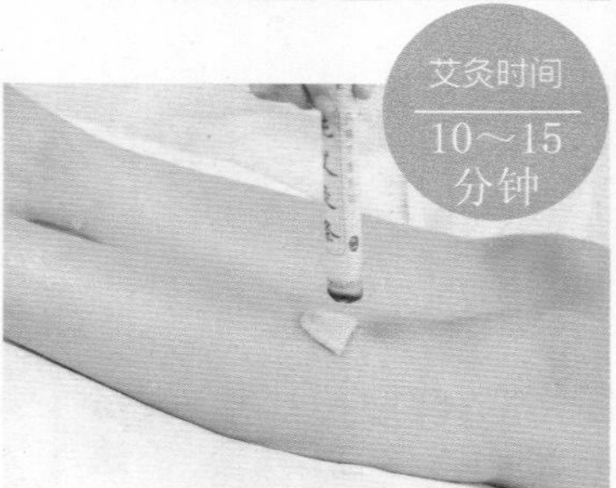

艾灸方法

用艾条隔姜灸法灸治足三里穴。对侧以同样的方法操作。

脚气

皮肤科

艾灸方法

临床症状：脚气俗称『香港脚』，是足部一种常见的感染性皮肤病，主要由真菌感染引起的，常见的主要致病菌是红色毛癣菌。好发于足趾部和趾间，皮肤癣菌感染也可延及到足跟及足背。

基础治疗：阳陵泉、足三里。

随症加穴：患处瘙痒，加灸膈俞；患处脱皮，加灸阴陵泉；食欲不振，加灸中脘。

阳陵泉「清热化湿、行血祛瘀」

定位

位于小腿外侧，当腓骨小头前下方凹陷处。

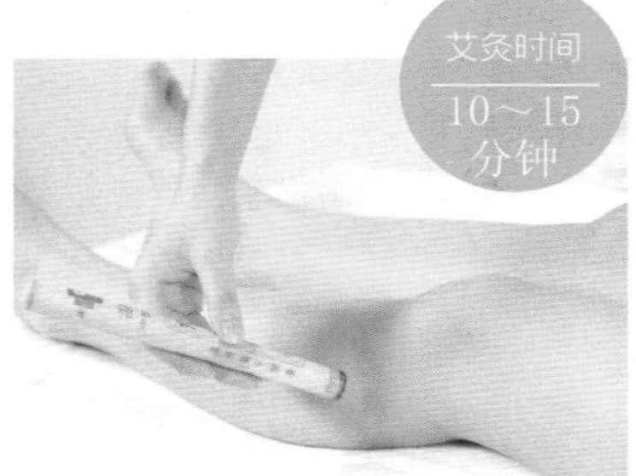

艾灸方法

用艾条回旋灸法灸治阳陵泉穴。对侧以同样的方法操作。

足三里「调理脾胃、补中益气」

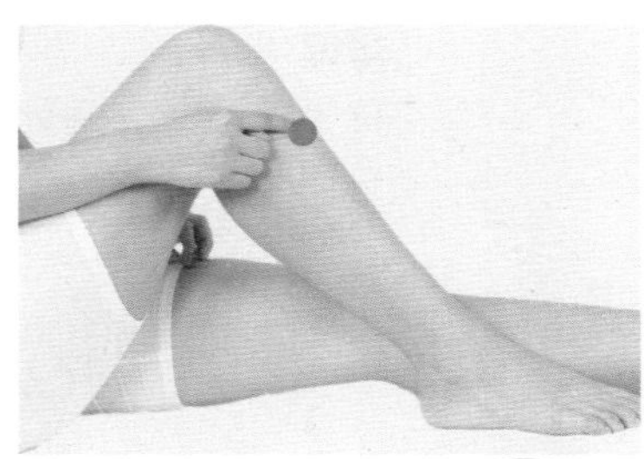

定位

位于小腿前外侧，当犊鼻下3寸，距胫骨前缘一横指。

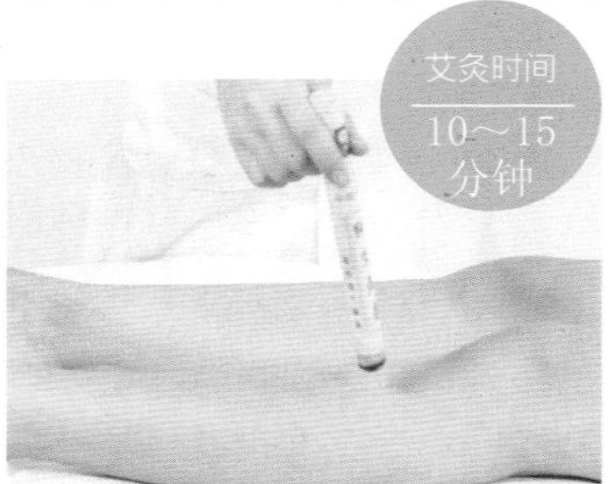

艾灸方法

用艾条回旋灸法灸治足三里穴。对侧以同样的方法操作。

丹毒

皮肤科

艾灸方法

临床症状：丹毒是一种累及真皮浅层淋巴管的皮肤病，主要致病菌为Aβ组溶血性链球菌。前期症状有突然发热、寒战、不适和恶心。数小时到1天后出现红斑，并进行性扩大，界限清楚。

基础治疗：曲池、合谷、阳陵泉、足三里、商丘。

随症加穴：发热，加灸大椎；患处红肿，加灸膈俞；心烦易怒，加灸太冲。

曲池「清热和营、降逆活络」

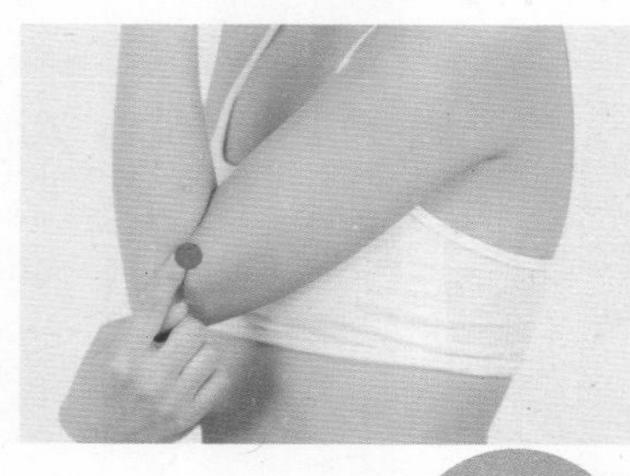

定位

屈肘，位于横纹头外端凹陷处，尺泽穴与肱骨外上髁连线之中点。

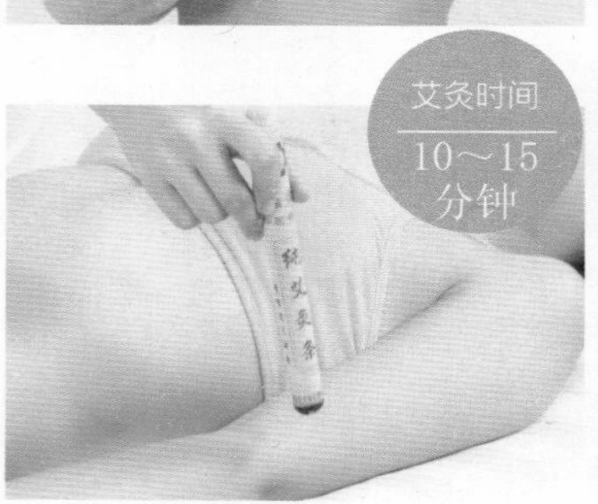

艾灸方法

用艾条悬灸法灸治曲池穴。对侧以同样的方法操作。

合谷「镇静止痛、通经活络」

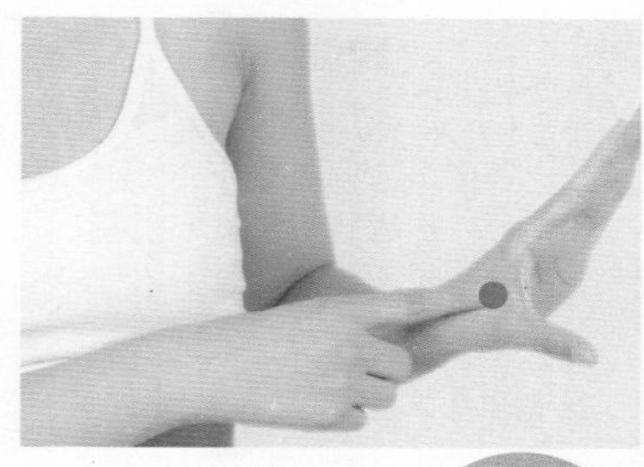

定位

位于第一、二掌骨之间，约当第二掌骨之中点。

艾灸时间
10～15
分钟

艾灸方法

用艾条悬灸法灸治合谷穴。对侧以同样的方法操作。

阳陵泉「清热化湿、行血祛瘀」

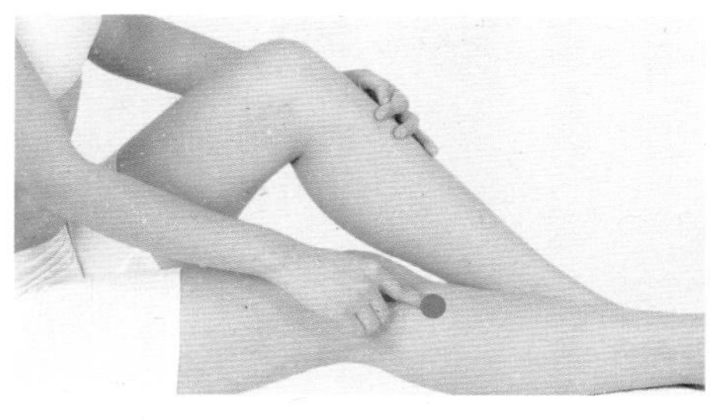

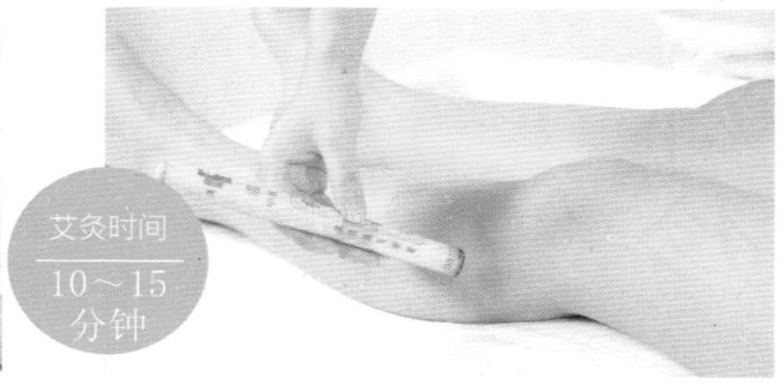

定位 | 位于小腿外侧，当腓骨头前下方凹陷处。

艾灸方法 | 用艾条悬灸法灸治阳陵泉穴。对侧以同样的方法操作。

足三里「调理脾胃、补中益气」

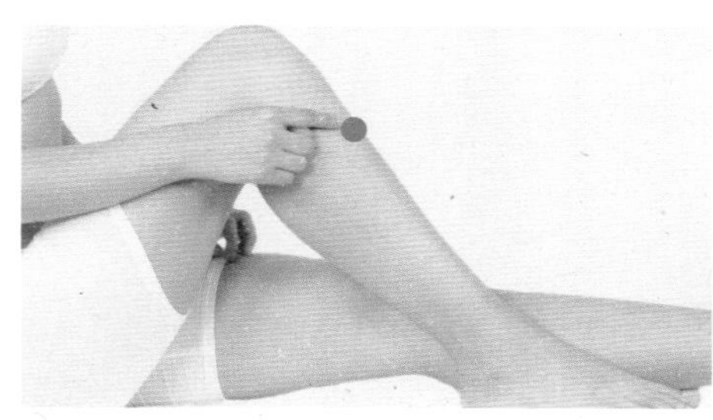

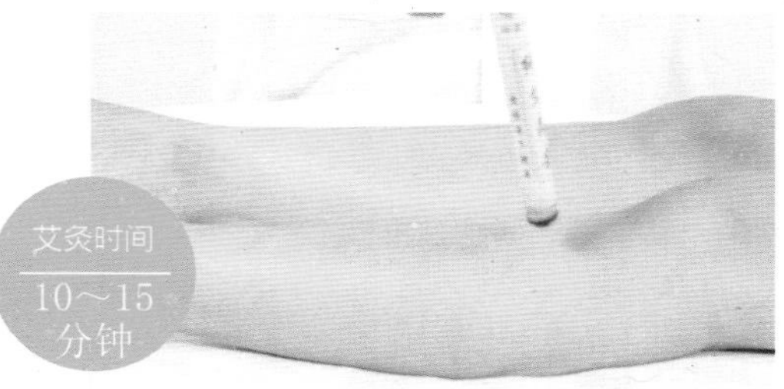

定位 | 位于外膝眼下 3 寸，距胫骨外侧约一横指处。

艾灸方法 | 用艾条悬灸法灸治足三里穴。对侧以同样的方法操作。

商丘「健脾化湿、肃降肺气」

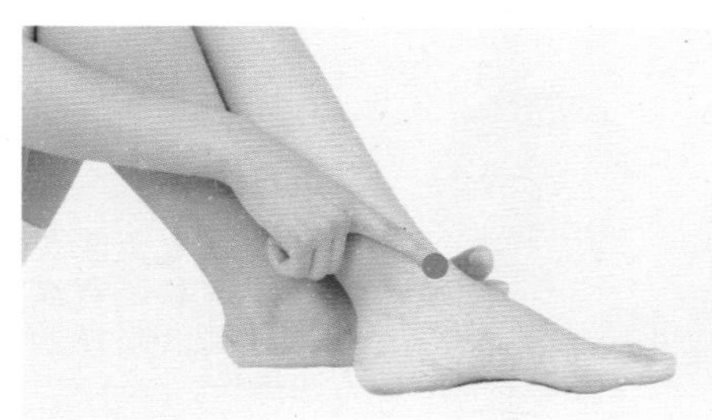

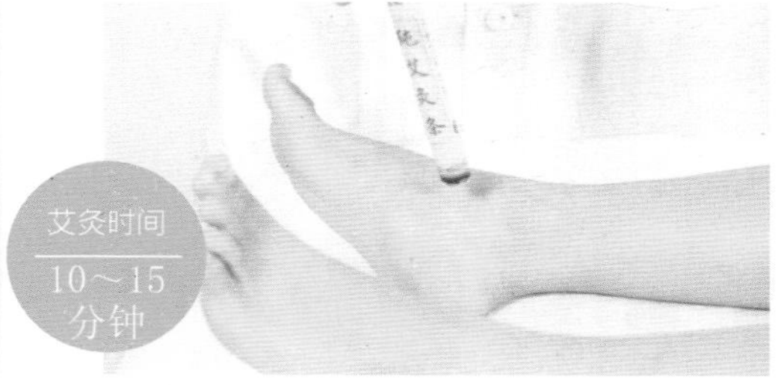

定位 | 位于内踝前下方凹陷中，当舟骨结节与内踝尖连线的中点处。

艾灸方法 | 用艾条悬灸法灸治商丘穴。对侧以同样的方法操作。

荨麻疹

皮肤科

艾灸方法

临床症状： 荨麻疹俗称风疹块，中医称『瘾疹』，是一种常见的变态反应性疾病。本病多突然发病，常因饮食、药物、肠道寄生虫、化学因素、精神因素及全身性疾患等引起发病。

基础治疗： 合谷、行间。

随症加穴： 患处瘙痒，加灸膈俞；发热，加灸大椎；食欲不振，加灸中脘。

合谷「镇静止痛、通经活经」

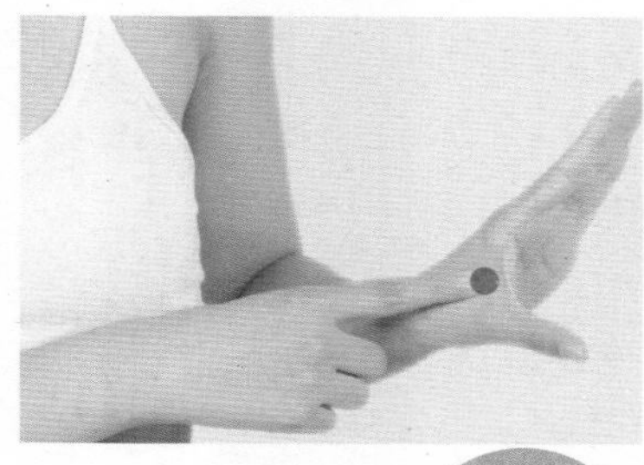

定位

位于手背，第一、二掌骨间，当第二掌骨桡侧的中点处。

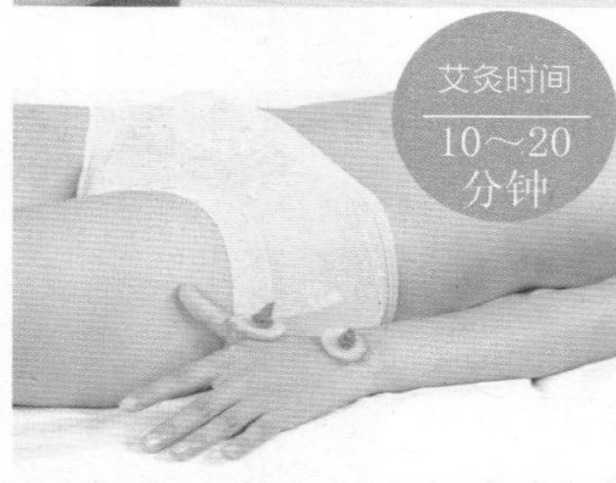

艾灸方法

用艾炷隔姜灸法灸治合谷穴和手腕部。对侧以同样的方法操作。

行间「清热熄风、调经止痛」

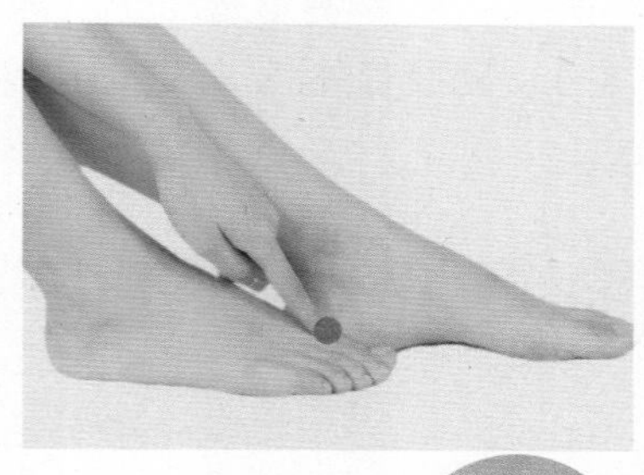

定位

位于足背侧，当第一、二趾间，趾蹼缘的后方赤白肉际处。

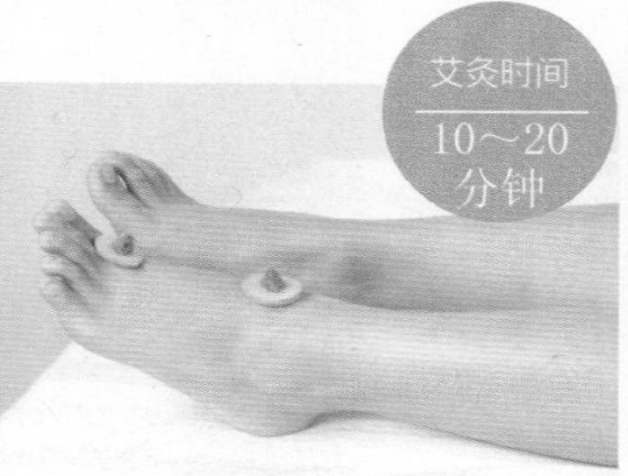

艾灸方法

用艾炷隔姜灸法灸治行间穴和足背高点。对侧以同样的方法操作。

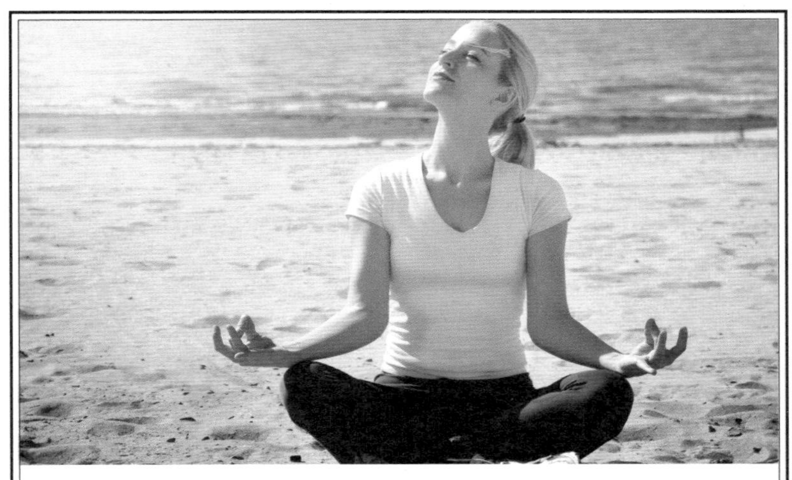

未病先防，日常保健养生方

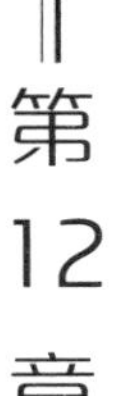

第12章

古人把人体内脏分为五脏六腑，五脏即心、肝、脾、肺、肾，六腑即胃、胆、三焦、膀胱、大肠、小肠。唐代韩愈《后序》：“人之将死，其脏腑必有先受其病者。” 可见脏腑健康影响着人体的健康，做好脏腑的保健，可以起到防病治未病的作用。艾灸舒经活络，对整个身体的调理有一定的作用，采用不同的艾灸疗法，不仅可以防病保健康，还可以起到美容养颜、延年益寿、安心养神等养生的作用。

健脾养胃

保健艾灸方法

临床症状：现代社会工作和生活节奏加快，压力大，人们饮食不规律，常常暴饮暴食，导致各种胃部疾病的发作，而这些因素也会造成『脾虚』，出现胃胀痛、食欲差、便溏、疲倦乏力等症状。

基础调养：中脘、脾俞。

随症加穴：食积腹痛，加灸足三里；食欲不振，加灸胃俞；腹痛胀满，加灸建里。

中脘「健脾化湿、促消化」

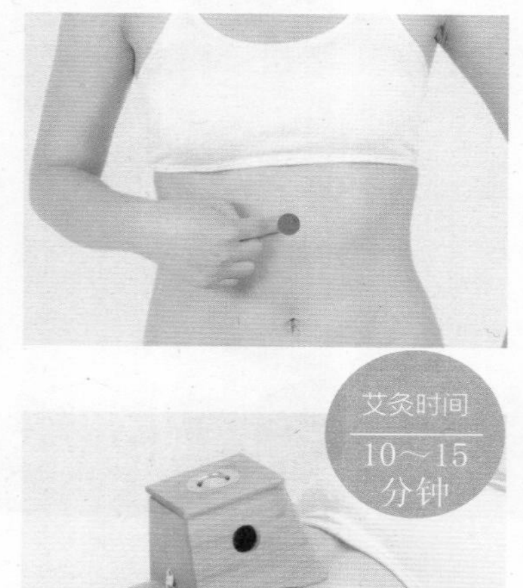

定位

位于上腹部，前正中线上，当脐中上4寸。

艾灸方法

点燃艾灸盒灸治中脘穴，至局部皮肤潮红为止。

脾俞「健脾和胃、利湿升清」

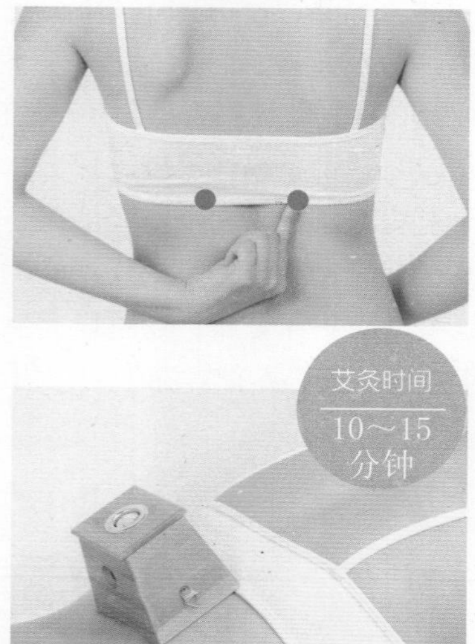

定位

位于背部，当第十一胸椎棘突下，旁开1.5寸。

艾灸方法

点燃艾灸盒放于脾俞穴上灸治，至局部皮肤潮红为止。

养心安神

保健艾灸方法

临床症状：心烦意乱，睡眠浅表，稍有动静就会惊醒是焦虑性失眠症的常见症状，也是亚健康的表现。焦虑、睡眠质量差以及精神恍惚等都与人的心态有着密切的联系，对工作和生活都会产生很严重的影响。

基础调养：膻中、心俞。

随症加穴：心悸胆怯，加灸胆俞；胸闷，加灸气海。

膻中「活血通络、清肺宽胸」

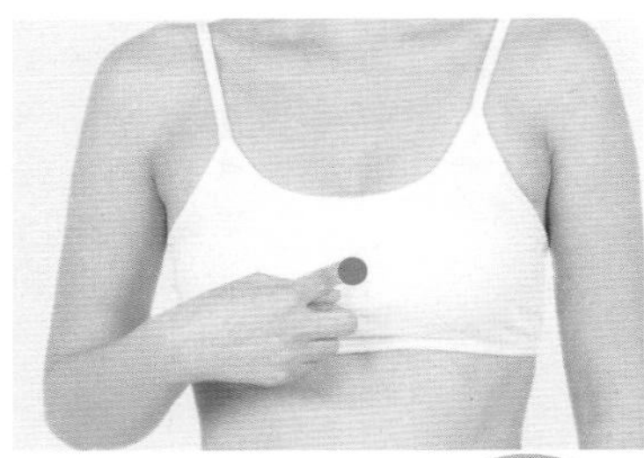

定位

位于胸部，当前正中线上，平第四肋间，两乳头连线的中点。

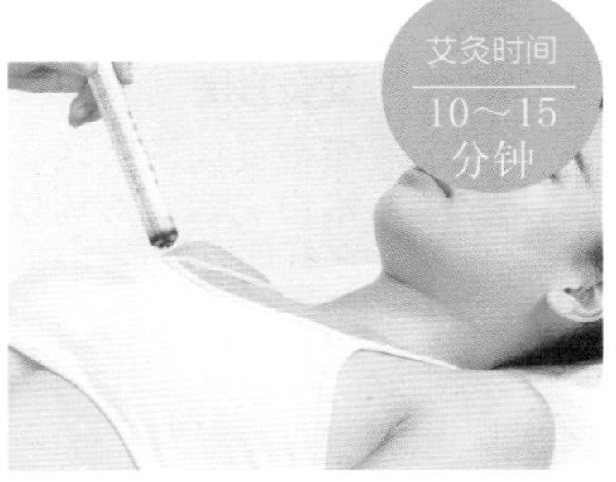

艾灸方法

用艾条悬灸法灸治膻中穴，至局部皮肤潮红为止。

心俞「宽胸理气、通络安神」

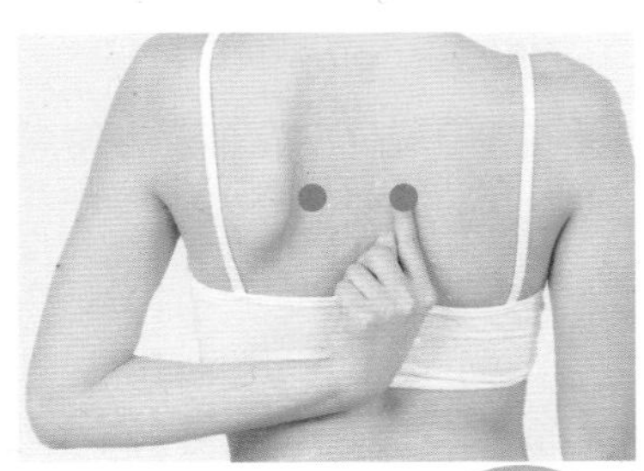

定位

位于背部，当第五胸椎棘突下，旁开1.5寸。

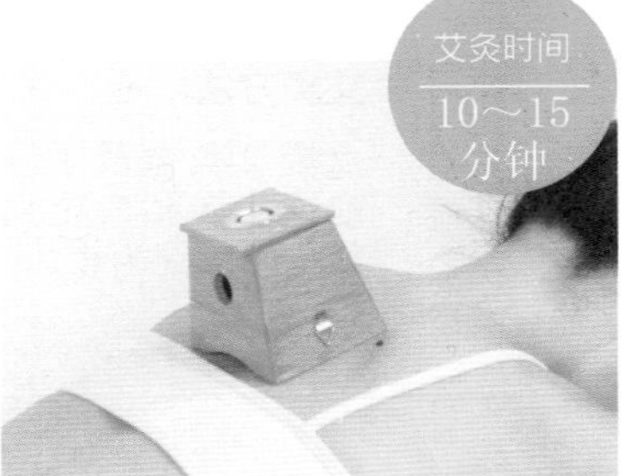

艾灸方法

点燃艾灸盒放于心俞穴上灸治，至局部皮肤潮红为止。

疏肝解郁

保健

艾灸方法

临床症状：现代年轻人常用郁闷、纠结来形容心情压抑、忧郁和各种不良的精神状态。抑郁多因七情所伤，导致肝气郁结。而肝是人体的将军之官，它调节血液，指挥新陈代谢，承担着解毒和废物排泄的任务。

基础调养：内关、肝俞。

随症加穴：目红肿痛，加灸行间；肝郁不舒，加灸太冲。

内关「宁心安神、理气止痛」

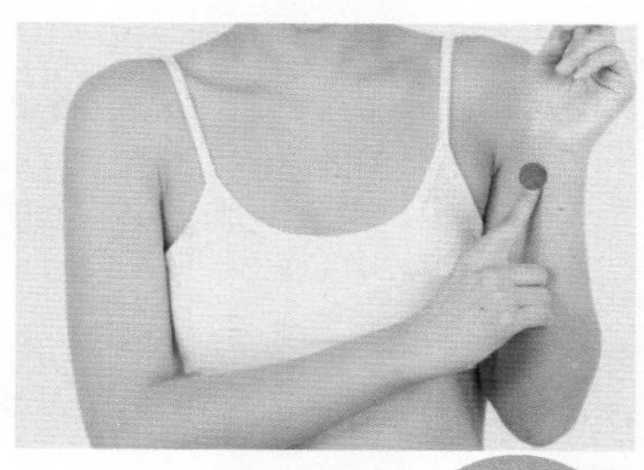

定位

位于前臂掌侧，当曲泽与大陵的连线上，腕横纹上 2 寸，掌长肌腱与桡侧腕屈肌腱之间。

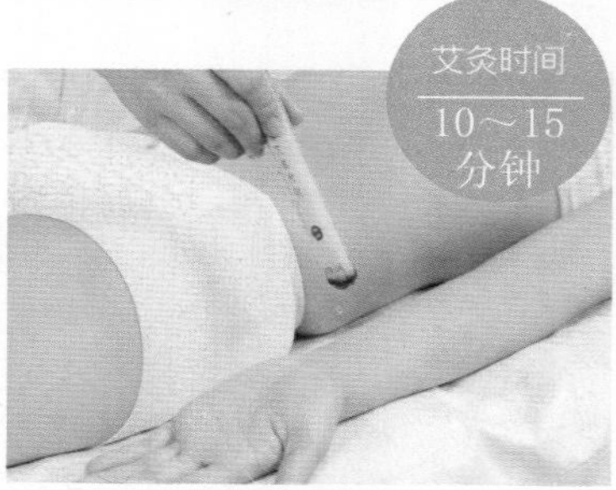

艾灸方法

用艾条回旋灸法灸治内关穴。对侧以同样的方法操作。

肝俞「疏肝利胆、降火止痉」

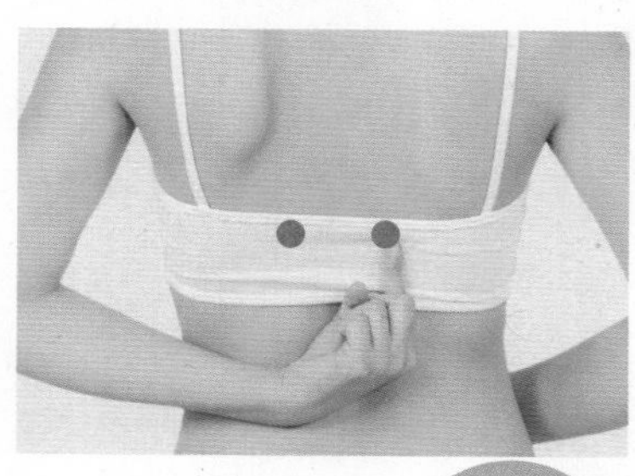

定位

位于背部，当第九胸椎棘突下，旁开 1.5 寸。

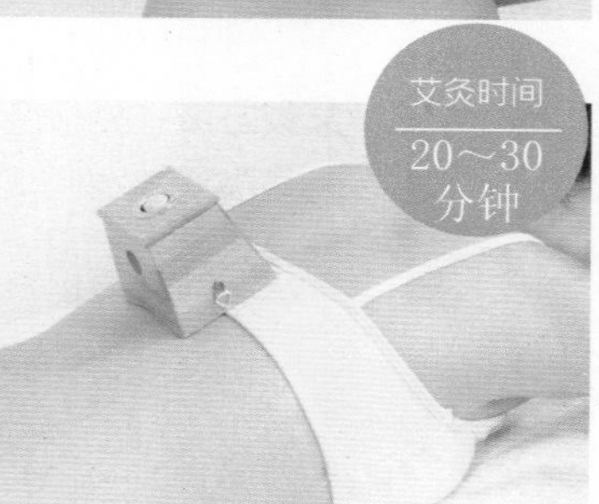

艾灸方法

点燃艾灸盒放于肝俞穴上灸治，至局部皮肤潮红为止。

补肾强腰

保健

艾灸方法

临床症状：从古至今，似乎补肾仅仅是男性的专利，殊不知，夜尿频多、失眠多梦、腰腿酸软、脱发白发、卵巢早衰等这些症状在现代女性当中也是较为多见的。女性要行经、生产、哺乳，这些都很消耗精气神。

基础调养：曲骨、三阴交。

随症加穴：腰痛，加灸志室；腰酸乏力，加灸肾俞；腰部隐痛，加灸命门。

曲骨「益肾壮阳、调经止痛」

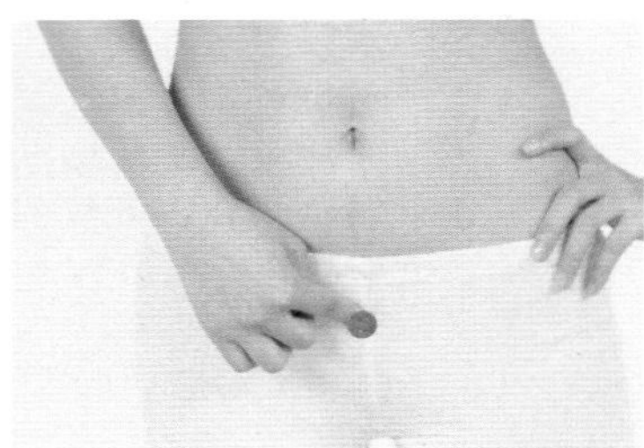

定位

位于下腹部，当前正中线上，耻骨联合上缘的中点处。

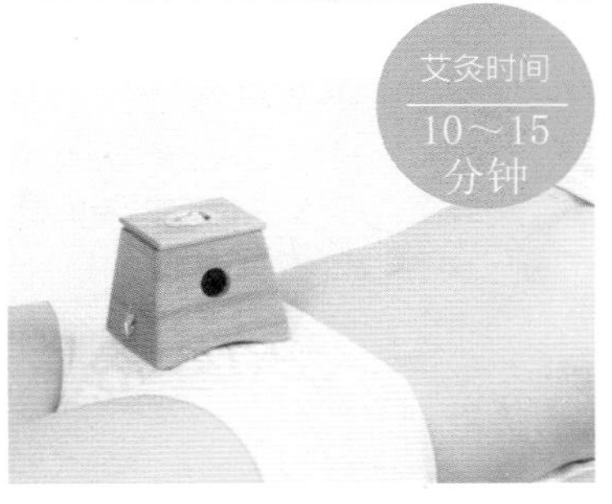

艾灸时间 10～15分钟

艾灸方法

点燃艾灸盒放于曲骨穴上灸治，至局部皮肤潮红为止。

三阴交「健脾利湿、补益肝肾」

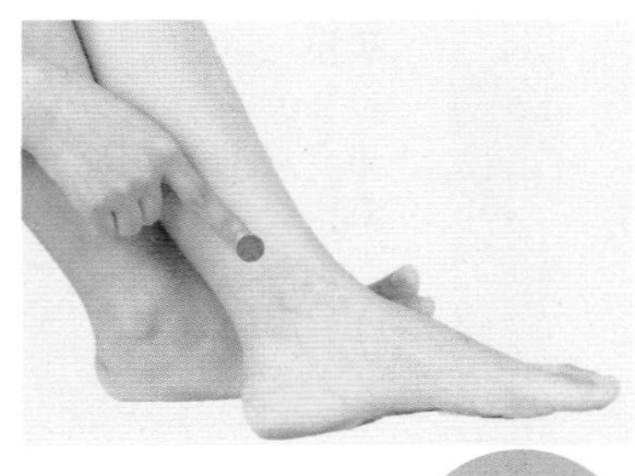

定位

位于小腿内侧，当足内踝尖上3寸，胫骨内侧缘后方。

艾灸时间 10～15分钟

艾灸方法

用艾条温和灸法灸治三阴交穴。对侧以同样的方法操作。

宣肺理气

保健

艾灸方法

临床症状：肺病是目前临床上比较常见的疾病之一，是在外感或内伤等因素影响下，造成肺脏功能失调和病理变化的病症，经常会有咳嗽、流涕、气喘等症状。建议平时可以经常到空气新鲜的地方锻炼，做做深呼吸。

基础调养：膻中、大椎、肺俞、太渊、足三里。

随症加穴：咽喉干痒，加灸太溪；汗多，加灸三阴交。

膻中「活血通络、清肺止喘」

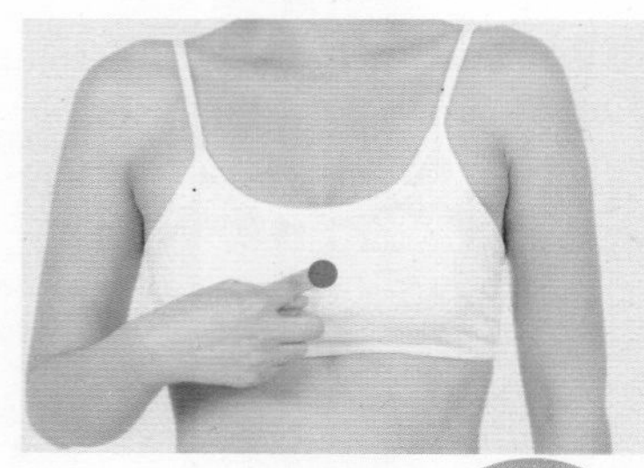

定位

位于胸部，当前正中线上，平第四肋间，两乳头连线的中点。

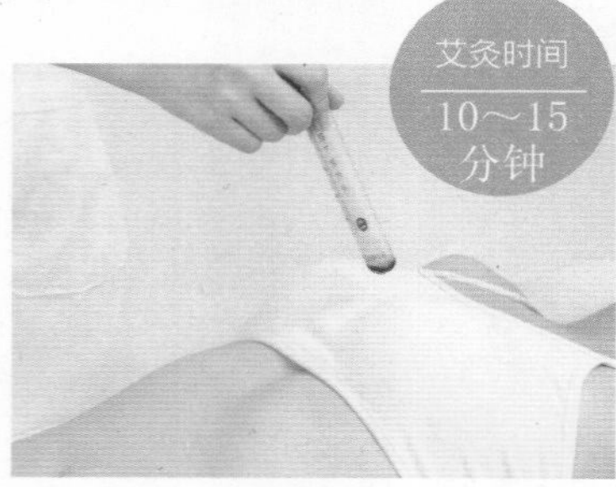

艾灸方法

用艾条悬灸法灸治膻中穴，至局部皮肤潮红为止。

大椎「祛风散寒、清脑宁神」

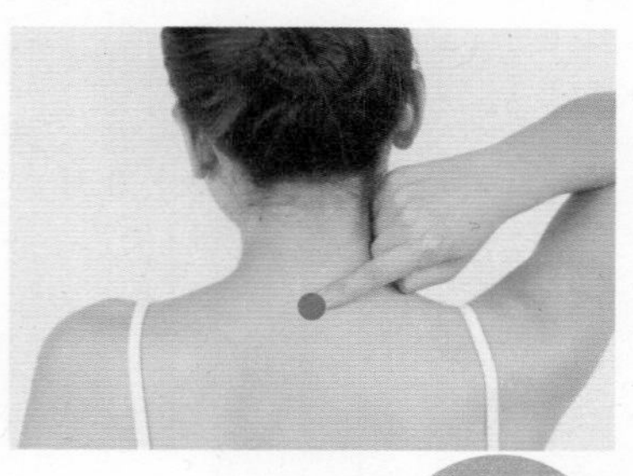

定位

位于后正中线上，第七颈椎棘突下凹陷中。

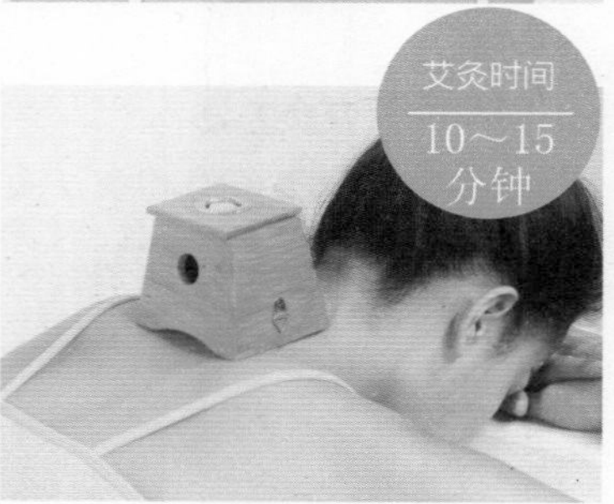

艾灸方法

点燃艾灸盒放于大椎穴上灸治，至局部皮肤潮红为止。

肺俞「调补肺气、补虚清热」

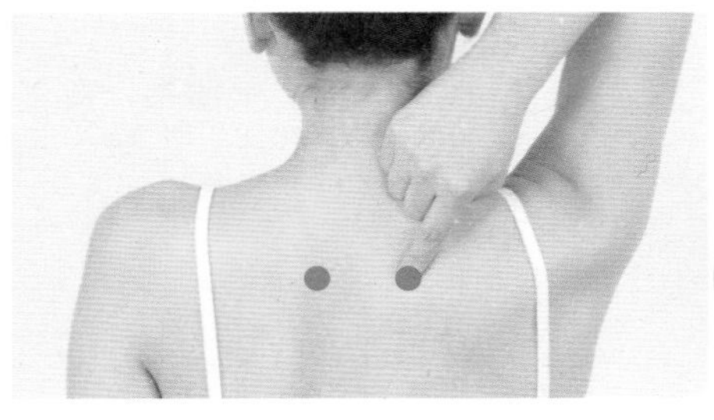

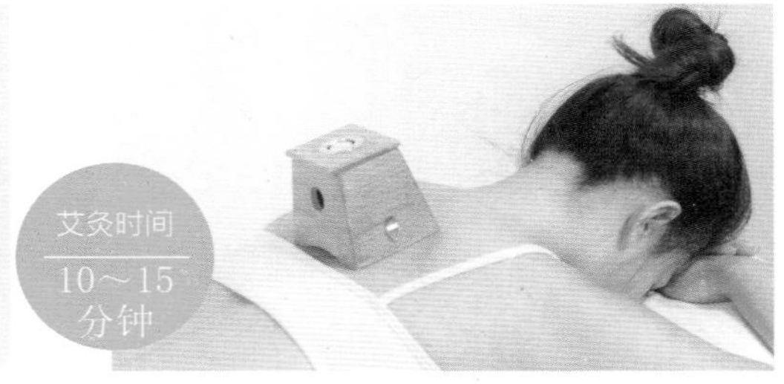

定位 | 位于背部，当第三胸椎棘突下，旁开 1.5 寸。

艾灸方法 | 点燃艾灸盒放于肺俞穴上灸治，至局部皮肤潮红为止。

太渊「止咳化痰、通调血脉」

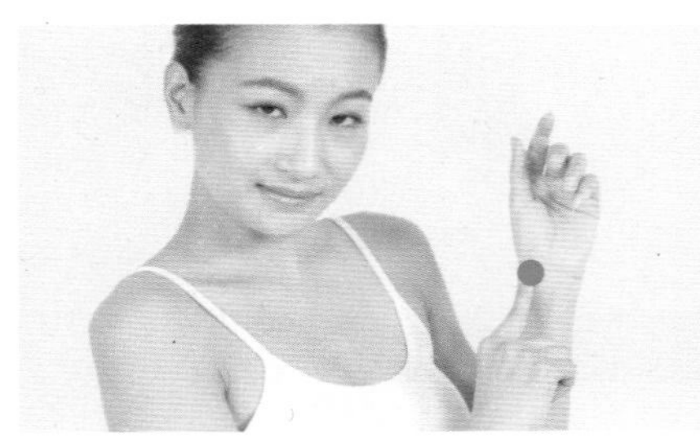

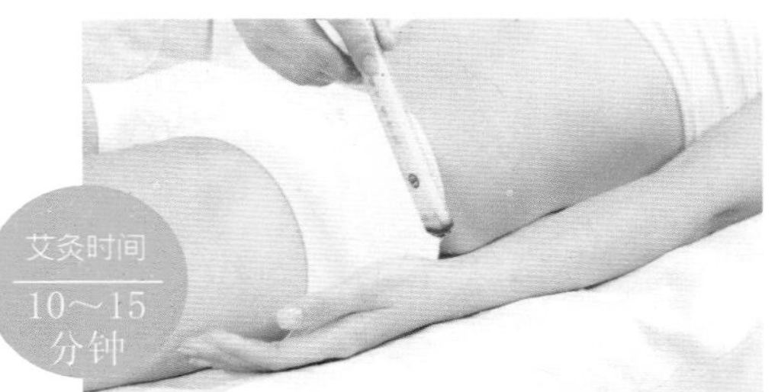

定位 | 位于腕掌侧横纹桡侧，桡动脉搏动处。

艾灸方法 | 用艾条悬灸法灸治太渊穴。对侧以同样的方法操作。

足三里「调理脾胃、补中益气」

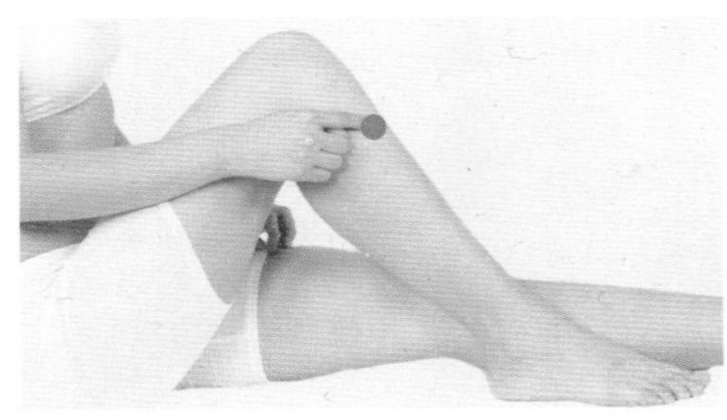

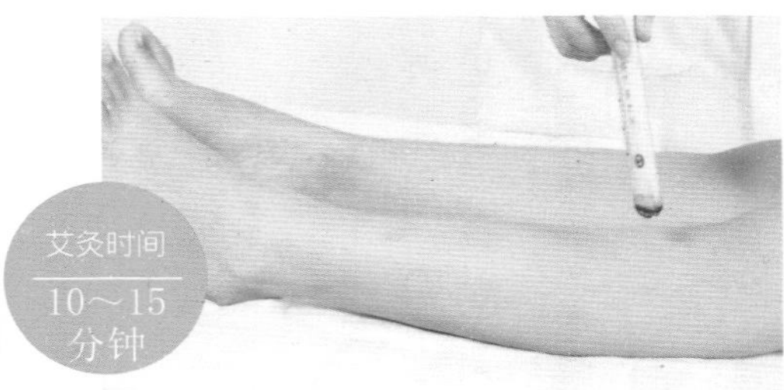

定位 | 位于小腿前外侧，当犊鼻下 3 寸，距胫骨前缘一横指（中指）。

艾灸方法 | 用艾条雀啄灸法灸治足三里穴。对侧以同样的方法操作。

丰胸通乳

保健

艾灸方法

临床症状：现在社会上有很多良莠不齐的丰胸方法。那么，这些丰胸方法真的可靠吗？当然这其中也是有些误区的，例如吃木瓜能丰胸，挤乳沟能丰胸，事实并非如此，操作不当或盲目跟进都有可能有反面效果。

基础调养：中脘、乳根、胃俞、肾俞、足三里。

随症加穴：皮肤松弛，加灸气海。

中脘「健脾化湿、促进消化」

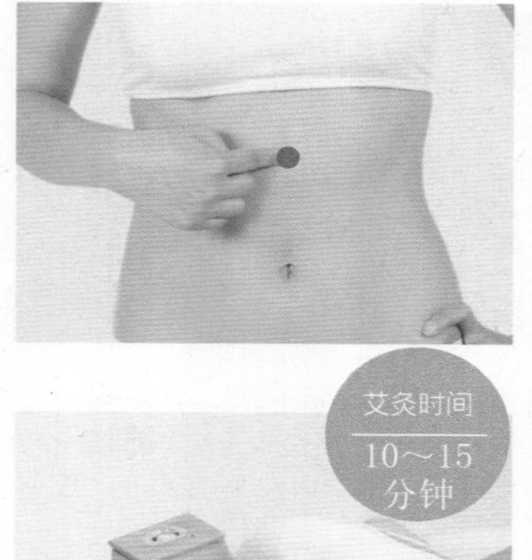

定位

位于上腹部，前正中线上，当脐中上4寸。

艾灸时间

10～15分钟

艾灸方法

点燃艾灸盒灸治中脘穴，至局部皮肤潮红为止。

乳根「燥化脾湿」

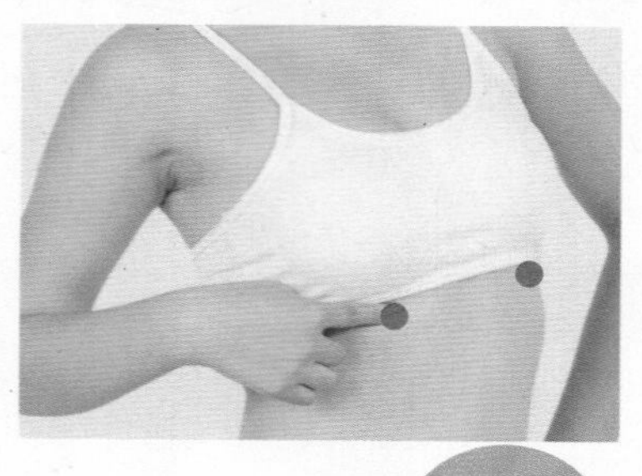

定位

位于胸部，当乳头直下，乳房根部，当第五肋间隙，距前正中线4寸。

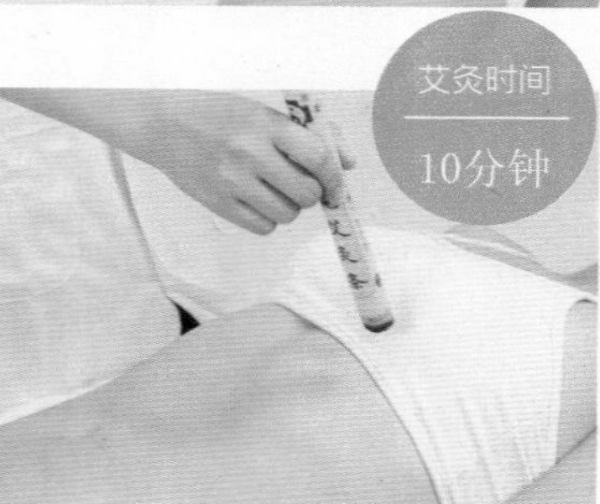

艾灸时间

10分钟

艾灸方法

用艾条温和灸法灸治乳根穴，以局部感到温热为度。

胃俞「和胃降逆、健脾助运」

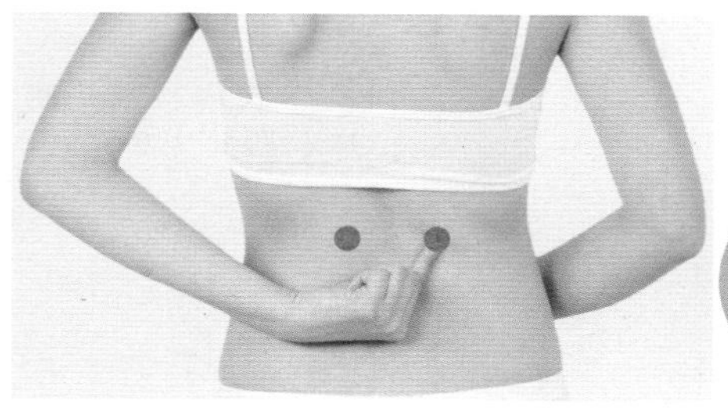

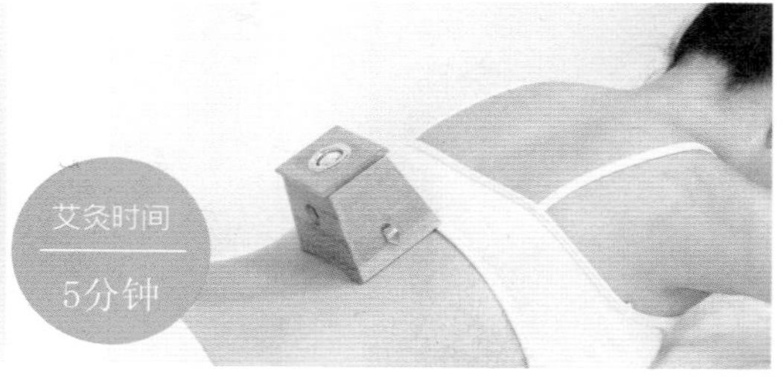

定位 位于背部，当第十二胸椎棘突下，旁开 1.5 寸。

艾灸方法 点燃艾灸盒放于胃俞穴上灸治，以局部皮肤潮红为度。

肾俞「培补肾气、调节生殖功能」

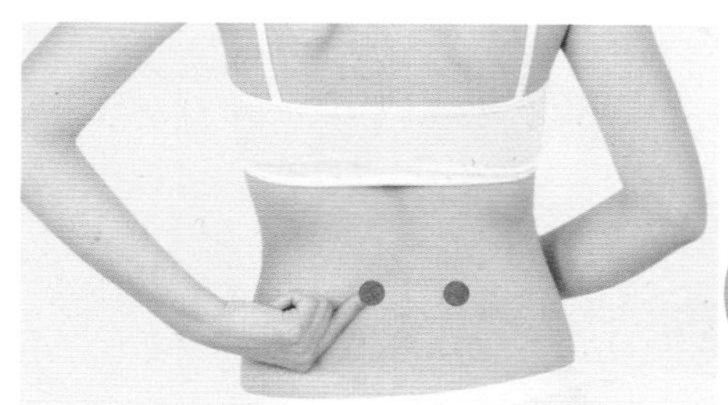

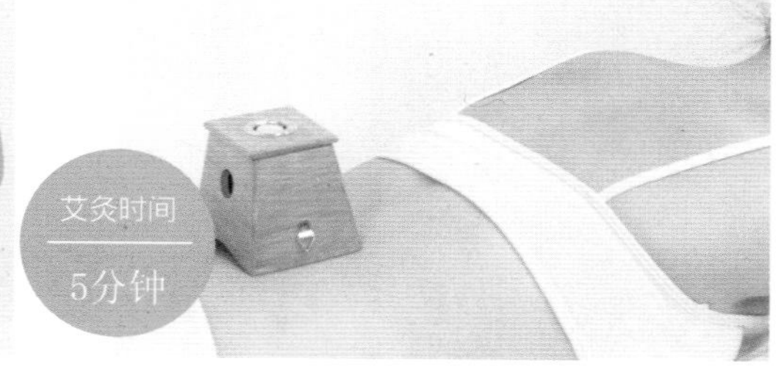

定位 位于腰部，第二腰椎棘突下，旁开 1.5 寸。

艾灸方法 点燃艾灸盒放于肾俞穴上灸治，至局部皮肤潮红为止。

足三里「调理脾胃、补中益气」

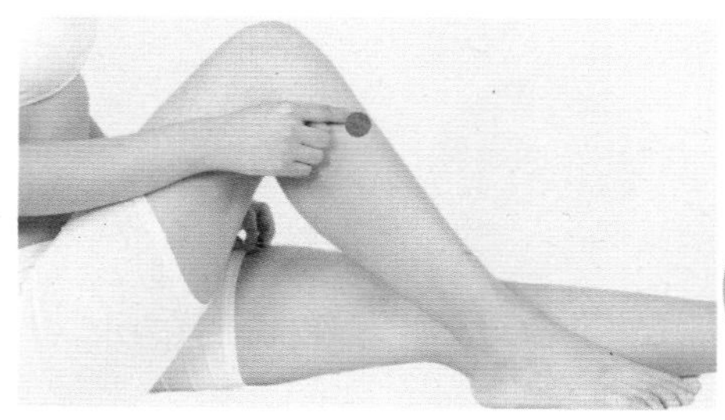

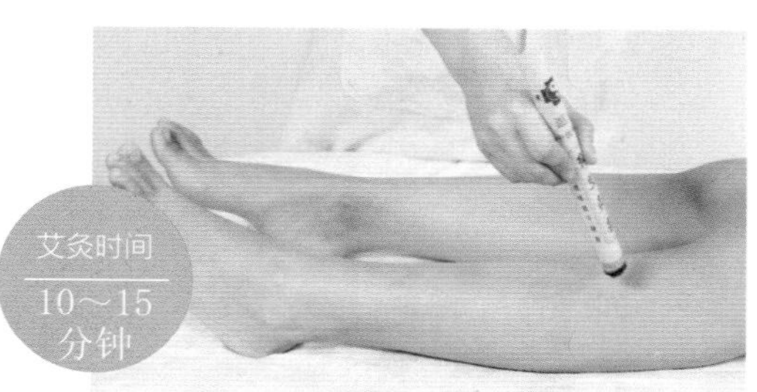

定位 位于小腿前外侧，当犊鼻下 3 寸，距胫骨前缘一横指（中指）。

艾灸方法 用艾条雀啄灸法灸治足三里穴。对侧以同样的方法操作。

瘦身降脂

保健

艾灸方法

临床症状： 由于现在物质生活的极大丰富和生活条件的优越，使得现代人身体里面的能量摄入与能量消耗，形成了严重的不平衡——『入』常常大于了『出』，这也是导致很多人发胖的根本原因。

基础调养： 天枢、大横、手五里、曲池、血海。

随症加穴： 心悸，加灸内关；倦怠乏力，加灸气海；四肢不温，加灸关元。

天枢「调理胃肠、消炎止泻」

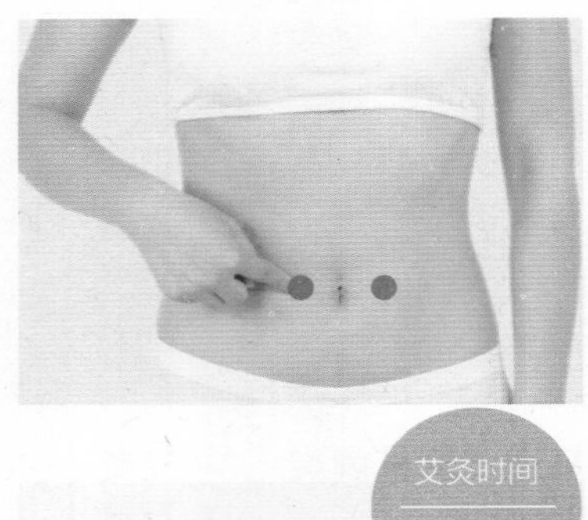

定位

位于腹中部，平脐中，距脐中 2 寸。

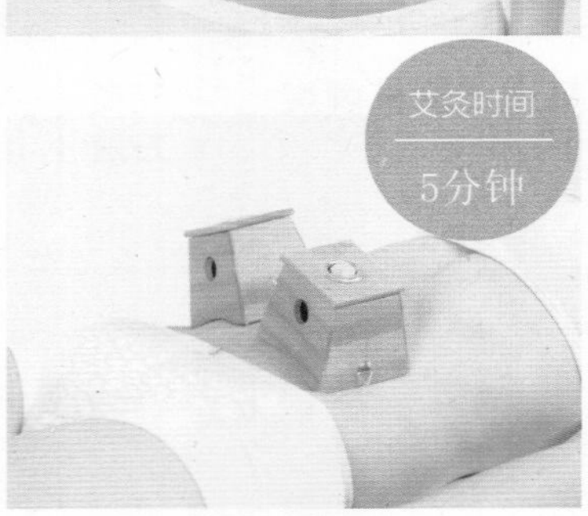

艾灸方法

点燃艾灸盒放于天枢穴上灸治，至局部皮肤潮红为止。

大横「除湿散结、理气健脾」

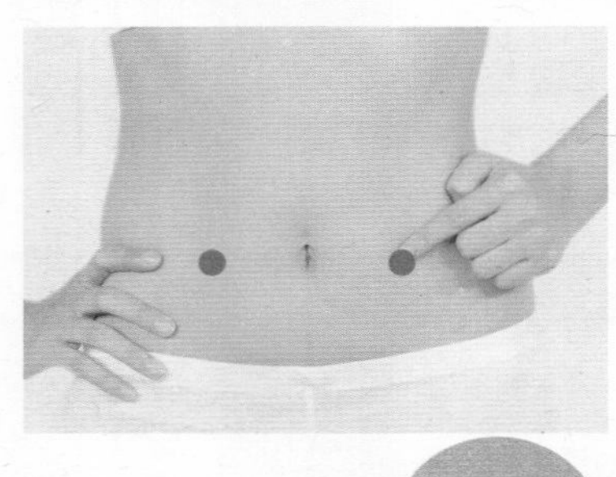

定位

位于腹中部，平脐中，距脐中 4 寸。

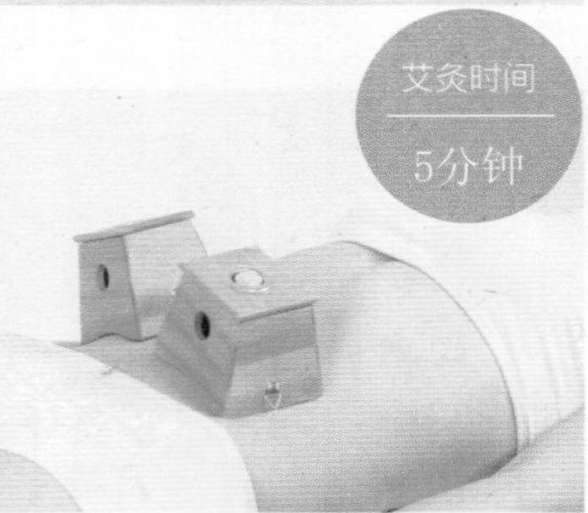

艾灸方法

点燃艾灸盒放于大横穴上灸治，至局部皮肤潮红为止。

手五里「理气散结、通经活络」

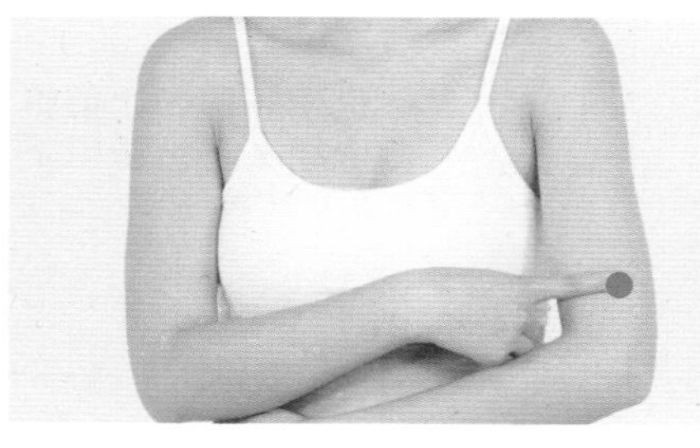

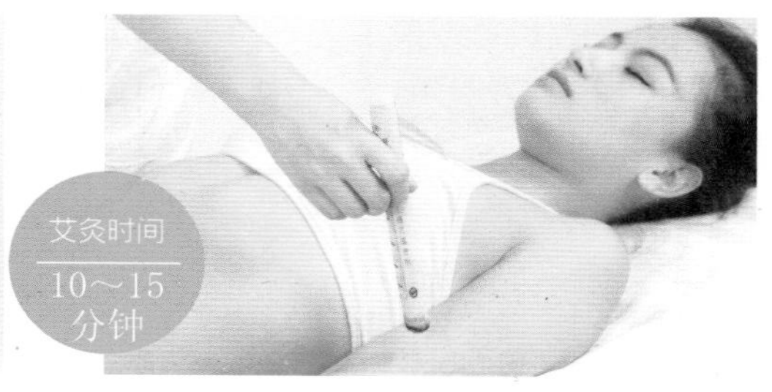

定位 位于臂外侧，当曲池与肩髃连线上，曲池上 3 寸处。

艾灸方法 用艾条回旋灸法来回灸治手五里穴。对侧以同样的方法操作。

曲池「清热和营、降逆活络」

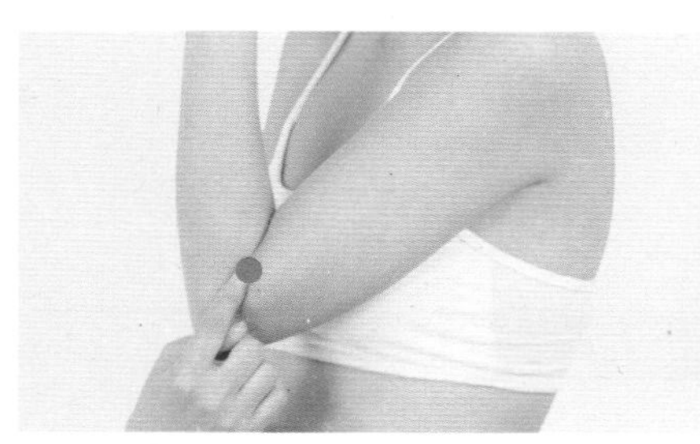

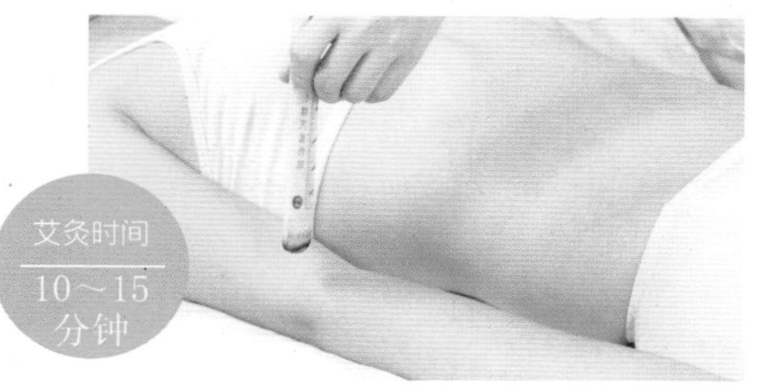

定位 位于肘横纹外侧端，屈肘，当尺泽穴与肱骨外上髁连线中点。

艾灸方法 用艾条回旋灸法来回灸治曲池穴。对侧以同样的方法操作。

血海「健脾化湿、调经统血」

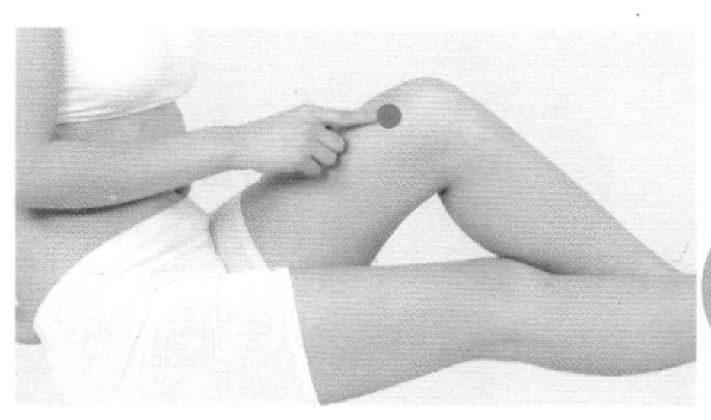

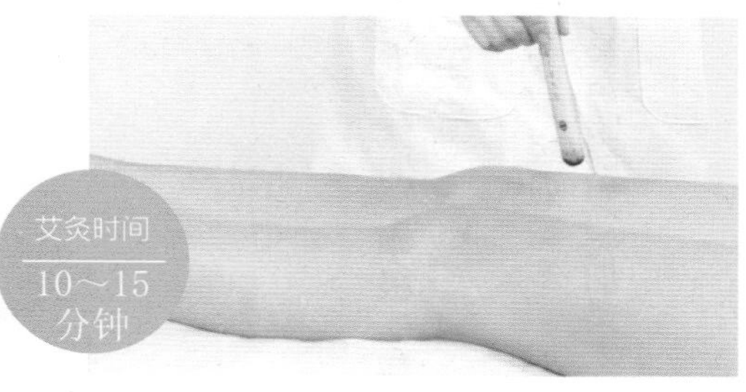

定位 位于大腿内侧，髌底内侧端上 2 寸，当股四头肌内侧头的隆起处。

艾灸方法 用艾条温和法灸治血海穴。对侧以同样的方法操作。

调经止带

保健

艾灸方法

临床症状：每个月有那么几天，都是女性颇为烦恼的日子。有规律、无疼痛地度过还算好的，如果碰到不按规律『办事』的时候，的确够女性朋友们烦的。

基础调养：气海、中极、合谷、血海、足三里。

随症加穴：经血量多，加灸行间；月经色暗或黑，加灸太冲。

气海「补益回阳、调经固经」

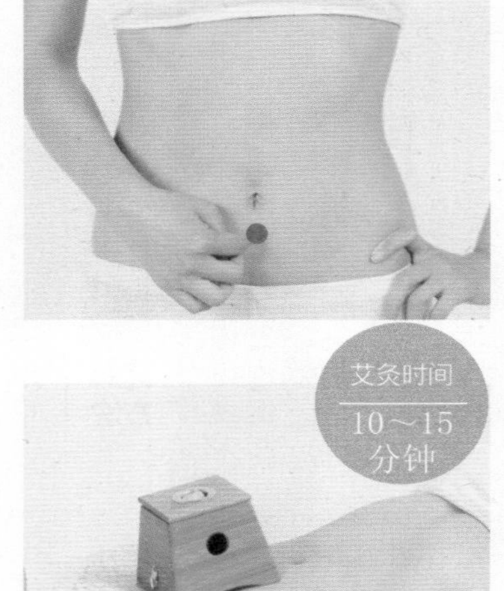

定位

位于下腹部，前正中线上，当脐中下1.5寸。

艾灸方法

点燃艾灸盒放于气海穴上灸治，至局部皮肤潮红为止。

中极「健脾益气、益肾固精」

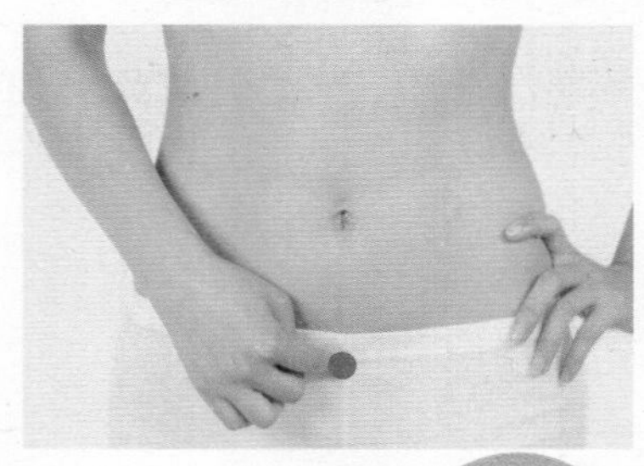

定位

位于下腹部，前正中线上，当脐中下4寸。

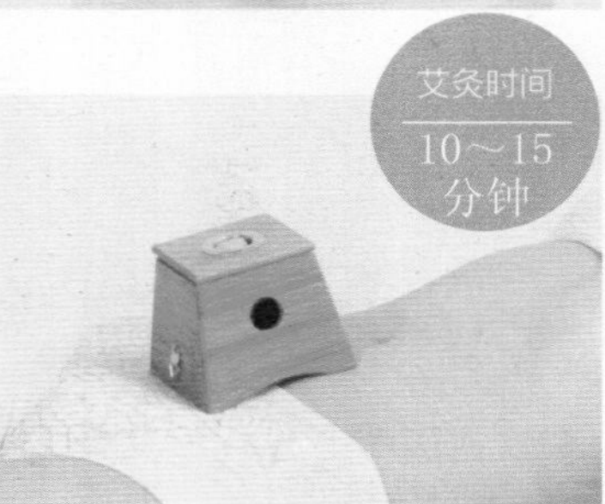

艾灸方法

点燃艾灸盒放于中极穴上灸治，至局部皮肤潮红为止。

合谷「镇静止痛、通经活络」

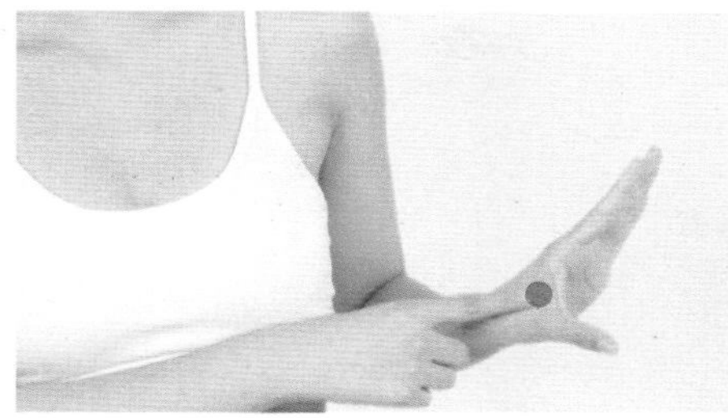

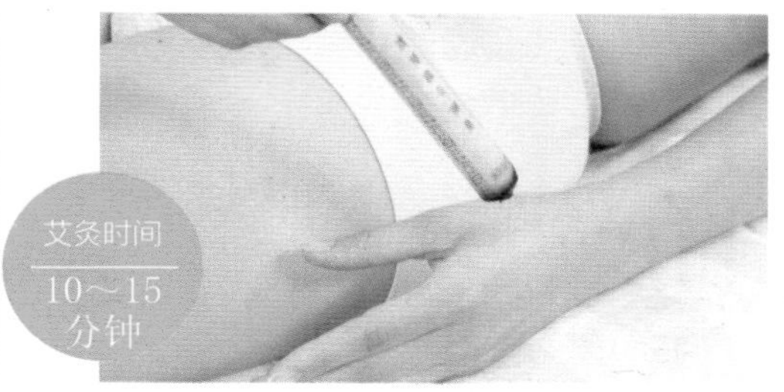

定位 位于手背，第一、二掌骨间，当第二掌骨桡侧的中点处。

艾灸方法 用艾条温和灸法灸治合谷穴。对侧以同样的方法操作。

血海「健脾化湿、调经统血」

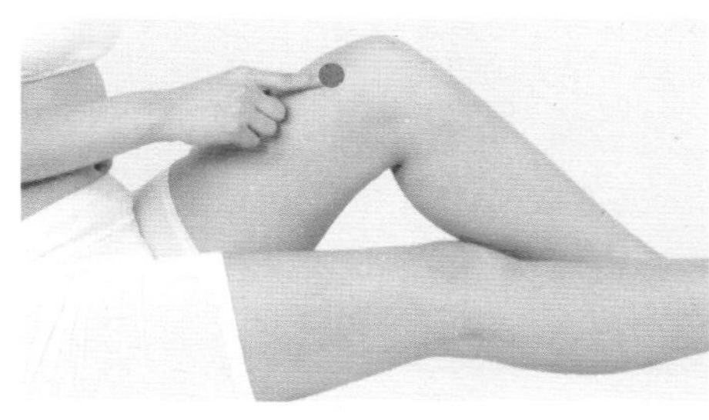

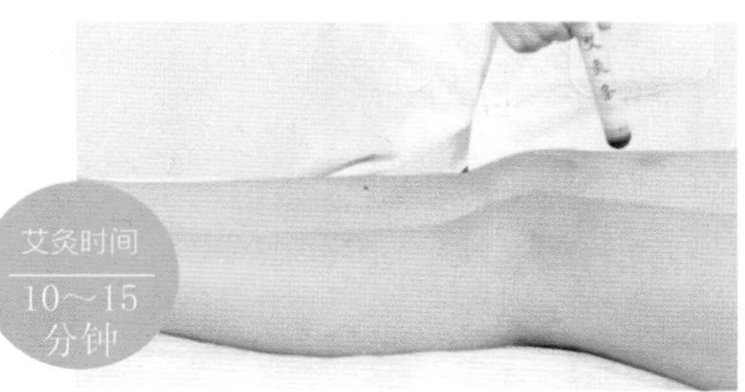

定位 位于大腿内侧，髌底内侧端上2寸，当股四头肌内侧头的隆起处。

艾灸方法 用艾条悬灸法灸治血海穴。对侧以同样的方法操作。

足三里「扶正培元、补中益气」

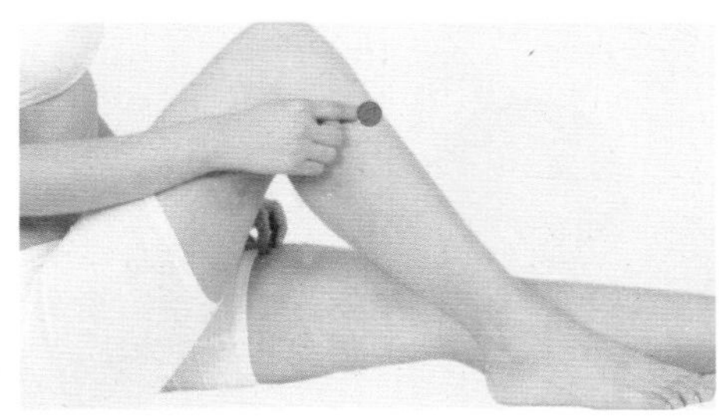

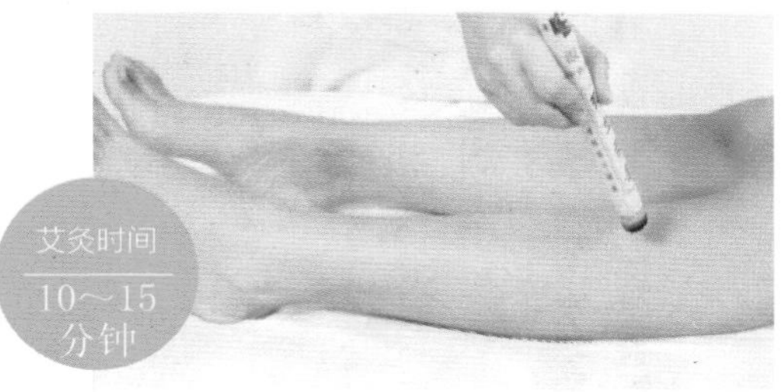

定位 位于小腿前外侧，当犊鼻下3寸，距胫骨前缘一横指(中指)。

艾灸方法 用艾条雀啄灸法灸治足三里穴。对侧以同样的方法操作。

排毒通便

保健

艾灸方法

临床症状：近年来，患便秘的中青年人呈明显上升趋势，工作压力大，心理过度紧张，加上缺乏身体锻炼，活动量小，都是导致便秘的主要原因。便秘会导致毒素在体内堆积，影响身体健康。

基础调养：中脘、天枢、关元、支沟、上巨虚。

随症加穴：大便干结，加灸曲池；若排便不畅，加灸大肠俞。

中脘「健脾化湿、促进消化」

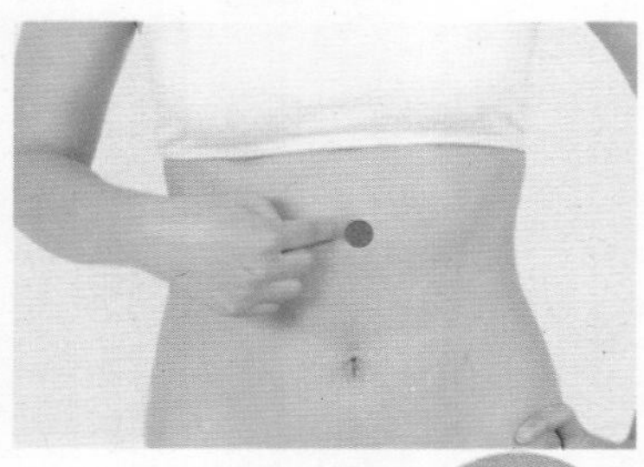

定位

位于上腹部，前正中线上，当脐中上4寸。

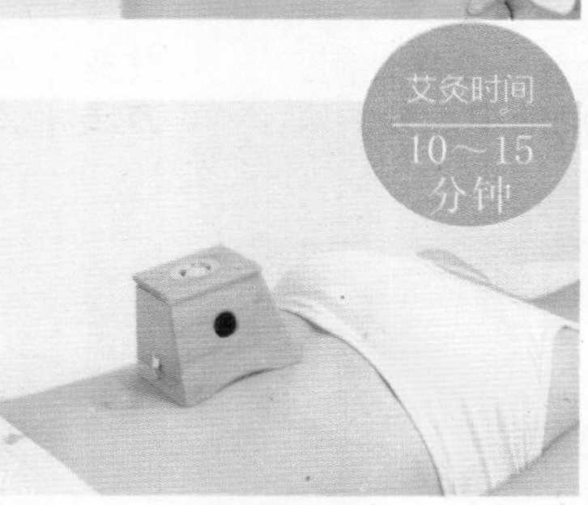

艾灸方法

点燃艾灸盒灸治中脘穴，至局部皮肤潮红为止。

天枢「调理胃肠、消炎止泻」

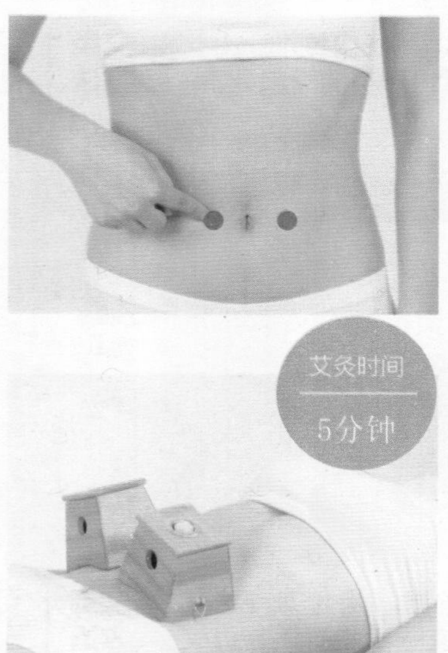

定位

位于腹中部，平脐中，距脐中2寸。

艾灸方法

点燃艾灸盒放于天枢穴上灸治，至局部皮肤潮红为止。

关元「培元固本、降浊升清」

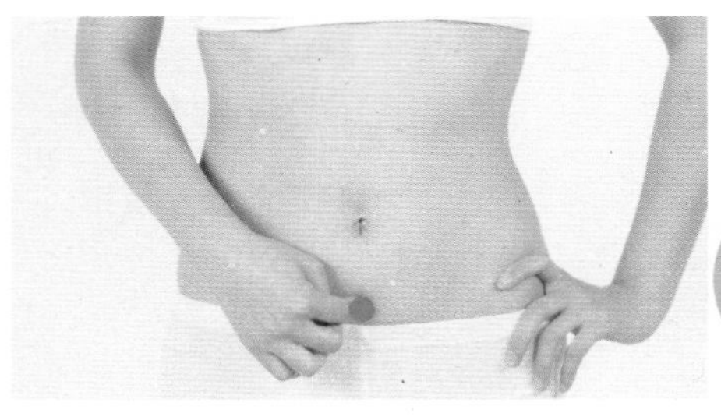

艾灸时间
10～15分钟

定位 位于下腹部，前正中线上，当脐中下 3 寸。

艾灸方法 点燃艾灸盒放于关元穴上灸治，至局部皮肤潮红为止。

支沟「清利三焦、通腑降逆」

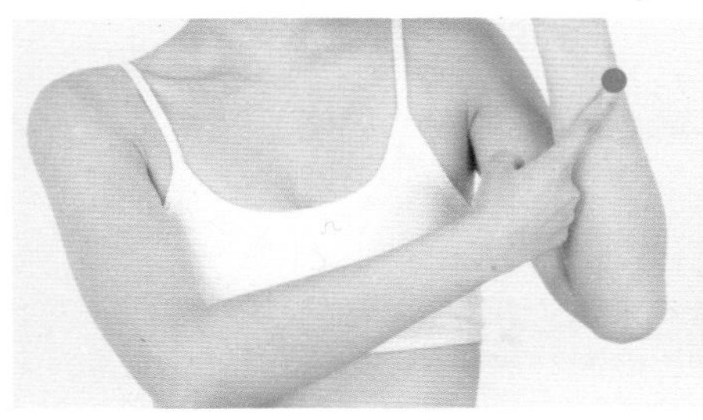

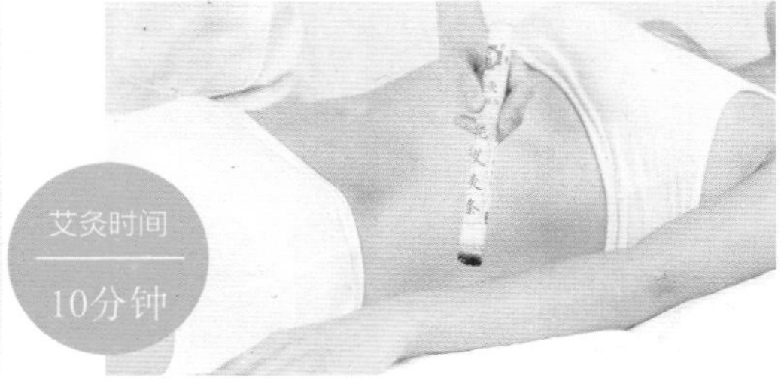

艾灸时间
10分钟

定位 位于前臂背侧，当阳池与肘尖的连线上，腕背横纹上 3 寸。

艾灸方法 用艾条温和灸法灸治支沟穴。对侧以同样的方法操作。

上巨虚「调和肠胃、通经活络」

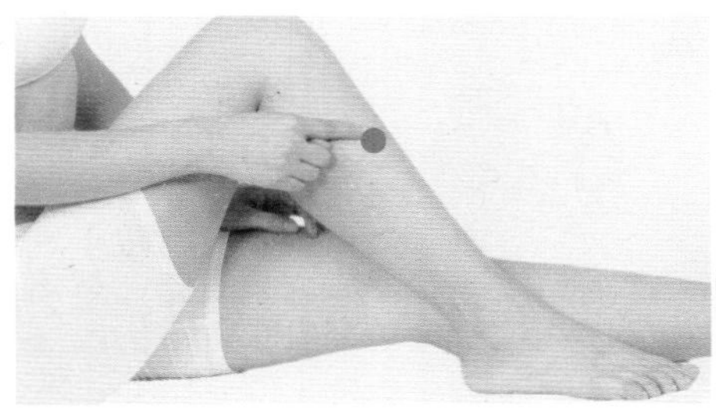

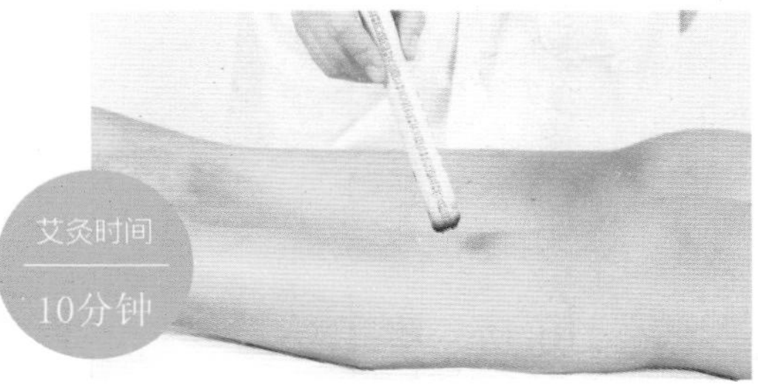

艾灸时间
10分钟

定位 位于小腿前外侧，当犊鼻下 6 寸，距胫骨前缘一横指（中指）。

艾灸方法 用艾条温和灸法灸治上巨虚穴。对侧以同样的方法操作。

强身健体

保健

艾灸方法

临床症状：人一旦过了60岁就感觉身体不中用了，免疫功能开始衰减，这时机体就会出现或多或少的问题。人吃五谷杂粮，没有不生病的，而疾病和损伤是影响健康和长寿的重要因素。

基础调养：足三里、气海。

随症加穴：心烦失眠，加灸三阴交；头晕头痛，加灸太阳。

足三里「调理脾胃、补中益气」

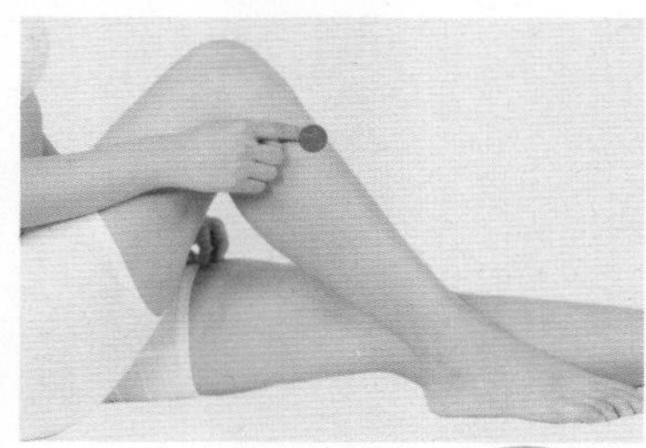

定位

位于小腿前外侧，当犊鼻下3寸，距胫骨前缘一横指。

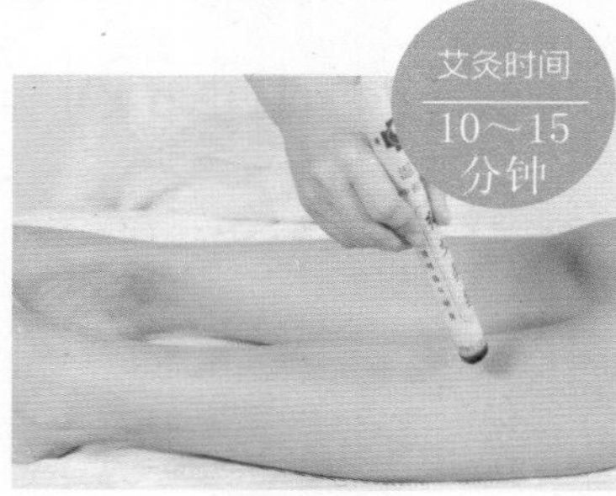

艾灸方法

用艾条悬灸法灸治足三里穴。对侧以同样的方法操作。

气海「益气助阳、调经固经」

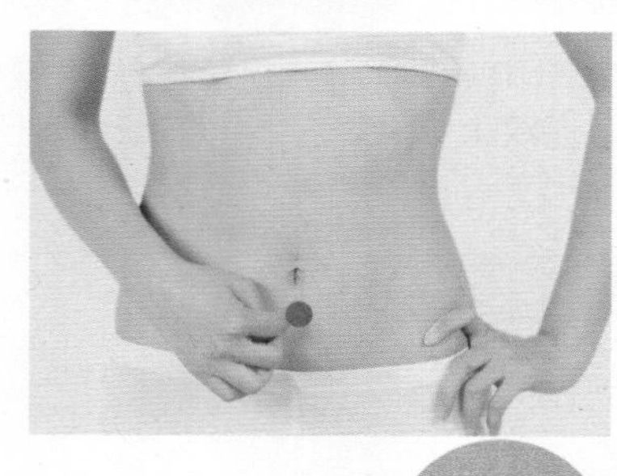

定位

位于下腹部，前正中线上，当脐中下1.5寸。

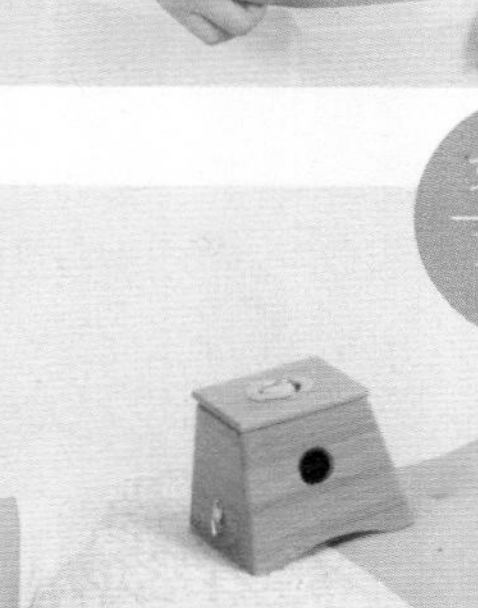

艾灸方法

点燃艾灸盒放于气海穴上灸治，至局部皮肤潮红为止。